U0796018

青海藏成药

青海省药品审评核查中心　编

陕西新华出版
陕西科学技术出版社
Shaanxi Science and Technology Press
西安

图书在版编目(CIP)数据

青海藏成药/青海省药品审评核查中心编．—西安：陕西科学技术出版社，2024.7

ISBN 978-7-5369-8950-4

Ⅰ.①青… Ⅱ.①青… Ⅲ.①藏医-中成药-介绍-青海 Ⅳ.①R291.4

中国国家版本馆 CIP 数据核字(2024)第 100926 号

青海藏成药

QINGHAI ZANGCHENYAO

青海省药品审评核查中心 编

责任编辑 孙雨来
封面设计 卫晨亮

出 版 者 陕西科学技术出版社
西安市曲江新区登高路 1388 号陕西新华出版传媒产业大厦 B 座
电话(029)81205187 传真(029)81205155 邮编 710061
http://www.snstp.com
发 行 者 陕西科学技术出版社
电话(029)81205180 81205187
印 刷 青海西宁西盛印务有限责任公司
规 格 787 mm×1092 mm 16 开本
印 张 23
字 数 477 千字
版 次 2024 年 7 月第 1 版
2024 年 7 月第 1 次印刷
书 号 ISBN 978-7-5369-8950-4
定 价 136.00 元

编委名单

前　言

藏医药学是我国传统医药学的重要组成部分，也是我国民族医药宝库中的瑰宝之一，在世界传统医药学中占有十分重要的地位，不仅在历史上为藏族人民防病治病、健康保健做出了不可磨灭的贡献，而且至今仍然发挥着不可替代的重要作用。

青海省位于世界屋脊青藏高原的东北部，是长江、黄河、澜沧江的发源地，辖西宁市、海东市 2 个地级市和玉树藏族自治州、海西州、海北州、海南州、黄南州、果洛州等 6 个民族自治州，共 48 个县级行政单位。青海是我国藏族主要聚居地之一，省内藏族人口约 151 万，占全省总人口的 25.38％。省内藏药材资源丰富，藏医药文化源远流长，历经上千年的发展和传承，逐渐被世人知晓并认可。青海省委、省政府高度重视藏医药事业发展，将藏医药产业列为青海发展的特色产业，为实现藏医药高质量发展作出了重要部署，极大地推动了全省藏医药事业健康发展，促进了藏药制剂高质量发展，为广大牧区藏族群众安全用药提供了强有力保障。

《青海藏成药》汇集了国家药品监督管理局批准上市、青海省药品监督管理局备案的 761 个藏药成方制剂，其中上市药品 129 个（药品名称前用 * 标注，部分品种处方保密），医疗机构制剂 632 个，部分品种应医疗机构要求，未公开处方等信息。按照藏医药理论以及《四部医典》《藏汉对照藏医药学名词》中疾病、制剂的分类、注释，对藏药成方制剂进行了分类，分三邪病用药、内病用药、热病用药、上体病用药、脏腑病用药、阴部病用药、杂病用药、自生疮用药、儿病用药、妇女病用药、神志病用药、创伤用药、毒病用药、养老益寿用药等 14 类。本书可供医务工作人员和患者了解和正确使用藏药成方制剂，也为科研、生产、使用单位开发藏药新药提供了参考。

本书的编写出版，得到了青海省科学技术厅科研项目（编号：2023－ZJ－604）的经费支持，也得到了省内相关医疗机构、药品生产企业的大力支持，在此一并表示感谢！由于编写人员能力有限，难免存在不足之处，敬请社会各界、各有关单位、藏医药行业主业技术人员及广大读者提出宝贵意见，以期后续完善提高。

编　者

2024 年 1 月

目　录

第一章

三邪病用药

⁎二十五味大汤丸 Ershiwuwei Datang Wan

【处方】

红花 180g	诃子 150g	毛诃子 75g	巴夏嘎 40g
藏木香 60g	木香 50g	波棱瓜子 25g	渣驯膏 40g
石榴子 70g	豆蔻 25g	木瓜 60g	猪血粉 60g
甘青青兰 50g	骨碎补 60g	芫荽 50g	獐牙菜 50g
兔耳草 40g	秦艽花 40g	榜嘎 50g	角茴香 35g
紫菀花 40g	乌奴龙胆 45g	绿绒蒿 50g	水柏枝 50g
余甘子(去核)100g			

【性状】本品为棕褐色水丸；气微，味苦。

【功能与主治】调和“隆”“赤巴”“培根”开胃。用于久病不愈的身倦体重，食欲不振，月经过多。

【用法用量】一次 2～3 丸，一日 3 次。

【规格】每丸重 0.5g(相当于饮片 0.5g)。

【贮藏】密闭，置阴凉干燥处。

⁎二十五味余甘子丸 Ershiwuwei Yuganzi Wan

【处方】

余甘子 75g	巴夏嘎 50g	甘青青兰 50g	芫荽 15g
兔耳草 50g	渣驯膏 35g	绿绒蒿 40g	翼首草 40g
红花 65g	降香 100g	马兜铃 30g	藏茜草 60g
紫草茸 50g	石斛 50g	藏紫草 75g	力嘎都 30g
小伞虎耳草 40g	诃子 75g	毛诃子 75g	波棱瓜子 25g
木香 40g	藏木香 50g	悬钩木 75g	宽筋藤 75g
沙棘膏 75g	牛黄 10g		

【性状】本品为棕黑色水丸；味苦、微酸。

【功能与主治】凉血降压。用于多血症，高血压，肝胆疼痛，声哑目赤，口渴，口唇发紫，月经不调。

【用法用量】泡服或嚼服。一次 4～6 丸，一日 2～3 次。

【规格】每丸重 0.25g。

【贮藏】密闭，防潮。

*二十五味阿魏胶囊　Ershiwuwei Awei Jiaonang

【处方】

阿魏 33.3g	野牛心 11.1g	肉豆蔻 11.1	丁香 11.1g
肉桂 11.1g	山柰 11.1g	荜茇 11.1g	胡椒 11.1g
安息香 11.1g	乳香 11.1g	石榴子 11.1g	大蒜(炭)11.1g
豆蔻 11.1g	铁棒锤 11.1g	诃子肉 11.1g	藏茴香 11.1g
沉香 11.1g	兔心 11.1g	木香 11.1g	土木香 11.1g
宽筋藤 11.1g	紫草茸 11.1g	藏菖蒲 11.1g	光明盐 11.1g
黑冰片(炭)11.1g			

【性状】本品为硬胶囊剂，内容物为灰褐色粉末；气腥，味微辛。

【功能与主治】祛风镇静。用于五脏六腑的“隆”病，肌肤，筋腱，骨头的“隆”病，维命隆等内外一切“隆”病。

【用法用量】口服。一次 3 粒，一日 2 次。

【规格】每粒装 0.3g(相当于饮片 0.3g)。

【贮藏】密封。

二十六味蒂达丸　Ershiliuwei Dida Wan

【处方】

印度獐牙菜 80g	小伞虎耳草 40g	花锚 30g	止泻木子 50g
红花 80g	石灰华 60g	豆蔻 20g	肉豆蔻 20g
草果 30g	荜茇 30g	葡萄 40g	石榴子 70g
檗皮 80g	渣驯膏 40g	蚤缀 70g	波棱瓜子 50g
甘草 50g	洪连 60g	巴夏嘎 60g	榜嘎 80g
圆柏枝 40g	丁香 30g	秦艽花 80g	冰糖 30g
木香 80g	诃子(去核)130g		

【性状】本品为黑色水丸；味苦、微酸。

【功能与主治】清热利胆。用于各种“赤巴”病，“赤巴”“隆”病合并症等。

【用法用量】嚼碎吞服。一次 4～5 丸，一日 2～3 次。

【规格】每丸重 0.5g。

【贮藏】密闭，置阴凉干燥处。

二味小檗汤丸 Erwei Xiaobo Tangwan

【处方】

小檗皮 500g 大籽蒿 500g

【性状】本品为黄绿色水丸；气香，味苦。

【功能与主治】止血。用于鼻衄。

【用法用量】打碎水煎服，可兑等量熊胆细粉待汤凉后服。一次 3～5 丸，一日 2 次。

【规格】每丸重 1g。

【贮藏】密闭，置阴凉干燥处。

十一味诃子清血丸 Shiyiwei Hezi Qingxue Wan

【处方】

茜草 100g	巴夏嘎 100g	紫草 100g	紫草茸 100g
洪连 100g	红景天 100g	寒水石(制)100g	山矾叶 100g
木香 100g	诃子(去核)100g	余甘子(去核)100g	

【性状】本品为紫色水丸；气微，味微苦。

【功能与主治】清热降压。用于"叉愁"病(血机能紊乱)，"血亢盛"证(多血病)。

【用法用量】嚼碎吞服。一次 1～2 丸，一日 3 次。

【规格】每丸重 1g。

【贮藏】密闭，置阴凉干燥处。

十一味金色卡次散 Shiyiwei Jinse Kaci San

本品为由诃子、石榴子、榜嘎等药味加工制成的散剂。

【性状】本品为暗绿色粉末；气微香，味微苦、麻。

【功能与主治】清胆热，消炎。用于黄疸，胆结石，"察赤"病，中毒症，"培根"，"赤巴"引起的头痛及胃肠病，"亚玛"病，黑"恰牙"等。

【用法用量】一次 1 袋，一日 2～3 次或遵医嘱。

【规格】每袋装 1.5g。

【贮藏】密闭，防潮。

*十一味维命胶囊 Shiyiwei Weiming Jiaonang

【处方】

沉香 28.17g	肉豆蔻 12.68g	广枣 22.54g	天竺黄 42.26g
乳香 14.09g	木香 22.54g	诃子 70.43g	木棉花 16.90g
丁香 14.09g	牦牛心 28.17g	阿魏 28.17g	

【性状】本品为硬胶囊，内容物为淡黄色的粉末；气特异，味辛、微涩。

【功能与主治】镇静安神。用于“索隆”病引起的神志紊乱、惊悸、哑结、失眠多梦，头晕目眩。

【用法用量】口服。一次 2～3 粒，一日 2 次。饭后服用。

【规格】每粒装 0.3g。

十一味寒水石丸 Shiyiwei Hanshuishi Wan

【处方】

寒水石(制)300g	绿绒蒿 100g	甘青青兰 100g	红花 200g
沙棘膏 100g	木瓜 100g	石榴子 100g	荜茇 100g
巴夏嘎 100g	木香 100g	渣驯膏 100g	

【性状】本品为浅青色水丸；气微香，味稍辛而酸。

【功能与主治】镇痛，制酸。用于“培根木布”，胃痉挛。

【用法用量】嚼碎吞服。一次 3 丸，一日 2 次。

【规格】每丸重 1g。

【贮藏】密闭，置阴凉干燥处。

十一味寒水石散 Shiyiwei Hanshuishi San

【处方】

寒水石(制)300g	绿绒蒿 100g	甘青青兰 100g	红花 200g
沙棘膏 100g	木瓜 100g	石榴子 100g	荜茇 100g
巴夏嘎 100g	木香 100g	渣驯膏 100g	

【性状】本品为浅青色粉末；气微香，味辛、酸。

【功能与主治】镇痛，制酸。用于“培根木布”，胃痉挛。
【用法用量】一次 1 袋，一日 2～3 次或遵医嘱。
【规格】每袋装 3g。
【贮藏】密闭，防潮。

十二味沉香散 Shi'erwei Chenxiang San

【处方】

沉香 200g	肉豆蔻 50g	广枣 100g	乳香 100g
木香 100g	诃子(去核)100g	木棉花 100g	天竺黄 100g
丁香 200g	干姜 100g	藏木香 100g	安息香 100g

【性状】本品为黄棕色粉末；气香，味微苦。
【功能与主治】祛风。用于“隆”病，气血上壅。
【用法用量】一次 1～3g，一日 1～2 次。
【规格】每袋装 1g。
【贮藏】密闭，防潮。

*十七味寒水石丸 Shiqiwei Hanshuishi Wan

【处方】

寒水石 100g	诃子 75g	渣驯膏 50g	沙棘膏 200g
荜茇 25g	红花 50g	绿绒蒿 50g	石榴子 75g
豆蔻 20g	余甘子 60g	巴夏嘎 40g	木香 40g
光明盐 50g	藏木香 50g	角茴香 40g	蛇肉(制)20g
铁粉(制)75g			

【性状】本品为灰黑色水丸；气微香，味辣、涩。
【功能与主治】温胃，消食，止酸，愈溃疡。用于血胆溢于胃内，“木布”病引起的胃火衰弱，泛酸吐血，溃疡肿瘤，大便秘结等。
【用法用量】口服(开水泡服或嚼碎冲服)。一次 1～2 丸，一日 1～2 次。
【规格】每丸重 1g。
【贮藏】密封。

十八味牛黄丸　Shibawei Niuhuang Wan

【处方】

人工牛黄 35g	檀香 6.5g	降香 9g	沉香 25g
小伞虎耳草 25g	诃子(去核)2.5g	矮紫堇 5g	巴夏嘎 8g
绿绒蒿 5g	波棱瓜子 0.5g	藏木香 5g	芫荽果 5g
甘青青兰 5g	渣驯膏 15g	木香 5g	天竺黄 17g
红花 25g	余甘子(去核)8.5g		

【性状】本品为灰棕色水丸；气微香，味苦、甘。

【功能与主治】活血，化瘀。用于肝血增盛引起的胸背刺痛，“木布”增盛，肝胃不适等。

【用法用量】嚼碎吞服。一次 1 丸，一日 2～3 次。

【规格】每丸重 1g。

【贮藏】密闭，置阴凉干燥处。

十八味牛黄散　Shibawei Niuhuang San

【处方】

人工牛黄 35g	檀香 6.5g	降香 9g	沉香 25g
小伞虎耳草 25g	诃子 2.5 g	矮紫堇 5g	余甘子 8.5g
绿绒蒿 5g	波棱瓜子 0.5g	藏木香 5g	芫荽果 5g
甘青青兰 5g	渣驯膏 15g	木香 5g	天竺黄 17g
红花 25g	巴夏嘎 8g		

【性状】本品为灰棕色粉末；气微香，味苦、甘。

【功能与主治】活血，化瘀。用于肝血增生引起的胸背刺痛，“木布”增生，肝胃不适等。

【用法用量】温开水送服。一次 1～3g，一日 1～3 次。

【规格】每袋(瓶)装 1g、2g、3g、16g、20g、30g。

【贮藏】密闭，置阴凉干燥处。

十八味檀香丸 Shibawei Tanxiang Wan

【处方】

檀香 120g	木香 50g	天竺黄 70g	甘青青兰 70g
红花 80g	紫草茸 70g	丁香 20g	藏茜草 80g
肉豆蔻 15g	短穗兔耳草 100g	豆蔻 15g	洪连 70g
草果 15g	矮紫堇 70g	诃子(去核)100g	巴夏嘎 70g
人工牛黄 1g	小伞虎耳草 60g		

【性状】本品为红棕色水丸；气微，味苦。

【功能与主治】抑风，止痛，清热。用于背痛，头晕目眩，口干，心“隆”病，呕吐，腹泻，肝胆胃肠热症，咽喉炎。

【用法用量】嚼碎吞服。一次 2～3 丸，一日 3 次。

【规格】每丸重 0.5g。

【贮藏】密闭，置阴凉干燥处。

十三味大红汤散 Shisanwei Dahong Tangsan

【处方】

土木香 50g	苦参 50g	诃子(去核)50g	川楝子 50g
栀子 150g	紫草 25g	枇杷叶 50g	茜草 50g
紫草茸 100g	橡子 250g	悬钩木 200g	干姜 25g
金莲花 50g			

【性状】本品为红色粉末；气香，味苦、微涩。

【功能与主治】清血热。用于高血压，血热，肺热，感冒。

【用法用量】水煎服。一次 1.5～3g，一日 1～2 次。

【规格】每袋装 20g。

【贮藏】密闭，置干燥处。

*十三味马钱子丸 Shisanwei Maqianzi Wan

【处方】

马钱子 50g	藏木香 30g	宽筋藤 30g	悬钩木 20g

干姜 5g　　　诃子 30g　　　沉香 30g　　　肉豆蔻 10g
木香 10g　　　广枣 10g　　　安息香 5g　　　绿绒蒿 20g
藏茜草 15g

【性状】本品为黄棕色水丸；气微香，味苦、辛。

【功能与主治】行气，降血压，化瘀止痛。用于气血上壅高血压，胸背疼痛，呼吸困难，头晕，耳鸣，牙龈红肿，“冈巴”病亢盛。

【用法用量】一次 8～10 丸，一日 2 次，用茜草煎汤送服。

【规格】每丸重 0.2g。

【贮藏】密闭，置阴凉干燥处。

十三味止血丸　Shisanwei Zhixue Wan

【处方】

人工牛黄 90g　　　木通 50g　　　西红花 80g　　　藏木香 50g
熊胆粉 60g　　　波棱瓜子 60g　　　印度獐牙菜 80g　　　绿绒蒿 70g
木香 40g　　　渣驯膏 50g　　　芫荽果 80g　　　巴夏嘎 70g
余甘子(去核)90g

【性状】本品为紫灰色水丸；气香，味苦。

【功能与主治】凉血，止血。用于“培根木布”引起的吐血，咯血，便血，鼻衄及外伤出血。

【用法用量】嚼碎吞服。一次 1～2 丸，一日 3 次。

【规格】每丸重 1g。

【贮藏】密闭，置阴凉干燥处。

十三味止血散　Shisanwei Zhixue San

【处方】

人工牛黄 90g　　　木通 50g　　　西红花 80g　　　藏木香 50g
熊胆粉 60g　　　波棱瓜子 60g　　　印度獐牙菜 80g　　　绿绒蒿 70g
木香 40g　　　渣驯膏 50g　　　芫荽果 80g　　　巴夏嘎 70g
余甘子(去核)90g

【性状】本品为紫灰色粉末；气香，味苦。

【功能与主治】凉血，止血。用于“培根木布”引起的吐血，咯血，便血，鼻衄及外伤出血。

【用法用量】温开水送服。一次 1～2g，一日 2 次。

【规格】每袋装 30g。

【贮藏】密闭，置干燥处。

十三味龙珍丸 Shisanwei Longzhen Wan

【处方】

石榴子 15g　荜茇 40g　干姜 50g　胡椒 50g
肉豆蔻 30g　豆蔻 30g　草果 30g　红花 80g
桂皮 60g　香旱芹 40g　光明盐 30g　紫硇砂 20g
诃子(去核)100g

【性状】本品为棕黄色水丸；味酸、辛。

【功能与主治】温胃散结。用于“木布”病引起的胃肠积结痞块，大便秘结或食物不化，上吐下泻，嗳气腹痛，胃寒，胃肠功能减弱等。

【用法用量】嚼碎吞服。一次 3～4 丸，一日 2～3 次。

【规格】每丸重 0.5g。

【贮藏】密闭，置阴凉干燥处。

十三味余甘子汤丸 Shisanwei Yuganzi Tangwan

【处方】

余甘子(去核)200g　芫荽果 80g　诃子(去核)90g　矮紫堇 100g
甘青青兰 70g　印度獐牙菜 100g　熏倒牛 60g　藏木香 70g
西红花 70g　乌奴龙胆 60g　宽筋藤 80g　木瓜 70g
毛诃子(去核)80g

【性状】本品为紫灰色水丸；气微香，味微苦。

【功能与主治】清热凉血。用于血病，紫色“培根”，新旧热病等。

【用法用量】打碎水煎服。一次 3～5 丸，一日 2 次。

【规格】每丸重 1g。

【贮藏】密闭，置阴凉干燥处。

十三味沉香丸 Shisanwei Chenxiang Wan

【处方】

沉香(制)100g　木香 40g　肉豆蔻 60g　诃子(去核)70g
广枣 50g　木棉花 50g　石灰华 30g　当归 40g
乳香 20g　红花 70g　安息香 15g　牦牛心 70g
丁香 60g

【性状】本品为紫灰色水丸；气香，味微涩。

【功能与主治】镇静止痛。用于“宁隆”病，心神不安，肝区及乳房部刺痛等。

【用法用量】嚼碎吞服。一次 1～2 丸，一日 3 次。

【规格】每丸重 1g。

【贮藏】密闭，置阴凉干燥处。

十三味渣驯丸 Shisanwei Zhaxun Wan

【处方】

渣驯膏 90g　诃子(去核)50g　人工麝香 20g　力嘎都 60g
红花 80g　止泻木子 50g　豆蔻 70g　藏木通 60g
榜嘎 70g　波棱瓜子 50g　甘青青兰 80g　香附 60g
熊胆粉 30g

【性状】本品为紫灰色水丸；气微香，味微苦、稍涩。

【功能与主治】清热止泻。用于肠受伤，血及“赤巴”引起的热泻等。

【用法用量】嚼碎吞服。一次 1～2 丸，一日 2 次。

【规格】每丸重 1g。

【贮藏】密闭，置阴凉干燥处。

十六味松石丸 Shiliuwei Songshi Wan

【处方】

石灰华(制)40　红花 80g　松石(制)60g　甘青青兰 60g
巴夏嘎 50g　绿绒蒿 60g　人工牛黄 10g　丁香 50g
朱砂(制)20g　波棱瓜子 50g　渣驯膏 25g　藏木通 50g

石花(制)30g　人工麝香 2g　印度獐牙菜 50g　熊胆粉 10g

【性状】本品为黑色水丸；味苦。

【功能与主治】清热舒胆。用于胆囊炎，“培根木布”，肝热，肝区疼痛及中毒症。

【用法用量】嚼碎吞服。一次 3～4 丸，一日 2～3 次或遵医嘱。

【规格】每丸重 0.35g。

【贮藏】密闭，防潮。

十四味肉豆蔻丸 Shisiwei Roudoukou Wan

【处方】

肉豆蔻 25g	阿魏 7.5g	紫硇砂 17.5g	白秋石 17.5g
光明盐 17.5g	山柰 35g	胡椒 27.5g	荜茇 20g
肉桂 35g	石榴子 40g	诃子(去核)75g	宽筋藤 50g
大蒜(炭)17.5g	豆蔻 15g	蔗糖 100g	

【性状】本品为灰褐色水丸；气香，味苦、涩、微辣。

【功能与主治】祛风。用于上下体及脏腑“隆”病，头昏目眩，耳鸣，嘘叹，神志不清，严寒颤栗，疲乏怠倦，全身肌肉关节疼痛等。

【用法用量】一次 1～2g，一日 1～3 次。

【规格】每丸重 0.3、1g。

【贮藏】密闭，置阴凉干燥处。

十四味肉豆蔻散 Shisiwei Roudoukou San

【处方】

肉豆蔻 25g	阿魏 7.5g	紫硇砂 17.5g	硇砂 17.5g
光明盐 17.5g	山柰 35g	胡椒 27.5g	荜茇 20g
肉桂 35g	石榴子 40g	诃子(去核)75g	宽筋藤 50g
大蒜(炭)17.5g	豆蔻 15g	蔗糖 100g	

【性状】本品为灰褐色粉末；气微香，味苦、涩、微辣。

【功能与主治】祛风。用于上下体及脏腑“隆”病，头昏目眩，耳鸣，嘘叹，神志不清，严寒颤栗，疲乏怠倦，全身肌肉关节疼痛等。

【用法用量】温开水送服。一次 1～3g，一日 1～3 次或遵医嘱。

【规格】每袋装 20g。

【贮藏】密封，置阴凉干燥处。

七味对治丸 Qiwei Duizhi Wan

【处方】

石榴子 500g　木瓜 250g　芫荽果 250g　沙棘膏 250g
藏木香 250g　荜茇 250g　绿绒蒿 250g

【性状】本品为浅棕黄色水丸；气微，味酸、涩。

【功能与主治】助消化。用于“培根木布”，胃痛。

【用法用量】嚼碎吞服。一次 3～4 丸，一日 3～4 次。

【规格】每丸重 0.3g。

【贮藏】密闭，置阴凉干燥处。

* 七味胃痛胶囊 Qiwei Weitong Jiaonang

【处方】

木香 22.5g　荜茇 22.5g　高良姜 22.5g　鸡内金 22.5g
吴茱萸 22.5g　肉桂 15.0g　次碳酸铋 53.57g　碳酸氢钠 32.43g
辅料为淀粉

【性状】本品为硬胶囊，内容物为淡棕褐色的粉末；气香，味涩咸、辛。

【功能与主治】藏医：调节“隆”“赤巴”“培根”三大因素功能失调，散寒邪，止胃痛。用于“隆”“赤巴”“培根”三大因素紊乱，胃寒疼痛。

中医：温中行气，化瘀消积，制酸止痛。用于寒凝气滞，血瘀积滞所致胃脘胀痛，遇寒加重，烧心吞酸，嗳气饱胀，恶心呕吐，食欲不振；胃、十二指肠溃疡、浅表性胃炎见上述症状者。

【用法用量】口服。一次 3～4 粒，一日 3 次，饭前服。

【规格】每粒装 0.5g。

【贮藏】密封。

八味石榴丸 Bawei Shiliu Wan

【处方】

石榴子 50g　豆蔻 50g　肉桂 50g　荜茇 200g
肉豆蔻 50g　干姜 50g　红花 50g　草果 50g

【性状】本品为黄灰色的水丸；气微，味辛。

【功能与主治】祛“隆”及“培根”。用于肝胃以上的“培根”病和“隆”病，心脏痞瘤等。

【用法用量】嚼碎吞服。一次 1 丸，一日 2～3 次。

【规格】每丸重 1g。

【贮藏】密闭，置阴凉干燥处。

八味石榴散 Bawei Shiliu San

【处方】

石榴子 50g	豆蔻 50g	肉桂 50g	荜茇 200g
肉豆蔻 50g	干姜 50g	红花 50g	草果 50g

【性状】本品为浅黄色至黄棕色粉末；气微，味辛。

【功能与主治】祛“隆”及“培根”。用于肝胃以上的“培根”病和“隆”病，心脏痞瘤等。

【用法用量】一次 1～3g，一日 1～3 次或遵医嘱。

【规格】每袋(瓶)装 1g、2g、3g、15g、16g、20g、30g。

【贮藏】密闭，置阴凉干燥处。

八味石榴清肺丸 Bawei Shiliu Qingfei Wan

【处方】

石榴子 250g	桂皮 150g	豆蔻 150g	荜茇 200g
石灰华 100g	甘草 100g	葡萄 100g	香旱芹 100g

【性状】本品为灰黄色的水丸；味甘、涩。

【功能与主治】止咳，平喘，祛痰。用于早晚咳嗽，痰多，痰色青或呈黏液状，气急上喘，胸胁壅塞等肺寒病证。

【用法用量】嚼碎吞服。一次 2～3 丸，一日 2 次。

【规格】每丸重 0.5g。

【贮藏】密闭，防潮。

＊八味西红花止血散 Bawei Xihonghua Zhixie San

【处方】

西红花 5g	熊胆粉 5g	豌豆花 40g	降香 35g
朱砂 25g	波棱瓜子 25g	短穗兔耳草 35g	石斛 35g

【性状】本品为棕红色粉末；气香，味苦、微甜。

【功能与主治】止血。用于“木布”破溃，胃溃疡出血，流鼻血，各种外伤和内伤引起的出血。

【用法用量】口服。一次 1g，一日 1～2 次。

【规格】每袋装 10g。

【贮藏】密闭，防潮。

八味西红花清肝热丸 Bawei Xihonghua Qingganre Wan

【处方】

西红花 5g	天竺黄 50g	人工牛黄 5g	绿绒蒿 225g
巴夏嘎 25g	渣驯膏 25g	甘青青兰 25g	檀香 25g

【性状】本品为棕红色水丸；气微香，味苦。

【功能与主治】清肝热。用于各种肝胆疾病。

【用法用量】嚼碎吞服。一次 1 丸，一日 2～3 次。

【规格】每丸重 1g。

【贮藏】密闭，置阴凉干燥处。

八味沉香长寿散 Bawei Chenxiang Changshou San

本品为由白沉香、马钱子、诃子等药味加工制成的散剂。

【性状】本品为浅黄棕色粉末；味苦、微涩。

【功能与主治】活血，降压。用于高血压，“隆”病引起的气喘。

【用法用量】一次 1 袋，一日 2～3 次或遵医嘱。

【规格】每袋装 3g。

【贮藏】密闭，防潮。

八味沉香安乐散 Bawei Chenxiang Anle San

【处方】

沉香 100g　肉豆蔻 50g　毛诃子(去核)50g　广枣 50g

诃子(去核)50g　丁香 50g　余甘子(去核)50g　木香 50g

【性状】本品为灰黄色粉末；气微，味涩、苦。

【功能与主治】祛“隆”，宁心安神。用于气血紊乱及各种“隆”病。

【用法用量】一次 1～3 袋，一日 1～2 次。

【规格】每袋装 1g。

【贮藏】密闭，防潮。

八味阿魏丸 Bawei Awei Wan

【处方】

阿魏 30.5g　沉香 229g　木香 152.7g　肉豆蔻 61g

丁香 68.7g　当归 76.4g　羊脑 229g　藏茴香 152.7g

【性状】本品为灰黄色水丸；味苦、辛。

【功能与主治】祛隆宁心。用于“培根”“隆”合并症引起的头晕目眩。

【用法用量】嚼碎吞服。一次 1 丸，一日 1～2 次。

【规格】每丸重 1g。

【贮藏】密闭，置阴凉干燥处。

九味干姜散 Jiuwei Ganjiang San

【处方】

干姜 50g　石榴子 350g　肉桂 50g　豆蔻 50g

荜茇 50g　红花 50g　光明盐(炒制)25g　酸藤果 25g

唐古特铁线莲 25g

【性状】本品为浅黄色粉末；味辛、酸、涩。

【功能与主治】清胃热，止痛，健胃消食。用于“培根木布”引起的呕吐、胃疼、胃酸、胃胀、胃炎、胃溃疡、大便干燥等症状。

【用法用量】温开水送服。一次 1g，一日 2～3 次。

【规格】每瓶装16g。

【贮藏】密封，置阴凉处。

九味红花丸 Jiuwei Honghua Wan

【处方】

红花 200g　波棱瓜子 50g　短穗兔耳草 150g　熊胆粉 3g
麻黄膏 50g　布歇子 100g　降香 100g　角柱花膏 50g
朱砂 10g

【性状】本品为棕红色水丸；气微，味微苦。

【功能与主治】收缩血管，止血。用于鼻衄，肺、胃出血，子宫出血及其他病因引起的出血。

【用法用量】嚼碎吞服。一次1～2丸，一日2次或遵医嘱。

【规格】每丸重0.5g。

【贮藏】密闭，置阴凉干燥处。

三味肉豆蔻散 Sanwei Roudoukou San

【处方】

肉豆蔻 300g　干姜 200g　藏茴香 150g

【性状】本品为姜黄色粉末；具特异香气，味微辣。

【功能与主治】祛隆醒脑。用于心神不宁，失眠健忘等“隆”病。

【用法用量】口服或外用。一次1袋，一日1～2次。

【规格】每袋装1g。

【贮藏】密闭，防潮。

三味茴香散 Sanwei Huixiang San

【处方】

干姜 50g　藏茴香 50g　肉豆蔻 50g

【性状】本品为棕色粉末；气香，味辛、微辣。

【功能与主治】理气，止痛，解毒。用于“隆”病，眼病，食欲不振，胃疼，腹痛疝气，“培根”病，夜盲。

【用法用量】温开水送服。一次 1.5～3g，一日 2 次。

【规格】每瓶装 30g。

【贮藏】密封。

木布吉君散 Mubu Jijun San

【处方】

石榴皮 240g	肉桂 72g	草豆蔻 96g	荜茇 96g
红花 72g	山楂 24g	印度獐牙菜 72g	洪连 72g
芫荽果 72g	干姜 96g	白胡椒 72g	猪血粉 96g
光明盐 192g	木瓜 72g	棘豆 72g	翼首草 72g
海螵蛸 480g	渣驯膏 72g	寒水石(热制)720g	木香 144g
高良姜 72g			

【性状】本品为灰色粉末；气香，味涩。

【功能与主治】健胃消食，止酸止痛。用于“木布”病所致的胃酸、胃痛、大便干燥等。

【用法用量】温开水送服。一次 1～2g，一日 1～2 次。

【规格】每袋装 30g。

【贮藏】密闭，置干燥处。

木鹏丸 Mupeng Wan

【处方】

木香 120g	诃子(去核)150g	余甘子(去核)150g	安息香 25g
石榴子 130g	藏菖蒲 80g	巴夏嘎 100g	铁棒锤(制)50g
豆蔻 40g	人工麝香 1g	荜茇 50g	

【性状】本品为灰黑色水丸；具木香特异香气，味酸、辣、微苦。

【功能与主治】消炎，止痛，制酸。用于“培根木布”引起的胃肠剧痛，嗳气泛酸。

【用法用量】嚼碎吞服。一次 2～3 丸，一日 2 次或遵医嘱。

【规格】每丸重 0.3g。

【贮藏】密闭，置阴凉干燥处。

五味余甘子汤散　Wuwei Yuganzi Tangsan

【处方】

紫草茸 100g　矮紫堇 100g　巴夏嘎 100g　茜草 100g
余甘子(去核)100g

【性状】本品为浅棕色至棕红色粉末；气微，味微涩、苦。

【功能与主治】止血。用于鼻衄，肺咯血，月经过多。

【用法用量】水煎服。一次 1～5g，一日 2 次。

【规格】每袋(瓶)装 3g、15g、16g、30g。

【贮藏】密闭，置阴凉干燥处。

五味洒曾汤丸　Wuwei Sazeng Tangwan

【处方】

秦艽 100g　骨碎补 100g　熊胆粉 200g　巴夏嘎 100g
短穗兔耳草 200g

【性状】本品为深褐绿水丸；气微，味苦。

【功能与主治】止血，消炎。用于创伤出血，子宫功能性出血，肺结核咯血。

【用法用量】打碎水煎服。一次 3～5g，一日 2 次。

【规格】每丸重 1g。

【贮藏】密闭，置阴凉干燥处。

五味锦鸡儿汤散　Wuwei Jinji'er Tangsan

【处方】

藏锦鸡儿 150g　矮紫堇 100g　巴夏嘎 100g　洪连 100g
文冠木 100g　余甘子(去核)200g

【性状】本品为淡红色粉末；气香，味酸、苦。

【功能与主治】理气血，降血压。用于多血证及高血压等。

【用法用量】水煎服。一次 1 袋，一日 1～2 次。

【规格】每袋装 5g。

【贮藏】密闭，防潮。

仁青查索惬茂丸 Renqing Chasuo Qiemao Wan

【处方】

榜嘎 80g	人参 80g	余甘子(去核)80g	党参 80g
西洋参 80g	枸杞子 80g	西红花 8g	鹿茸 20g
当归 80g	大籽蒿 80g	黄芪 80g	石榴子 80g
大枣 80g	蜂蜜 80g	冰糖 80g	黄糖 80g
酥油 80g			

【性状】本品为棕褐色大蜜丸；气微香，味甘、酸。

【功能与主治】益气养血，食欲不振。用于贫血，面色萎黄，头晕花眼，心悸失眠，四肢发凉等。

【用法用量】一次 1 丸，一日 2 次。

【规格】每丸重 5g。

【贮藏】密封，置阴凉干燥处。

*仁青常觉 Renqing Changjue

本品系藏族验方。为由珍珠、朱砂、檀香、降香、沉香、诃子、牛黄、人工麝香、西红花等药味加工制成的丸剂。

【性状】本品为黑色的水丸；气微香，味甘、微苦、涩。

【功能与主治】清热解毒，调和滋补。用于“隆”“赤巴”“培根”各病，陈旧性胃肠炎、溃疡，“木布”病，萎缩性胃炎，各种中毒症；梅毒，麻风，陈旧热病，炭疽，疖痛，干黄水，化脓等。

【用法用量】口服。重病一日 1g；一般隔三天至七天或十天服 1g；开水或酒泡，黎明空腹服用。

【规格】每丸重 1g。

【贮藏】密封。

甘露蒂达丸 Ganlu Dida Wan

【处方】

寒水石(制)100g	甘青青兰 70g	印度獐牙菜 50g	土木香 50g

波棱瓜子 30g	榜嘎 40g	苦荬菜 40g	小檗皮 30g
洪连 30g	角茴香 30g	金腰草 20g	木香 40g

【性状】本品为灰白色水丸；味苦、涩。

【功能与主治】清热，愈溃疡。用于“木布”病，恶心，口苦，吐胆汁，头痛，胸部灼痛等。

【用法用量】嚼碎吞服。一次 2～3 丸，一日 2～3 次。

【规格】每丸重 0.5g。

【贮藏】密闭，置阴凉干燥处。

石榴莲花丸　Shiliu Lianhua Wan

【处方】

石榴子 40g	肉桂 5g	豆蔻 5g	荜茇 10g
波棱瓜子 5g	黑冰片 20g	诃子(去核)15g	蔷薇花 15g

【性状】本品为褐黄色粉末；气微，味微苦。

【功能与主治】温中健胃，消食。用于“培根甲布”病、积食不化，“赤巴”病，“木布”病，胃肠传染病等。

【用法用量】嚼碎吞服。一次 1 丸，一日 2～3 次。

【规格】每丸重 1g。

【贮藏】密闭，置阴凉干燥处。

石榴莲花散　Shiliu Lianhua San

【处方】

石榴子 40g	肉桂 5g	豆蔻 5g	荜茇 10g
波棱瓜子 5g	黑冰片 20g	诃子(去核)15g	蔷薇花 15g

【性状】本品为褐黄色粉末；气微，味微苦。

【功能与主治】温中健胃，消食。用于“培根甲布”病、积食不化，“赤巴”病，“木布”病，胃肠传染病等。

【用法用量】温开水送服。一次 1～3g，一日 1～3 次。

【规格】每袋(瓶)装 1g、2g、15g、16g、30g。

【贮藏】密闭，置阴凉干燥处。

血清丸 Xueqing Wan

本品为由余甘子、巴夏嘎、芫荽果等药味加工制成的丸剂。

【性状】本品为红棕色水丸；味苦、微酸。

【功能与主治】清血，降压镇痛。用于气血上壅、高血压引起的头疼、目眩、耳鸣、胸闷等。

【用法用量】嚼碎吞服。一次 4～5 丸，一日 2～3 次或遵医嘱。

【规格】每丸重 0.35g。

【贮藏】密闭，防潮。

杂德尼阿散 Zade Ni'a San

【处方】

肉豆蔻 100g	硇砂 50g	紫硇砂 50g	天竺黄 80g
丁香 60g	豆蔻 50g	宽筋藤 40g	阿魏 50g
沉香 50g	藏茴香 50g	黑种草子 40g	桂皮 40g
香旱芹 40g	诃子(去核)60g	木香 40g	铁棒锤(制)10g
牦牛心 10g	小米辣 30g	石榴子 40g	胆矾 30g
牛蒡子 30g	红花 30g	草果 40g	光明盐(制)40g
穆库尔没药 30g			

【性状】本品为棕褐色粉末；气香，味微苦、辛。

【功能与主治】祛风镇静。用于五脏六腑的"隆"病，肌肤、筋腱、骨头的"隆"病，维命隆等内外一切"隆"病。

【用法用量】温开水送服。一次 1～2g，一日 1～2 次或遵医嘱。

【规格】每袋装 15g。

【贮藏】密封，置阴凉干燥处。

多杰燃皎散 Duojie Ranjiao San

【处方】

肉托果 20g	马钱子(制)50g	诃子(去核)40g	木香 30g
大蒜(炭)10g	肉豆蔻 10g	草乌(制)10g	手参 20g

广枣 20g　紫硇砂 10g　云南樟 30g　丁香 30g
多刺绿绒蒿 5g　没药 30g　三七 20g　打箭菊 20g

【性状】本品为黄色粉末；气微香，味苦、涩。

【功能与主治】理气，行气，顺气。用于血病、“隆”病合并症引起的气喘、高血压、呼吸困难等。

【用法用量】温开水送服。一次 2g，一日 3 次。

【规格】每瓶装 30g。

【贮藏】密封，置阴凉干燥处。

宇妥汤麦散　Yutuo Tangmai San

【处方】

藏木香 70g　宽筋藤 2.4g　余甘子(去核)1g　诃子(去核)90g
悬钩木 2.4g　高良姜 5g　毛诃子(去核)5g　藏茜草 20g
藏紫草 20g　紫草茸 20g

【性状】本品为浅红色粉末；气微香，味苦。

【功能与主治】消炎止痛，生津明目。用于血病引起的口干，失音，头痛，上身痛，麻木，视觉模糊等。

【用法用量】温开水送服。一次 2g，一日 3 次。

【规格】每瓶装 30g。

【贮藏】密封，置阴凉干燥处。

宇妥汤玛丸　Yutuo Tangma Wan

【处方】

降香 150g　紫草茸 100g　藏紫草 120g　藏茜草 100g
洪连 100g　巴夏嘎 100g　宽筋藤 100g　悬钩木 200g
藏木香 100g　干姜 60g

【性状】本品为红棕色水丸；气香，味苦、辛。

【功能与主治】清血热，降压。用于高血压引起的口干，音哑，头痛，眼花，背痛，头昏，全身麻木等。

【用法用量】水煎服。一次 4～5 丸，一日 2～3 次。

【规格】每丸重 0.5g。

【贮藏】密闭，防潮。

安神降压丸 Anshen Jiangya Wan

【处方】

山楂 39.5g	巴夏嘎 9.5g	胡黄连 9.5g	渣驯膏 9.5g
紫草茸 5.5g	藏紫草 5.5g	印度獐牙菜 9.5g	茜草 5.5g
木香 19.5g	珍珠(制)9.5g	苦参 9.5g	干姜 9.5g
丹参 9.5g	红花 19.5g	决明子 9.5g	蒺藜(炒)9.5g

【性状】本品为暗黄色水丸；气芳香，味涩、微苦。

【功能与主治】清热，凉血，降压。用于治疗“查隆”，血热所致的头昏、头痛、眼花、背痛、四肢麻木、血压升高等。

【用法用量】温开水送服。一次 4～6 丸，一日 1～2 次。

【规格】每丸重 0.3g。

【贮藏】密闭，置阴凉干燥处。

玛孜趟瑟散 Mazi Tangse San

【处方】

贝齿粉 30g	孔雀尾羽 10g	翼首草 50g	阿氏蒿 100g
珠芽蓼 20g	小檗皮 30g	熊胆粉 30g	红景天 10g

【性状】本品为浅黄色粉末；气微香，味甘、苦、涩。

【功能与主治】消炎止痛，止血。用于鼻衄，内脏出血等。

【用法用量】温开水送服。一次 1～2g，一日 1～3 次。

外用：鼻出血患者先用生理盐水清理鼻腔后，将本品少量蘸于棉花或棉签轻压出血部位 1～2 分钟即可。

【规格】每袋装 15g。

【贮藏】密闭，置阴凉干燥处。

赤筹根塞散 Chichou Gensai San

【处方】

藏茜草 30g	紫草茸 30g	余甘子(去核)30g	藏紫草 30g
甘草 30g	杜仲 30g	诃子(去核)30g	党参 50g

【性状】本品为黄色粉末；气微香，味苦。

【功能与主治】清热解毒，凉血，降血压。用于头疼，头晕，血热症，高血脂等。

【用法用量】温开水送服。一次 2g，一日 3 次。

【规格】每瓶装 30g。

【贮藏】密封，置阴凉干燥处。

层吉德协胶囊　Cengji Dexie Jiaonang

【处方】

大黄 100g	姜黄 50g	西红花 70g	丹参 200g
人参 100g	决明子 50g	余甘子(去核)200g	草果 200g

【性状】本品为硬胶囊剂，内容物为褐色粉末；味苦、咸、微涩。

【功能与主治】益气，利湿，消脂，降压。用于治疗肥胖，高血压，高血脂，脂肪肝等。

【用法用量】温开水送服。一次 6 粒，一日 3 次。

【规格】每粒装 0.6g。

【贮藏】密闭，防潮。

孜吉巴汤散　Ziji Ba Tangsan

【处方】

草豆蔻 45g	高良姜 45g	石榴皮 45g	肉桂 45g
荜茇 45g	西藏棱子芹 45g	槟榔 90g	木香 45g
藏锦鸡儿 90g	杜鹃花 45g	甘草 45g	蒺藜(炒)45g
丁香 90g	广枣 45g	刀豆(制)45g	芒果核 45g
大托叶云实 45g	金樱子 45g	螃蟹(制)45g	榼藤子 45g

【性状】本品为淡黄色粉末；气香，味甘、辣。

【功能与主治】补肾养阳，温胃健脾。用于治疗“隆”“培根”引起的气血两亏、头晕眼花、消化不良、失眠健忘、心悸、胸闷等。

【用法用量】水煎服。一次 1～2g，一日 1～2 次。

【规格】每袋装 30g。

【贮藏】密闭，置干燥处。

拉曼噶保舟觉胶囊 Laman Gabao Zhoujue Jiaonang

【处方】

石灰华 80g	干姜 50g	诃子(去核)80g	荜茇 50g
小米椒 50g	白胡椒 50g		

【性状】本品为硬胶囊剂，内容物为黄色粉末；味苦、辣、涩。

【功能与主治】温中健胃，消食。用于消化不良，胃内生铁垢物，胃火衰退等单纯“培根”病等。

【用法用量】温开水送服。一次 6 粒，一日 3 次。

【规格】每粒装 0.3g。

【贮藏】密封，置阴凉干燥处。

松石大鹏丸 Songshi Dapeng Wan

【处方】

木香 120g	石榴子 70g	余甘子(去核)100g	巴夏嘎 70g
甘青青兰 80g	绿绒蒿 50g	矮紫堇 50g	鹫粪(制)50g
酸藤果 50g	豆蔻 30g	诃子(去核)100g	芫荽果 50g
藏菖蒲 80g	铁棒锤(制)50g	安息香 30g	人工麝香 1g
荜茇 40g	干姜 40g		

【性状】本品为棕色微带斑点水丸；味酸、辣、涩。

【功能与主治】愈溃疡，止痛下气。用于“木布”引起的腹胀，刺痛，嗳气频作，饭后疼痛加重等。

【用法用量】一次 1～2g，一日 2～3 次。

【规格】每丸重 0.3g、0.5g。

【贮藏】密封，置阴凉干燥处。

果曼丸 Guoman Wan

【处方】

牛尾蒿(炭)12g	羌活 18g	棘豆 18g	金礞石 12g
紫铆子 3g	人工牛黄 1g	丁香 6g	红花 6g

沉香 6g	阿魏 3g	诃子(去核)6g	酸藤果 3g
藏菖蒲 6g	木香 6g	人工麝香 0.06g	龙骨 3g
铁棒锤(制)3g	巴夏嘎 6g	印度獐牙菜 12g	西红花 0.12g

【性状】本品为酒红色水丸；气香，味苦、涩。

【功能与主治】清热镇痛，凉血。用于“赤巴”病引起的头痛。

【用法用量】一次 7～12 丸，一日 1～3 次或遵医嘱。

【规格】每丸重 0.1g。

【贮藏】密闭，置阴凉干燥处。

泻胆丸　Xiedan Wan

本品为由大黄、木香、亚大黄等药味加工制成的丸剂。

【性状】本品为黑色水丸；味苦、微涩。

【功能与主治】催泻。用于“赤巴”病。

【用法用量】嚼碎吞服。一次 2 丸，一日 1～2 次或遵医嘱。

【规格】每丸重 0.5g。

【贮藏】密闭，防潮。

降脂丸　Jiangzhi Wan

【处方】

大黄 51.5g	大黄叶 51.5g	姜黄 25.8g	丹参 103g
西红花 25.8g	人参 51.5g	决明子 25.8g	灵芝 103g
余甘子(去核)103g			

【性状】本品为棕黄色水丸；气微，味甘、微酸。

【功能与主治】清热凉血，敛坏血。用于脂肪肝、腹部肥胖及降血脂。

【用法用量】一次 1g，一日 3 次。

【规格】每丸重 1g。

【贮藏】密闭，置阴凉干燥处。

查西汤散 Chaxi Tangsan

【处方】

紫檀香 20g 松生等 40g 藏锦鸡儿 40g 巴夏嘎 10g
余甘子(去核)40g

【性状】本品为黄色粉末；气微香，味苦。

【功能与主治】活血化瘀。用于头痛，头晕，失眠，四肢麻木等。

【用法用量】水煎服。一次 2g，一日 3 次。

【规格】每瓶装 30g。

【贮藏】密闭，置阴凉干燥处。

查汤德孜散 Chatang Dezi San

【处方】

紫檀香 40g 儿茶 40g 藏锦鸡儿 40g 巴夏嘎 40g
余甘子(去核)40g

【性状】本品为浅棕色粉末；气微香，味涩、辛。

【功能与主治】清热血，降压。用于高血压，血热症。

【用法用量】一次 2g，一日 2～3 次。

【规格】每袋装 15g。

【贮藏】密闭，置阴凉干燥处。

查觉居松散 Chajue Jusong San

【处方】

熊胆粉 50g 红花 50g 余甘子(去核)50g 巴夏嘎 50g
红景天 50g 甘草 50g 鹿角(制)50g 洪连 50g
朱砂(制)50g 紫草茸 50g 茜草 50g 渣驯膏 50g
人工牛黄 70g

【性状】本品为褐色粉末；气香，味苦。

【功能与主治】凉血，止血。用于“培根木布”引起的吐血、咯血、便血、鼻衄及外伤出血。

【用法用量】温开水送服。一次 1g，一日 2 次。

【规格】每瓶装 16g。

【贮藏】密闭，置阴凉干燥处。

查索钦莫丸 Chasuo Qinmo Wan

【处方】

阿胶 4g	人参 4g	党参 4g	栀子 4g
当归 4g	黄芩 4g	大枣 4g	枸杞子 4g
石榴子 8g	黄芪 4g	鹿角(制)2g	西红花 2g
大戟膏 4g	烈香杜鹃 4g	麻黄 4g	水柏枝 4g
蜂蜜 8g	酥油 8g	蔗糖 16g	

【性状】本品为浅黑色水蜜丸；气微香，味甜、甘。

【功能与主治】清热解毒，凉血降压，安神开窍。用于血热引起的口干，头晕，头昏，喑哑，手脚麻木发冷，月经不调，食欲不振等。

【用法用量】温开水送服。一次 1 丸，一日 2 次。

【规格】每丸重 5g。

【贮藏】密闭，置阴凉干燥处。

查蔡赛味格耿顿巴散 Chacai Saiwei Gegeng Dunba San

【处方】

藏青果 10g	檀香 10g	高山辣根菜 50g	紫檀香 10g
锦鸡儿 50g	西红花 50g	力嘎都 30g	

【性状】本品为浅红色粉末；气微香，味苦、涩。

【功能与主治】活血化瘀，清热止咳。用于高血压，心悸气短，呼吸困难，肺炎，支气管炎，咽喉疼痛等。

【用法用量】温开水送服。一次 2g，一日 3 次。

【规格】每瓶装 30g。

【贮藏】密闭，置阴凉干燥处。

香巴顿巴丸　Xiangba Dunba Wan

【处方】

斑蝥(制)165g　硇砂 120g　螃蟹(制)105g　银朱(制)190g
红花 90g　滑石粉 90g　西红花 30g　甘草 10g
荜茇 10g　白矾 105g

【性状】本品为棕黄色的水丸；味苦。

【功能与主治】清热解毒，干黄水，杀菌，疏通脉道。用于不孕证、产后证、妇血病、肝胆病、中毒病、陈旧热病、痹证、疖痈、皮肤病、黄水增盛症、脉劳伤等疾病。

【用法用量】一次 1～2 丸，一日 1 次。

【规格】每丸重 0.3g。

【贮藏】密闭，置阴凉干燥处。

格耿松汤散　Gegeng Song Tangsan

【处方】

红花 45g　紫草茸 40g　熊胆粉 4g

【性状】本品为微紫色粉末；气香，味苦。

【功能与主治】止吐，凉血止血。用于咯血，呕血等。

【用法用量】一次 1～2g，一日 2 次。

【规格】每袋装 15g。

【贮藏】密闭，置阴凉干燥处。

益寿珠宝丸　Yishou Zhubao Wan

【处方】

三七 100g　白及 100g　茜草 100g　血竭 20g
熊胆粉 10g

【性状】本品为红褐色至棕褐色水丸；气味香，味苦。

【功能与主治】活血止血，抑酸。用于胃出血，肺出血，脑出血，功能性子宫出血，胃溃疡，宫颈糜烂等。

【用法用量】嚼服或研碎开水送服。一次 3～4 丸，一日 2～3 次。

【规格】每丸重 0.35g。

【贮藏】密闭，置阴凉干燥处。

*益心康泰胶囊 Yixin Kangtai Jiaonang

【处方】

唐古特铁线莲 444g　大黄 531g　黄芪 564g　多腺悬钩子 545g

锁阳 52g　甘草 531g

【性状】本品为硬胶囊，内容物为棕褐色的粉末；气微，味微苦、后甜。

【功能与主治】藏医：养阴补血，化瘀通脉，清腑降浊。用于查隆紊乱所致胸痹心痛，心悸气短，倦怠乏力，大便秘结，冠心病，心绞痛，高血脂症见上述症状者。

中医：益气行滞，化瘀通脉，通腑降浊。用于气虚血瘀所致胸痹心痛，心悸气短，倦怠乏力，大便秘结，冠心病，心绞痛，高血脂症见上述症状者。

【用法用量】口服。一次 2 粒，一日 3 次。疗程 1～2 月，必要时可服 2～3 个疗程。

【规格】每粒装 0.5g。

【贮藏】密封。

消脂丸 Xiaozhi Wan

【处方】

决明子 50g　大黄 50g

【性状】本品为褐色水丸；气微香，味苦、微涩。

【功能与主治】疏肝，消脂，润肠通便。用于脂肪肝，肥胖，便秘。

【用法用量】嚼服或研碎后用温开水送服。一次 3～6 丸，一日 1～3 次。

【规格】每丸重 0.35g。

【贮藏】密封。

涩芝白玛达杰散 Sezhi Baima Dajie San

【处方】

石榴子 40g　肉桂 5g　豆蔻 5g　荜茇 10g

黑冰片 20g　木鳖子 5g　诃子(去核)15g　蔷薇花 15g

【性状】本品为褐黄色粉末；气微，味微苦。

【功能与主治】温中健胃，消食。用于“培根木布”病、积食不化，“赤巴”病，“木布”病，胃肠传染病等。

【用法用量】一次 1～2g，一日 2～3 次。

【规格】每瓶装 20g。

【贮藏】密封，置阴凉处。

黄药解毒丸 Huangyao Jiedu Wan

【处方】

檀檀香 10.5g	人工牛黄 15.5g	天竺黄 15.6g	西红花 7.5g
渣驯膏 7.5g	人工麝香 0.5g	榜嘎 11g	安息香 7.5g
铁棒锤幼苗(制)1.05g	棘豆 7.5g	铁棒锤(制)12.5g	羌活 35g

【性状】本品为淡黄色水丸；气微香，味微苦。

【功能与主治】清热解毒。用于“赤巴”入脉道，眼黄，瘟疫，眩晕等。

【用法用量】嚼碎吞服。一次 1 丸，一日 2 次。

【规格】每丸重 1g。

【贮藏】密闭，置阴凉干燥处。

黄药解毒散 Huangyao Jiedu San

【处方】

檀香 10.5g	人工牛黄 15.5g	天竺黄 15.6g	西红花 7.5g
渣驯膏 7.5g	人工麝香 0.5g	榜嘎 11g	安息香 7.5g
铁棒锤幼苗(制)1.05g	棘豆 7.5g	铁棒锤(制)12.5g	羌活 35g

【性状】本品为淡黄色至黄色粉末；气微香，味微苦。

【功能与主治】清热解毒。用于“赤巴”入脉道，眼黄，瘟疫，眩晕等。

【用法用量】温开水送服。一次 1g，一日 1～3 次或遵医嘱。

【规格】每袋装 1g、20g。

【贮藏】密闭，置阴凉干燥处。

得玛十三味石榴丸　Dema Shisanwei Shiliu Wan

【处方】

石榴子 200g	豆蔻 50g	胡椒 10g	木香 30g
荜茇 40g	沙棘膏 20g	干姜 90g	巴夏嘎 40g
肉桂 40g	红花 30g	光明盐 30g	鹫粪 20g
酸藤果 50g			

【性状】本品为灰棕色水丸；气微香，味微辛辣。

【功能与主治】温中健胃。用于“培根”引起的食欲不振，消化不良，肝、胃、背部、胁肋等部疼痛。

【用法用量】嚼碎吞服。一次 1～2 丸，一日 3 次。

【规格】每丸重 1g。

【贮藏】密闭，置阴凉干燥处。

隆秀散　Longxiu San

【处方】

沉香 30g	白檀香 25g	紫檀香 20g	肉豆蔻 20g
丁香 20g	干姜 15g	寒水石(制)200g	肉桂 80g
石榴子 130g	胡椒 40g	诃子(去核)150g	红花 100g
豆蔻 40g	荜茇 40g	沉香 100g	光明盐 30g

【性状】本品为棕黄色粗粉；气微，味涩、甘、辛。

【功能与主治】开窍醒脑，祛风止痛，气血平衡。用于“隆”病所致皮肤干燥、肌肉萎缩、游走性疼痛及颈椎、腰椎增生、关节僵硬等。

【用法用量】外用。取本品 50g 加入陈旧酥油 100g 内，加热搅匀，涂于患处，适当加热 15～30 分钟或遵医嘱，一日 1～2 次。

【规格】每袋装 50g。

【贮藏】密封，置阴凉干燥处。

＊智托洁白丸 Zhituo Jiebai Wan

【处方】

寒水石 200g　矮紫堇 120g　诃子(去核)180g　兔耳草 120g
木香 120g　蜂蜜 50g　渣驯膏 100g

【性状】本品为灰白色水蜜丸；味酸、苦。

【功能与主治】清胃热，制酸，止咳。用于慢性胃炎，“培根木布”，胃痛，呕吐酸水，胸痛，咳嗽，音哑，胃部壅寒，呼吸不畅。

【用法用量】每丸重 0.14g，一次 20～30 丸，一日 3 次；每丸重 0.2g，一次 14～21 丸，一日 3 次。

【规格】每丸重 0.14g、0.2g。

【贮藏】密闭，置阴凉干燥处。

碱花木香丸 Jianhua Muxiang Wan

【处方】

碱花(制)100g　硼砂(制)50g　寒水石(制)75g　藏木香 50g
光明盐(制)25g　干姜 50g　鹫粪(制)40g　豆蔻 25g
余甘子(去核)125g

【性状】本品为棕灰色水丸；味酸、辛。

【功能与主治】健胃消食，顺气止痛。用于胃肠“木布”病引起的胃肠胀痛，饭后疼痛加剧，嗳气，呕吐，腹部绞痛等。

【用法用量】一次 3～4 丸，一日 2～3 次。

【规格】每丸重 0.5g。

【贮藏】密闭，防潮。

嘎尔杂舟巴胶囊 Ga'erza Zhouba Jiaonang

【处方】

八角茴香 50g　马钱子(制)20g　干姜 50g　荜茇 50g
诃子(去核)20g　小米椒 20g

【性状】本品为胶囊剂，内容物为黄色粉末；味苦、辣、涩。

【功能与主治】健胃寒酸，除疾，破痞瘤。用于剑突痰病、胃痞瘤，“木布”病引起的消化不良，胃疼，胃酸，胃胀等。

【用法用量】一次 1.8g，一日 3 次。

【规格】每粒装 0.3g。

【贮藏】密封，置阴凉干燥处。

嘎果苟瓦散 Gaguo Gouwa San

【处方】

石榴子 40g	桂皮 24g	豆蔻 24g	荜茇 24g
光明盐 16g	红花 16g	干姜 24g	酸藤果 16g
铁线莲 16g			

【性状】本品为浅黄色粉末；气微香，味苦、咸、辣、涩。

【功能与主治】清胃热，止痛，健胃消食。用于“培根木布”引起的呕吐、胃疼、胃酸、胃胀、胃炎、胃溃疡、大便干燥等。

【用法用量】温开水送服。一次 2g，一日 3 次。

【规格】每瓶装 30g。

【贮藏】密封，置阴凉干燥处。

* 藏降脂胶囊 Zangjiangzhi Jiaonang

【处方】

藏锦鸡儿 39.3g	余甘子 31.4g	短管兔耳草 23.5g	紫檀香 23.5g
沙棘膏 23.5g	诃子 23.5g	印度獐牙菜 23.5g	大黄 23.5g
干姜 15.8g	塞北紫堇 23.5g	甘青青兰 23.5g	

【性状】本品为胶囊剂，内容物为棕褐色的粉末；气微，味微涩、苦。

【功能与主治】藏医：通道血脉，行气凉血。用于血热所引起的高脂血症。

中医：活血化瘀。用于瘀瘀血阻引起的高脂血症。

【用法用量】口服。一次 5 粒，一日 2 次。

【规格】每粒装 0.25g 。

【贮藏】密封。

第二章

内病用药

二十五味水苦荬丸 Ershiwuwei Shuikumai Wan

【处方】

小大黄(制)44g	甘肃棘豆 41g	蓝花棘豆 44g	甘青青兰 44g
绿绒蒿 41g	冬葵果 51g	大托叶云实(制)40g	红花 41g
亚大黄 170g	石灰华(制)40g	芫荽果 40g	草豆蔻 30g
石榴子 50g	甘草 30g	余甘子(去核)30g	风毛菊 30g
螃蟹(制)51g	蒺藜(炒)30g	黑蕊虎耳草 30g	荜茇 10g
田螺(制)40g	铁屑(制)70g	全缘叶马先蒿 14g	海金沙 10g

【性状】本品为棕色水丸；味苦、涩。

【功能与主治】利尿，消肿。用于腹水，水肿，小便不利等。

【用法用量】嚼碎吞服。一次 3～4 丸，一日 1～2 次。

【规格】每丸重 0.35g。

【贮藏】密闭，防潮。

二十五味石灰散 Ershiwuwei Shihui San

【处方】

石灰(制)250g	寒水石(制)250g	鹫粪(制)250g	沙棘 50g
荜茇 50g	蛇肉 50g	光明盐 50g	诃子(去核)50g
干姜 50g	贝壳灰 50g	秃鹫粪(制)50g	鹿角 50g
大蒜 50g	大狼毒(制)50g	硼砂(制)50g	木香 50g
水牛角 20g	渣驯膏 50g	猫头鹰翼灰 25g	桂皮 50g
芫荽果 50g	乳香 50g	决明子 50g	黄葵子 50g
胡椒 50g			

【性状】本品为灰色粉末；味涩、微苦。

【功能与主治】消食，散瘤，消胀。用于积食不化，腹胀，腹痛，胃痛，食道癌，胃癌。

【用法用量】一次 1g，一日 1 次。

【规格】每袋装 1g。

【贮藏】密闭，防潮。

二十五味寒水石丸 Ershiwuwei Hanshuishi Wan

【处方】

天竺黄 20g	寒水石(制)200g	豆蔻 10g	诃子(去核)30g
藏木香 20g	石榴子 10g	木瓜 20g	巴夏嘎 20g
肉豆蔻 10g	红花 20g	多刺绿绒蒿 20g	木香 20g
芫荽果 10g	荜茇 10g	印度獐牙菜 20g	光明盐 10g
丁香 10g	草果 10g	毛诃子(去核)30g	渣驯膏 20g
沙棘膏 20g	干姜 10g	肉桂 10g	藏木通 20g
余甘子(去核)30g			

【性状】本品为灰色水丸；味涩、微苦。

【功能与主治】清胃热，健胃消食。用于灰色、黄色“培根木布”病，胃炎，胃溃疡。

【用法用量】嚼碎吞服。一次 3 丸，一日 3 次。

【规格】每丸重 0.5g。

【贮藏】密闭，置阴凉干燥处。

二十五味寒水石散 Ershiwuwei Hanshuishi San

【处方】

天竺黄 20g	寒水石(制)200g	豆蔻 10g	诃子(去核)30g
藏木香 20g	石榴子 10g	木瓜 20g	巴夏嘎 20g
肉豆蔻 10g	红花 20g	多刺绿绒蒿 20g	木香 20g
芫荽果 10g	荜茇 10g	印度獐牙菜 20g	光明盐 10g
丁香 10g	草果 10g	毛诃子(去核)30g	渣驯膏 20g
沙棘膏 20g	干姜 10g	肉桂 10g	藏木通 20g
余甘子(去核)30g			

【性状】本品为灰色粉末；味涩、微苦。

【功能与主治】清胃热，健胃消食。用于灰色、黄色“培根木布”病，胃炎，胃溃疡。

【用法用量】一次 1～1.5g，一日 3 次。

【规格】每袋装 2g。

【贮藏】密封，置阴凉干燥处。

二十五味塞毛丸 Ershiwuwei Saimao Wan

【处方】

檀香 50g	渣驯(制)50g	铁棒锤(制)50g	人工麝香 10g
穆库尔没药 50g	诃子(去核)100g	紫檀香 50g	石灰华(制)50g
红花 50g	木香 50g	紫草茸 50g	人工牛黄 10g
藏茜草 50g	熊胆粉 10g	商陆 50g	亚大黄 50g
藏菖蒲 50g	黑矾(制)50g	洪连 50g	力嘎都 50g
巴夏嘎 50g	秦艽花 50g	羌活 50g	雄黄(制)50g
毛莨状金莲花 50g			

【性状】本品为灰黄色水丸，味苦、微涩。

【功能与主治】清热解毒。适用于喉症，炭疽，流感，“赤巴”病和合毒等各种中毒症。

【用法用量】嚼碎后温开水服用。一次 3～4 丸，一日 2～3 次或遵医嘱。

【规格】每丸重 0.35g。

【贮藏】密闭，防潮。

二十六味破血丸 Ershiliuwei Poxue Wan

【处方】

紫檀香 50g	红花 50g	沙棘膏 50g	诃子(去核)50g
藏木香 50g	寒水石(制)35g	藏紫草 50g	紫草茸 40g
藏茜草 40g	鬼箭锦鸡儿 75g	朱砂 10g	小叶莲 50g
硼砂 25g	羚羊角 20g	山矾叶 25g	蒺藜(炒)30g
洪连 35g	甘青青兰 40g	假耧斗菜 50g	冬葵果 40g
小伞虎耳草 40g	巴夏嘎 40g	束花报春 25g	火硝 20g
毛诃子(去核)25g	余甘子(去核)50g		

【性状】本品为棕褐色水丸；气微香，味苦、涩。

【功能与主治】止血散瘀，调经活血。用于“木布病”，胃肠溃疡出血，肝血增盛，月经不调，闭经，经血逆行，血瘀症瘕，胸背疼痛等。

【用法用量】一次 1～2 丸，一日 1～2 次。

【规格】每丸重 1g。

【贮藏】密闭，防潮。

二十六味破血散　Ershiliuwei Poxue San

【处方】

紫檀香 50g	红花 50g	沙棘膏 50g	诃子(去核)50g
藏木香 50g	寒水石(制)35g	藏紫草 50g	紫草茸 40g
藏茜草 40g	鬼箭锦鸡儿 75g	朱砂 10g	小叶莲 50g
硼砂 25g	羚羊角 20g	山矾叶 25g	蒺藜(炒)30g
洪连 35g	甘青青兰 40g	假楼斗菜 50g	冬葵果 40g
小伞虎耳草 40g	巴夏嘎 40g	束花报春 25g	火硝 20g
毛诃子(去核)25g	余甘子(去核)50g		

【性状】本品为棕色至棕褐色粉末；气微香，味苦、涩。

【功能与主治】止血散瘀，调经活血。用于“木布病”，胃肠溃疡出血，肝血增盛，月经不调，闭经，经血逆行，血瘀症瘕，胸背疼痛等。

【用法用量】一次 2g，一日 2～3 次。

【规格】每袋装 2g、30g。

【贮藏】密闭，防潮。

十一味堆蒂丸　Shiyiwei Duidi Wan

【处方】

石灰(制)100g	土木香 75g	干姜 55g	石榴子 110g
肉豆蔻 75g	光明盐 20g	紫硇砂 20g	草果 75g
肉桂 75g	荜茇 75g	草豆蔻 75g	

【性状】本品为棕色水丸；味甘、辛。

【功能与主治】祛隆，止酸，消食，破瘤。用于消化系统疾病。

【用法用量】嚼碎吞服。一次 3～4 丸，一日 1～2 次或遵医嘱。

【规格】每丸重 0.35g。

【贮藏】密闭，防潮。

十一味葡萄丸 Shiyiwei Putao Wan

【处方】

葡萄 120g　甘草 100g　叉分蓼 100g　肉桂 90g
铁粉 80g　石榴子 80g　红花 110g　石灰华 100g
螃蟹(制)85g　金礞石 70g　冬葵果 80g

【性状】本品为灰褐色水丸；气微香，味甘、辛。

【功能与主治】利肺，顺气。用于肺病及肺水肿等。

【用法用量】嚼碎吞服。一次 1～2 丸，一日 2～3 次。

【规格】每丸重 1g。

【贮藏】密闭，置阴凉干燥处。

十八味栋日丸 Shibawei Dongri Wan

【处方】

寒水石(制)25g　碱花(炒)25g　鹫粪(制)24g　干姜 25g
硼砂(制)24g　光明盐 24g　石榴子 10g　草豆蔻 10g
荜茇 10g　土木香 10g　红花 3g　木香 10g
诃子(去核)10g　巴夏嘎 15g　大黄(制)10g　人工牛黄 10g
水牛角(制)10g　余甘子(去核)15g

【性状】本品为棕灰色水丸；味苦、涩。

【功能与主治】温补除寒。用于消化不良、消化不良引起的寒性疾病。

【用法用量】嚼碎吞服。一次 3～4 丸，一日 2～3 次或遵医嘱。

【规格】每丸重 0.35g。

【贮藏】密封，置阴凉干燥处。

十五味铁粉丸 Shiwuwei Tiefen Wan

【处方】

铁粉(制)190g　诃子(去核)20g　山柰 5g　荜茇 5g
黑胡椒 5g　烈香杜鹃 10g　肉桂 10g　石榴子 10g
豆蔻 10g　金礞石 20g　毛诃子(去核)20g　冬葵果 20g

蒺藜(炒)20g　　螃蟹(制)20g　　余甘子(去核)20g

【性状】本品为浅黑色水丸；气微，味咸、辣、涩。

【功能与主治】利尿，消肿。用于“培根”病引起的浮肿，水肿，尿闭等。

【用法用量】一次 3 丸，一日 2～3 次。

【规格】每丸重 0.5g。

【贮藏】密闭，置阴凉干燥处。

*十五味黑药胶囊　Shiwuwei Heiyao Jiaonang

【处方】

寒水石 58.6g　　食盐(炒)58.6g　　烈香杜鹃 58.6g　　藏木通 58.6g
肉豆蔻 11.7g　　芫荽果 39.1g　　芒硝 15.6g　　硇砂 15.6g
光明盐 15.6g　　紫硇砂 15.6g　　榜嘎 39.1g　　藏木香 39.1
荜茇 19.5g　　黑胡椒 23.45g　　干姜 31.25g

【性状】本品为硬胶囊，内容物为土黄色粉末；气微香，味咸、辣。

【功能与主治】散寒消食，破瘀消积。用于慢性肠胃炎，胃出血，胃冷痛，消化不良，食欲不振，呕吐泄泻，腹部有痞块及嗳气频作。

【用法用量】口服。一次 4 粒，一日 2 次。

【规格】每粒装 0.5g。

【贮藏】密封。

十味铁粉丸　Shiwei Tiefen Wan

【处方】

铁粉(制)180g　　诃子(去核)20g　　毛诃子(去核)20g　　小米辣 20g
力嘎都 20g　　酸藤果 20g　　余甘子(去核)20g　　山柰 20g
荜茇 20g　　黑胡椒 20g

【性状】本品为黑色水丸；气微香，味辣、涩。

【功能与主治】舒肝，消水，消肿。用于肝中毒引起的寒性浮肿，水肿，尿涩等。

【用法用量】嚼碎吞服。一次 2 丸，一日 2～3 次。

【规格】每丸重 1g。

【贮藏】密闭，防潮。

十味铁粉散 Shiwei Tiefen San

【处方】

铁粉（制）180g　诃子（去核）20g　毛诃子（去核）20g　小米辣 20g
力嘎都 20g　酸藤果 20g　余甘子（去核）20g　山柰 20g
荜茇 20g　黑胡椒 20g

【性状】本品为黑色粉末；气微香，味辣、涩。

【功能与主治】舒肝，消水，消肿。用于肝中毒引起的寒性浮肿，水肿，尿涩等。

【用法用量】一次 1 袋，一日 2～3 次或遵医嘱。

【规格】每袋装 3g。

【贮藏】密闭，防潮。

七味消肿丸 Qiwei Xiaozhong Wan

【处方】

巴夏嘎 40g　红花 75g　波棱瓜子 20g　甘青青兰 100g
榜嘎 50g　绿绒蒿 75g　余甘子（去核）150g

【性状】本品为灰黑色水丸；味酸、微苦。

【功能与主治】清热消肿。用于热性水肿，口渴，尿闭，气喘，腹水等。

【用法用量】温开水服用或泡服。一次 1～2.5g，一日 1～3 次。

【规格】每丸重 0.5g、1g。

【贮藏】密闭，防潮。

七味消肿散 Qiwei Xiaozhong San

【处方】

巴夏嘎 40g　红花 75g　波棱瓜子 20g　甘青青兰 100g
榜嘎 50g　绿绒蒿 75g　余甘子（去核）150g

【性状】本品为灰黑色粉末；味微酸、微苦。

【功能与主治】清热消肿。用于热性水肿，口渴，尿少，气喘，腹水等。

【用法用量】一次 2～3g，一日 1～2 次或遵医嘱。

【规格】每袋(瓶)装 15g、20g、30g。

【贮藏】密闭，防潮。

八味火剂丸 Bawei Huoji Wan

【处方】

干姜 200g	胡椒 200g	荜茇 100g	小米辣 50g
石榴子 100g	肉桂 100g	紫硇砂 100g	光明盐 100g

【性状】本品为灰色水丸；气微，味辛。

【功能与主治】温中，健胃。用于“隆”病和“培根”病引起的胃胀，胃火衰退，食积痞块。

【用法用量】嚼碎吞服。一次 1～2 丸，一日 2～3 次。

【规格】每丸重 1g。

【贮藏】密闭，置阴凉干燥处。

八味火剂胶囊 Bawei Huoji Jiaonang

【处方】

干姜 200g	胡椒 200g	荜茇 100g	小米辣 50g
石榴子 100g	肉桂 100g	紫硇砂 100g	光明盐 100g

【性状】本品为硬胶囊，内容物为灰色粉末；气微，味辛。

【功能与主治】温中，健胃。用于“隆”病和“培根”病引起的胃胀，胃火衰退，食积痞块。

【用法用量】一次 3～4 粒，一日 1～3 次或遵医嘱。

【规格】每粒装 0.25g。

【贮藏】密闭，防潮。

八味牦牛血丸 Bawei Maoniuxue Wan

【处方】

牦牛血 15g	诃子(去核)15g	人工麝香 0.05g	熊胆粉 0.25g
红花 15g	穆库尔没药 10g	荜茇 15g	胡椒 10g

【性状】本品为浅黄色至黄色水丸；气微香，味苦、涩。

【功能与主治】温中化痰，散瘀破结。用于“培根”症，胃溃疡，食道痞瘤等。
【用法用量】研碎温开水送服。一次 0.9～1.8g，一日 2～3 次。
【规格】每丸重 0.3g、0.9g。
【贮藏】密闭，置阴凉干燥处。

八味牦牛血散 Bawei Maoniuxue San

【处方】

牦牛血 15g	诃子(去核)15g	人工麝香 0.05g	熊胆粉 0.25g
红花 15g	穆库尔没药 10g	荜茇 15g	胡椒 10g

【性状】本品为浅黄色粉末；气微香，味苦、涩。
【功能与主治】温中化痰，散瘀破结。用于“培根”症，胃溃疡，食道痞瘤等。
【用法用量】温开水泡服。一次 1g～3g，一日 1～3 次或遵医嘱。
【规格】每袋(瓶)装 2g、3g、15g、20g、30g。
【贮藏】密闭，置阴凉干燥处。

八味黄药丸 Bawei Huangyao Wan

【处方】

西红花 100g	人工牛黄 40g	黄药子 100g	三七 100g
熊胆粉 5g	雄黄(制)10g	血竭 20g	人工麝香 5g

【性状】本品为棕色至棕褐色水丸；气香，味苦、微涩。
【功能与主治】清热解毒，消炎，消肿。用于肿瘤疾病。
【用法用量】嚼服或研碎开水送服。一次 1～2 丸，一日 2～3 次。
【规格】每丸重 0.35g。
【贮藏】密封。

水肿丸 Shuizhong Wan

【处方】

渣驯膏 500g	荜茇 500g	紫硇砂 250g

【性状】本品为棕色酥油蜜丸；气微，味辛、微苦。
【功能与主治】消肿，利尿。用于全身浮肿，小便减少等。

【用法用量】一次 3～5 丸，一日 1 次，早晨空腹服用。

【规格】每丸重 1g。

【贮藏】密封，置阴凉干燥处。

仁青展俊丸 Renqing Zhanjun Wan

【处方】

诃子(去核)50g	藏菖蒲 50g	木香 50g	铁棒锤(制)20g
人工麝香 8g	熊胆粉 15g	藏红花 15g	水牛角(制)3g
佐太 3g	人工牛黄 21g	斑唇马先蒿 20g	鹿角(制)15g
巴夏嘎 30g	印度獐牙菜 30g	石榴子 30g	马尿泡 20g
全蝎(制)15g	僵蚕 14g	瑞香狼毒(制)10g	亚大黄 10g
小叶莲 20g	党参 20g	余甘子(去核)20g	黄芪 10g
三七 30g	黄连 30g	延胡索 30g	斑蝥(制)10g
西青果 30g	秦皮 30g	水牛角(制)19g	鸡蛋参 5g
高山辣根菜 5g	红景天 5g		

【性状】本品为棕红色水丸；气微香，味咸、苦、酸。

【功能与主治】消肿，止痛，散瘤。用于胆囊肿瘤，肝脏肿瘤。

【用法用量】一次 1 丸，一日 1 次。

【规格】每丸重 1g。

【贮藏】密封，置阴凉干燥处。

仁青崭皎丸 Renqing Zhanjiao Wan

【处方】

诃子(去核)50g	藏菖蒲 50g	木香 50g	草乌(制)20g
人工麝香 8g	熊胆粉 15g	西红花 15g	水牛角 3g
人工牛黄 5g	佐太 3g	鹿茸 15g	羚羊角 5g
长花马先蒿 20g	巴夏嘎 30g	印度獐牙菜 30g	石榴子 30g
马尿泡 20g	全蝎(制)15g	亚大黄 10g	小叶莲 20g
党参 20g	黄芪 10g	三七 30g	洪连 30g
延胡索 30g	栀子 20g	斑蝥 10g	小檗皮 30g
藏青果 30g	鸡蛋参 3.5g	红景天 5g	高山辣根菜 6g

【性状】本品棕红色水丸；气微香，味咸、苦、酸。

【功能与主治】解毒，消肿，止痛，散瘤。用于甲状腺腺瘤，子宫肌瘤，乳腺纤维瘤，胃癌，肺癌，肝癌等。

【用法用量】一次 2 丸，一日 3 次。

【规格】每丸重 0.5g。

【贮藏】密封，置阴凉干燥处。

六味光明盐丸 Liuwei Guangmingyan Wan

【处方】

石榴子 100g	光明盐(制)100g	紫硇砂(制)100g	干姜 100g
荜茇 100g	胡椒 100g		

【性状】本品为灰色水丸；气微香，味辛辣、微咸。

【功能与主治】温中健胃。用于胃寒，消化不良引起的胃胀呕吐，泻泄。

【用法用量】嚼碎吞服。一次 1～2 丸，一日 1 次。

【规格】每丸重 1g。

【贮藏】密闭，置阴凉干燥处。

六味光明盐汤散 Liuwei Guangmingyan Tangsan

【处方】

石榴子 100g	光明盐(制)100g	紫硇砂(制)100g	干姜 100g
荜茇 100g	胡椒 100g		

【性状】本品为灰色至黄灰色粉末；气微香，味辛辣、微咸。

【功能与主治】温中健胃。用于胃寒，消化不良引起的胃胀呕吐，泻泄。

【用法用量】水煎服。一次 1～2g，一日 1 次。

【规格】每袋装 20g、30g。

【贮藏】密闭，防潮。

六味光明盐胶囊 Liuwei Guangmingyan Jiaonang

【处方】

石榴子 100g	光明盐(制)100g	紫硇砂(制)100g	干姜 100g
荜茇 100g	胡椒 100g		

【性状】本品为硬胶囊，内容物为灰色粉末；气微香，味辛辣、微咸。

【功能与主治】温中健胃。用于胃寒，消化不良引起的胃胀呕吐，泻泄。

【用法用量】一次 3～4 粒，一日 1～3 次或遵医嘱。

【规格】每粒装 0.25g。

【贮藏】密闭，防潮。

六味牦牛血丸 Liuwei Maoniuxue Wan

【处方】

牦牛血 100g	安息香 50g	丁香 50g	诃子(去核)50g
熊胆粉 2.5g	人工麝香 0.8g		

【性状】本品为褐色水丸；气清香，味辛、微涩。

【功能与主治】清热散结，止痛，愈"培根"。用于食管癌，"培根"病，血病，扁桃体炎，肺脏疾患，肩痛。

【用法用量】一次 5 丸，一日 2～3 次。

【规格】每丸重 0.15g。

【贮藏】密闭，置阴凉干燥处。

五味灰药散 Wuwei Huiyao San

本品为由高原毛茛、草玉梅、鹫粪等药味加工制成的散剂。

【性状】本品为灰黑色粉末；气微，味辛。

【功能与主治】消痞，破瘤。用于肿瘤。

【用法用量】一次 1 袋，一日 2～3 次或遵医嘱。

【规格】每袋装 3g。

【贮藏】密闭，防潮。

石榴白药丸 Shiliu Baiyao Wan

【处方】

石榴子 150g	硇砂 20g	石灰 100g	光明盐 25g
干姜 70g	紫硇砂 20g	诃子(去核)130g	荜茇 40g

黑胡椒 40g

【性状】本品为灰棕色水丸；微苦，味酸、咸、辛辣。

【功能与主治】祛寒健胃，消痞散结。用于消化不良，腹胀，慢性呕吐，嗳气，身体虚弱。

【用法用量】嚼碎吞服。一次 4～5 丸，一日 2 次。

【规格】每丸重 0.5g。

【贮藏】密闭，置阴凉干燥处。

石榴冬葵丸 Shiliu Dongkui Wan

【处方】

石榴子 300g　桂皮 100g　豆蔻 60g　荜茇 80g

红花 200g　冬葵果 240g

【性状】本品为棕黄色水丸；味酸、甘。

【功能与主治】消食，利湿。用于消化不良，食欲不振，身重气喘，面及脚浮肿，小便不利等。

【用法用量】嚼碎吞服。一次 1～2g，一日 1～2 次或遵医嘱。

【规格】每丸重 0.35g、0.5g、1g。

【贮藏】密闭，置阴凉干燥处。

石榴绫伞丸 Shiliu Lingsan Wan

【处方】

石榴子 100g　甘青青兰 100g　寒水石(制)50g　丁香 50g

诃子(去核)50g　芫荽果 50g

【性状】本品为黄棕色水丸；气芳香，味涩、辣。

【功能与主治】助消化。用于一切寒热胃病，食积不化等。

【用法用量】一次 1g，一日 3 次。

【规格】每丸重 1g。

【贮藏】密闭，置阴凉干燥处。

石榴绫伞胶囊　Shiliu Lingsan Jiaonang

【处方】
石榴子 100g　甘青青兰 100g　寒水石(制)50g　丁香 50g
诃子(去核)50g　芫荽果 50g
【性状】本品为硬胶囊，内容物为绿黄色粉末；气芳香，味涩、辣。
【功能与主治】助消化。用于一切寒性胃病，食积不化等。
【用法用量】一次 3～4 粒，一日 2～3 次或遵医嘱。
【规格】每粒装 0.25g。
【贮藏】密闭，防潮。

石榴绫伞散　Shiliu Lingsan San

【处方】
石榴子 100g　甘青青兰 100g　寒水石(制)50g　丁香 50g
诃子(去核)50g　芫荽果 50g
【性状】本品为绿黄色至黄褐色的粉末；气芳香，味涩、辣。
【功能与主治】助消化。用于一切寒热胃病，食积不化等。
【用法用量】一次 1g，一日 2 次。
【规格】每袋装 1g、2g。
【贮藏】密闭，防潮。

四味干姜丸　Siwei Ganjiang Wan

【处方】
干姜 185g　阿魏 15g　紫硇砂(制)150g　土木香 150g
【性状】本品为灰褐色水丸；有大蒜样气，味辛，微苦、咸。
【功能与主治】止痛，平喘。用于胁肋疼痛，嗳气，面部浮肿。
【用法用量】嚼碎糖水送服。一次 2～3 丸，一日 2～3 次。
【规格】每丸重 0.5g。
【贮藏】密闭，置阴凉干燥处。

四味藏菖蒲散 Siwei Zangchangpu San

本品为由藏菖蒲、木香、干姜等药味加工制成的散剂。

【性状】本品为灰色粉末；味苦。

【功能与主治】温补消肿，顺气。用于消化不良，吐逆，消肿，痔疮。

【用法用量】一次1袋，一日2～3次或遵医嘱。

【规格】每袋装3g。

【贮藏】密闭，防潮。

白甘露丸 Baiganlu Wan

【处方】

石灰(制)130g　石榴子250g　干姜100g　紫硇砂50g

沙棘膏100g　荜茇60g

【性状】本品为灰白色水丸；味酸、辣。

【功能与主治】消痞。用于胃肠寒性痞块，长期消化不良，嗳气频作，呕吐时腹痛。

【用法用量】嚼碎吞服。一次1～3g，一日1～3次。

【规格】每丸重0.3g、0.5g、1g。

【贮藏】密闭，置阴凉干燥处。

达丽舟巴丸 Dali Zhouba Wan

【处方】

烈香杜鹃30g　胡椒15g　肉桂15g　豆蔻15g

高良姜15g　荜茇5g

【性状】本品为红色水丸；味酸、苦、涩。

【功能与主治】杀虫，消肿，顺气。用于水肿，肺病，腹泻呕吐，肠虫病。

【用法用量】温开水服用或泡服。一次1～2丸，一日1～2次。

【规格】每丸重1g。

【贮藏】密闭，置阴凉干燥处。

达丽杰巴丸　Dali Jieba Wan

【处方】

烈香杜鹃 250g	石灰华 150g	红花 130g	丁香 40g
荜茇 50g	肉桂 100g	绿绒蒿 120g	石榴子 150g

【性状】本品为黄褐色水丸；味苦、辛、涩。

【功能与主治】利水消肿。用于浮肿病，齿龈、眼球及皮肤苍白，气喘咳嗽，尿闭，厌食，水土不服等。

【用法用量】一次 0.9～1.5g，一日 2～3 次。

【规格】每丸重 0.3g、0.5g。

【贮藏】密闭，置阴凉干燥处。

达丽杰巴散　Dali Jieba San

【处方】

杜鹃花 250g	石灰华 150g	红花 130g	丁香 40g
荜茇 50g	肉桂 100g	绿绒蒿 120g	石榴子 150g

【性状】本品为黄褐色粉末；味苦、辛、涩。

【功能与主治】利水消肿。用于浮肿病，齿龈、眼球及皮肤苍白，气喘咳嗽，尿闭，厌食，水土不服等。

【用法用量】一次 1～2g，一日 2～3 次。

【规格】每袋装 1g。

【贮藏】密闭，置阴凉干燥处。

达丽居松散　Dali Jusong San

【处方】

乳白香青 50g	木棉花 30g	烈香杜鹃(煅)150g	肉豆蔻 50g
水芒硝(炒)20g	石斛 30g	酥油 20g	藏糖 20g
豆蔻 50g	草果 50g	铁线莲 50g	

【性状】本品为棕黄色粉末；气微，味辛、甘。

【功能与主治】除湿祛寒。用于腹腔积水，四肢水肿等。

【用法用量】一次 1～2g，一日 2 次。

【规格】每袋装 2g。

【贮藏】密闭，置阴凉干燥处。

尖嚓西汤散 Jianca Xi Tangsan

【处方】

紫硇砂 40g	干姜 40g	诃子(去核)40g	荜茇 40g

【性状】本品为浅黄色粉末；气微香，味苦、辣、涩。

【功能与主治】温补，消食。用于寒性疾病，积食不化，药物中毒症等。

【用法用量】用温开水送服。一次 2g，一日 3 次。

【规格】每瓶装 30g。

【贮藏】密封，置阴凉干燥处。

当玛曲珍丸 Dangma Quzhen Wan

【处方】

石榴子 50g	肉桂 50g	豆蔻 50g	荜茇 50g
海金沙 50g	螃蟹(制)50g	芫荽果 30g	冬葵果 50g
余甘子(去核)330g			

【性状】本品为黑黄色粉末；味辛、酸、微苦。

【功能与主治】消肿，润肺，利尿。用于肝脏疾病引起的腹水、水肿。

【用法用量】一次 1～2 丸，一日 2～3 次。

【规格】每丸重 1g。

【贮藏】密封，置阴凉处。

仲查杰巴散 Zhongcha Jieba San

【处方】

牦牛心血 15g	诃子(去核)15g	人工麝香 0.05g	熊胆粉 0.25g
红花 15g	荜茇 15g	穆库尔没药 10g	胡椒 10g

【性状】本品为浅黄色粉末；气微香，味苦、涩。

【功能与主治】温中化痰，散瘀破结。用于“培根”症，胃溃疡，食道痞瘤等。

【用法用量】一次 1～2 袋，一日 2～3 次。

【规格】每袋装 1g。

【贮藏】密闭，置阴凉干燥处。

芫荽余甘汤散 Yansui Yugan Tangsan

【处方】

芫荽果 200g　　余甘子(去核)300g

【性状】本品为灰黄色粉末；味苦、酸。

【功能与主治】引水消肿。用于水肿，干渴，发烧。

【用法用量】水煎服。一次 1 袋，一日 1～2 次。

【规格】每袋装 5g。

【贮藏】密闭，置阴凉干燥处。

坚君阿瓦丸 Jianjun Awa Wan

【处方】

巴豆(制)10g　　寒水石(制)30g　　诃子(去核)20g　　大黄 10g

光明盐 10g

【性状】本品为浅黄色粉末；味涩、微苦。

【功能与主治】消炎利胆，泻下祛积。用于治疗急性胆囊炎、胆管炎。

【用法用量】一次 3～10 丸，一日 1 次。

【规格】每丸重 0.3g。

【贮藏】密封，置阴凉干燥处。

希德西阿散 Xide Xi'a San

【处方】

干姜 50g　　木香 50g　　藏菖蒲 50g　　丁香 50g

【性状】本品为浅黄色粉末；气微香，味苦、涩。

【功能与主治】温补消肿，顺气。用于消化不良，吐逆，消肿，痔疮等。

【用法用量】温开水送服。一次 2g，一日 3 次。

【规格】每瓶装 30g。

【贮藏】密封，置阴凉干燥处。

灼泰杰巴散 Zhuotai Jieba San

【处方】

贝齿粉 50g	宽筋藤 40g	短尾铁线莲 35g	草玉梅 30g
沙棘膏 40g	麦奴 40g	高原毛茛 40g	荨麻 30g

【性状】本品为浅绿色的粉末；气微腥，味苦。

【功能与主治】散寒消食，破瘀消积。用于腹部有痞块及肝包虫，肿瘤等。

【用法用量】温开水送服。一次 1～3g，一日 1～3 次或遵医嘱。

【规格】每袋装 15g。

【贮藏】密闭，置阴凉干燥处。

沉香利水丸 Chenxiang Lishui Wan

【处方】

沉香 100g	肉豆蔻 40g	枣 60g	石灰华 120g
乳香(制)60g	木香 80g	诃子(去核)200g	木棉花 60g
金礞石 70g	螃蟹(制)70g	短穗兔耳草 80g	冬葵果 80g

【性状】本品为棕黄色水丸；味酸、涩、微麻。

【功能与主治】强心，利尿。用于心脏病引起的面部、眼睑、脚背浮肿，疲乏无力，胸胁刺痛，心慌气短，睡眠不实，尿少等。

【用法用量】嚼碎吞服。一次 2～3 丸，一日 2～3 次。

【规格】每丸重 0.5g。

【贮藏】密闭，置阴凉干燥处。

沉香利水散 Chenxiang Lishui San

【处方】

沉香 100g	肉豆蔻 40g	枣 60g	石灰华 120g
乳香(制)60g	木香 80g	诃子(去核)200g	木棉花 60g

金礞石 70g　　螃蟹(制)70g　　短穗兔耳草 80g　　冬葵果 80g

【性状】本品为棕黄色粉末；味酸、涩、微麻。

【功能与主治】强心，利尿。用于心脏病引起的面部、眼睑、脚背浮肿，疲乏无力，胸肋刺痛，心慌气短，睡眠不实，尿少等。

【用法用量】温开水送服。一次 1g，一日 2～3 次。

【规格】每袋装 30g。

【贮藏】密闭，置阴凉干燥处。

君西赤塔散　Junxi Chita San

【处方】

光明盐 20g　　硼砂(制)20g　　寒水石(制)100g　　诃子(去核)40g

荜茇 20g　　榜嘎 10g

【性状】本品为黄色粉末；气微香，味苦、涩。

【功能与主治】解毒，温补，散瘤，消食。用于积食不化，胃寒，呕吐等。

【用法用量】温开水送服。一次 2g，一日 3 次。

【规格】每瓶装 30g。

【贮藏】密封，置阴凉干燥处。

阿瓦德谢散　Awa Dexie San

【处方】

海带 100g　　硇砂(制)10g　　光明盐(制)10g　　紫硇砂 10g

石灰华 10g　　西红花 5g　　丁香 10g　　肉豆蔻 10g

豆蔻 10g　　草果 10g　　干姜 80g　　桂皮 8g

【性状】本品为黄褐色粉末；气微香，味苦、咸。

【功能与主治】软坚消肿，活血止痛。适用于甲状腺功能障碍，甲状腺肿大，甲状腺功能低下所致的口干舌燥、心情烦躁、四肢麻木等。

【用法用量】温开水送服。一次 2g，一日 3 次。

【规格】每瓶装 30g。

【贮藏】密封，防潮。

＊帕朱胶囊 Pazhu Jiaonang

【处方】

肉桂 25g	石榴子 41g	胡椒 13g	干姜 22g
红花 31g	豆蔻 13g	诃子(去核)47g	光明盐 9g
荜茇 13g	木香 25g	北寒水石(酒制)63g	

【性状】本品为胶囊剂，内容物为棕灰色的粉末；气微，味辛、酸。

【功能与主治】健胃散寒，除痰，破痞瘤，养荣强壮。用于剑突痰病，胃痞瘤，木布病引起的消化不良，胃胀，胃烧泛酸，胃肝不适。

【用法用量】口服。一次 3 粒，一日 1 次。

【规格】每粒装 0.3g(相当于饮片 0.3g)。

【贮藏】密封。

果哲居顿散 Guozhe Judun San

【处方】

鹫粪(煅)200g	藏木香 200g	短穗兔耳草 50g	绢毛菊 100g
小叶杜鹃 100g	天竺黄 100g	西红花 50g	丁香 70g
甘草 100g	龙胆花 100g	诃子(去核)100g	木香 100g
葡萄 100g	紫檀香 100g	石榴子 100g	绿绒蒿 100g
荜茇 100g			

【性状】本品为黄褐色粉末；味苦、涩。

【功能与主治】消食，止痛，化瘤。用于“培根”病，食道病，胃病。

【用法用量】一次 1～3 袋，一日 1～2 次。

【规格】每袋装 1g。

【贮藏】密闭，防潮。

恰年日布丸 Qianian Ribu Wan

本品为由肉豆蔻、石灰华、红花等药味加工制成的丸剂。

【性状】本品为黄棕色水丸；气香，味苦。

【功能与主治】利水，消肿。用于陈旧性疾病引起的腹水，心神不宁，心慌气短等。

【用法用量】嚼碎吞服。一次 2～3 丸，一日 1～2 次或遵医嘱。

【规格】每丸重 0.5g。

【贮藏】密闭，防潮。

倩等苟交丸 Qiandeng Goujiao Wan

【处方】

石榴子 50g	肉桂 50g	草豆蔻 50g	荜茇 50g
螃蟹(制)50g	甘草 50g	余甘子(去核)70g	冬葵果 50g
甘青青兰 90g			

【性状】本品为棕黑色水丸；味苦、微涩。

【功能与主治】消肿，干黄水。用于浮肿，水肿，黄水病。

【用法用量】嚼碎吞服。一次 3～4 丸，一日 1～2 次或遵医嘱。

【规格】每丸重 0.35g。

【贮藏】密闭，防潮。

益寿红药丸 Yishou Hongyao Wan

【处方】

诃子(去核)100g	铁棒锤(制)25g	荜茇 25g

【性状】本品为红色的水丸；气微香，味微苦。

【功能与主治】止痛，消炎，抗肿瘤。用于各类疼痛、肿瘤。

【用法用量】嚼服或研碎后用温开水送服。一次 1～2 丸，一日 1～3 次。

【规格】每丸重 0.35g。

【贮藏】密封。

消瘤散 Xiaoliu San

本品为由擦色、黑帆、寒水石等药味加工制成的散剂。

【性状】本品为灰色粉末；气微香，味涩。

【功能与主治】破瘤，消痞。用于肿瘤疾病。

【用法用量】一次 3g，一日 2～3 次或遵医嘱。

【规格】每袋装 3g。

【贮藏】密闭，防潮。

崭皎达赛散 Zhanjiao Dasai San

【处方】

红花 50g	波棱瓜子 30g	木香 50g	渣驯膏 30g
诃子(去核)50g	洪连 20g	石榴子 50g	黑冰片 30g
巴夏嘎 50g	黄花紫堇 50g		

【性状】本品为黄色粉末；气微香，味苦、涩。

【功能与主治】清热解毒，止痛，散瘤。用于子宫肌瘤，肝包虫，脾脏肿大，包块，下肢水肿，血瘤，热瘤等。

【用法用量】温开水送服。一次 2g，一日 3 次。

【规格】每瓶装 30g。

【贮藏】密封，置阴凉干燥处。

斯卡杂扎丸 Sika Zazha Wan

本品为由余甘子、石榴子、肉桂等药味加工制成的丸剂。

【性状】本品为深褐色水丸；气微，味微苦。

【功能与主治】利尿，消肿。用于热性水肿，尿路结石。

【用法用量】嚼碎吞服。一次 2～3 丸，一日 2 次或遵医嘱。

【规格】每丸重 0.5g。

【贮藏】密闭，防潮。

然那杰巴丸 Ranna Jieba Wan

本品为由土木香、悬钩木、宽筋藤等药味加工制成的丸剂。

【性状】本品为深褐色水丸；气微香，味微涩、苦。

【功能与主治】利尿，消肿。用于腹水，水肿，小便不利等。

【用法用量】嚼碎吞服。一次 4～5 丸，一日 2～3 次或遵医嘱。

【规格】每丸重 0.3g。

【贮藏】密闭，防潮。

幕其吉曼胶囊 Muqi Jiman Jiaonang

本品为由石灰、红花、肉豆蔻等药味加工制成的胶囊剂。

【性状】本品为硬胶囊，内容物灰色粉末；味酸、苦。

【功能与主治】消炎，除痞。适用于食道炎，返流性食道炎，食道肿瘤，胃炎等。

【用法用量】一次 3～4 粒，一日 2～3 次或遵医嘱。

【规格】每粒装 0.25g。

【贮藏】密闭，防潮。

赛皎仁庆崭皎散 Saijiao Renqing Zhanjiao San

【处方】

水牛角 5g	鬣羚角 5g	鹿茸 10g	羚羊角 7.5g
西红花 7.5g	人工牛黄 3.5g	三七 25g	熊胆粉 10g
人工麝香 5g	黄芩 15g	黄芪 25g	栀子 10g
大黄 12.5g	丹参 10g	人参 15g	甘草 25g
枸杞子 15g	石灰华 1g	红花 1g	丁香 1g
肉豆蔻 1g	豆蔻 1g	草果 1g	檀香 7.5g
蒲公英 5g	小伞虎耳草 2.5g	元胡 2.5g	黄连 5g
石榴子 15g	冬虫夏草 2.5g	佐太 2.5g	亚大黄 2.5g

【性状】本品为浅黄色粉末；气微香，味苦、涩。

【功能与主治】清热解毒，止痛，散瘤。用于各种肿瘤等。

【用法用量】温开水送服。一次 2g，一日 3 次。

【规格】每瓶装 30g。

【贮藏】密封，置阴凉干燥处。

德协其居胶囊 Dexie Qiju Jiaonang

【处方】

石灰华(制)32.2g	丁香 16.1g	绿绒蒿 16.1g	红花 16.1g
石榴子 16.1g	肉桂 16.1g	余甘子(去核)16.1g	螃蟹(制)16.1g
冬葵果 16.1g	海金沙 6.3g	荜茇 16.1g	葡萄 16.1g

甘青青兰 16.1g　　甘草 16.1g　　铁粉(制)16.1g　　田螺(制)6.3g

【性状】本品硬胶囊，内容物为深棕色粉末；气芳香，味微苦。

【功能与主治】利尿，消肿。用于腹水，水肿，小便不利等。

【用法用量】一次 3～4 粒，一日 1～2 次或遵医嘱。

【规格】每粒装 0.25g。

【贮藏】密闭，防潮。

德孜阿觉散 Dezi Ajue San

【处方】

寒水石(制)100g　　甘青青兰 25g　　土木香 50g　　诃子(去核)75g

余甘子(去核)75g

【性状】本品为灰色粉末；气微香，味甘、苦、涩。

【功能与主治】散寒健胃。用于消化不良，食欲不振，寒性腹泻等。

【用法用量】空腹温开水送服，一般隔 1～3 天服 1g。

【规格】每袋装 15g。

【贮藏】密闭，置阴凉干燥处。

第三章

热病用药

二十九味羌活丸 Ershijiuwei Qianghuo Wan

【处方】

羌活 40g	黑冰片 100g	铁棒锤(制)20g	铁棒锤(叶)20g
结血蒿膏 100g	北豆根 100g	小伞虎耳草 100g	波棱瓜子 100g
降香 100g	人工牛黄 40g	天竺黄 100g	红花 100g
力嘎都 100g	少花延胡索 100g	渣驯膏 100g	角茴香 100g
榜嘎 100g	人工麝香 20g	安息香 100g	棘豆 100g
沉香 100g	牦牛心血 100g	藏菖蒲 40g	硫黄(制)40g
熏倒牛 100g	丁香 100g	多刺绿绒蒿 100g	打箭菊 100g
铁棒锤幼苗(制)20g			

【性状】本品为浅灰褐色水丸；气微香，味苦。

【功能与主治】清热消炎，镇痛杀疠。用于瘟疠疾病，痢疾，白喉，疫黄，痘疹，炭疽等。

【用法用量】一次 1～2 丸，一日 2 次。

【规格】每丸重 0.5g。

【贮藏】密闭，置阴凉干燥处。

二十九味羌活散 Ershijiuwei Qianghuo San

【处方】

羌活 10g	铁棒锤(制)5g	铁棒锤幼苗(制)5g	铁棒锤(叶)5g
黑冰片 25g	结血蒿膏 25g	北豆根 25g	打箭菊 25g
降香 25g	人工牛黄 10g	天竺黄 25g	红花 25g
力嘎都 25g	少花延胡索 25g	渣驯膏 25g	角茴香 25g
榜嘎 25g	人工麝香 5g	安息香 25g	棘豆 25g
沉香 25g	牦牛心血 25g	硫黄 10g	藏菖蒲 10g
多刺绿绒蒿 25g	熏倒牛 25g	丁香 25g	波棱瓜子 25g
小伞虎耳草 25g			

【性状】本品为浅灰褐色粉末；气微香，味苦。

【功能与主治】清热消炎，镇痛杀疠。用于瘟疠疾病，痢疾，白喉，疫黄，痘疹，炭疽等。

【用法用量】用宽筋藤汤或热水送服。一次 1～2g，一日 2 次。

【规格】每袋装 1g、1.5g、2g、15g、20g。

【贮藏】密闭，置阴凉干燥处。

二十五味木香丸　Ershiwuwei Muxiang Wan

【处方】

木香 150g	土木香 100g	马钱子(制)55g	丁香 65g
洪连 95g	肉豆蔻 65g	藏茴香 55g	丛菔 55g
檀香 35g	紫檀香 90g	麻黄 45g	珀嘎 50g
甘草 60g	悬钩木 45g	诃子(去核)80g	藏茜草 75g
紫草茸 75g	甘青青兰 75g	藏紫草 75g	生等膏 55g
巴夏嘎 85g	干姜 45g	木棉花 55g	石灰华(制)70g
余甘子(去核)100g			

【性状】本品为灰褐色至棕褐色水丸；味苦、微涩。

【功能与主治】清热凉血。用于高血压。

【用法用量】嚼碎吞服。一次 3～4 丸，一日 2～3 次。

【规格】每丸重 0.35g。

【贮藏】密闭，防潮。

二十五味龙胆花丸　Ershiwuwei Longdanhua Wan

【处方】

白花龙胆 150g	檀香 50g	降香 50g	沉香 50g
宽筋藤 50g	木通 50g	悬钩木 50g	诃子(去核)50g
巴夏嘎 50g	角茴香 50g	红花 50g	甘草 50g
高山辣根菜 50g	秦艽 50g	榜嘎 50g	紫堇 50g
黄连 50g	乌奴龙胆 50g	毛诃子(去核)50g	矮紫堇 50g
瓦韦 50g	肉果草 50g	余甘子(去核)50g	洪连 50g
印度獐牙菜 50g			

【性状】本品为黑色水丸；味苦、涩。

【功能与主治】清热解毒，润喉。用于伤散热，骚热，瘟热，毒热，流感，喑哑等。

【用法用量】一次 2～3 丸，一日 1～2 次。

【规格】每丸重 0.5g。

【贮藏】密闭，防潮。

二十五味冰片丸 Ershiwuwei Bingpian Wan

【处方】

冰片 50g	肉豆蔻 25g	豆蔻 25g	草果 25g
天竺黄 25g	红花 25g	丁香 25g	沉香 5g
檀香 9g	降香 65g	绿绒蒿 65g	木棉花 19.5g
印度獐牙菜 6g	香旱芹 9g	木香 7.5g	藏木通 5g
肉桂 5g	螺厣 6.5g	石斛 7.5g	甘松 8g
石花 14g	花苜蓿 5g	毛诃子(去核)10g	诃子(去核)9g
余甘子(去核)10g			

【性状】本品为棕红色水丸；气微香，味涩。

【功能与主治】清热解毒，疗疮疡。用于脏腑，皮肤，肌肉，骨，脉热病，扩散伤热，波动热，瘟热，毒热，新旧热病，痛风，痹病，疮病丹毒，内痈脓血。

【用法用量】一次 1～2 丸，一日 2 次。

【规格】每丸重 1g。

【贮藏】密闭，防潮。

二十五味冰片散 Ershiwuwei Bingpian San

【处方】

冰片 50g	肉豆蔻 25g	豆蔻 25g	草果 25g
天竺黄 25g	红花 25g	丁香 25g	沉香 5g
檀香 9g	降香 65g	绿绒蒿 65g	木棉花 19.5g
印度獐牙菜 6g	香旱芹 9g	木香 7.5g	藏木通 5g
肉桂 5g	螺厣 6.5g	石斛 7.5g	甘松 8g
石花 14g	花苜蓿 5g	毛诃子(去核)10g	诃子(去核)9g
余甘子(去核)10g			

【性状】本品为棕红色粉末；气微香，味涩。

【功能与主治】清热解毒，疗疮疡。用于脏腑，皮肤，肌肉，骨，脉热病，扩散伤热，波动热，瘟热，毒热，新旧热病，痛风，痹病，疮病丹毒，内痈脓血。

【用法用量】温开水送服。一次 1～3g，一日 1～3 次。

【规格】每袋(瓶)装 1g、2g、3g、15g、16g、20g、30g。

【贮藏】密闭，防潮。

十二加味翼首丸 Shi'erjiawei Yishou Wan

【处方】

翼首草 100g　榜嘎 60g　角茴香 60g　石灰华 80g
红花 70g　檀香 70g　安息香 40g　莪大夏 50g
渣驯膏 50g　寒水石(制)100g　藏紫草 100g　藏木香 80g
巴夏嘎 80g　甘草 80g　余甘子(去核)120g　木香 60g
人工牛黄 5g　人工麝香 5g

【性状】本品为棕黑色水丸；味甜、苦、辛。

【功能与主治】清热，解毒。用于流感，发烧，气管炎，咳嗽，鼻塞，鼻痛，结膜炎等。

【用法用量】嚼碎吞服。一次 4～5 丸，一日 2～3 次。

【规格】每丸重 0.3g。

【贮藏】密闭，置阴凉干燥处。

十二味奇效汤丸 Shi'erwei Qixiao Tangwan

【处方】

藏木香 25g　宽筋藤 25g　诃子(去核)25g　悬钩木 50g
榜嘎 15g　秦艽花 15g　余甘子(去核)25g　洪连 15g
丛菔 15g　山柰 3g　毛诃子(去核)25g　翼首草 15g

【性状】本品为灰黄色水丸；气微香，味微苦、涩。

【功能与主治】清热杀疠。用于热症，瘟症，流感，咳嗽等。

【用法用量】打碎水煎服。一次 3 丸，一日 2～3 次。

【规格】每丸重 0.5g。

【贮藏】密闭，置阴凉干燥处。

十二味奇效汤散 Shi'erwei Qixiao Tangsan

【处方】

藏木香 25g　宽筋藤 25g　诃子(去核)25g　悬钩木 50g
榜嘎 15g　秦艽花 15g　余甘子(去核)25g　洪连 15g

丛菔 15g	山柰 3g	毛诃子(去核)25g	翼首草 15g

【性状】本品为灰黄色粗粉；气微香，味微苦、涩。

【功能与主治】清热杀疠。用于热症，瘟症，流感，咳嗽等。

【用法用量】水煎服。一次 1.6g，一日 2～3 次。

【规格】每袋装 2g、20g。

【贮藏】密闭，置阴凉干燥处。

*十二味翼首散 Shi'erwei Yishou San

【处方】

翼首草 100g	榜嘎 75g	节裂角茴香 75g	天竺黄 75g
红花 60g	檀香 50g	安息香 25g	莪大夏 50g
铁棒锤叶 40g	五灵脂膏 50g	牛黄 0.5g	人工麝香 0.5g

【性状】本品为灰棕色的粉末；气香，味苦，有麻舌感。

【功能与主治】清热解毒，防疫。用于瘟疫，流行性感冒，乙型脑炎，痢疾，热病发烧等病症。

【用法用量】口服。一次 1g，一日 2 次。

【规格】每 1g 相当于饮片 1g。

【贮藏】密封。

十三味诃子汤丸 Shisanwei Hezi Tangwan

【处方】

诃子(去核)300g	宽筋藤 200g	紫草茸 90g	人工麝香 10g
茜草 90g	安息香 20g	紫草 80g	翼首草 100g
硼砂(制)90g	悬钩木 90g	牛尾蒿 100g	山矾叶 80g
棘豆 100g			

【性状】本品为棕黄色水丸；气微香，味微苦。

【功能与主治】清热解毒。用于“年忍”引起的关节疼痛，恶寒，口苦，头痛。

【用法用量】打碎水煎服。一次 1～2 丸，一日 3 次。

【规格】每丸重 1g。

【贮藏】密闭，置阴凉干燥处。

十三味渣鹏丸 Shisanwei Zhapeng Wan

【处方】

渣驯膏 23g	力嘎都 14g	铁棒锤(制)50g	红花 6g
木香 10g	豆蔻 9g	藏菖蒲 9g	甘青青兰 9g
榜嘎 20g	诃子(去核)50g	黑冰片 6g	熊胆粉 5g
人工麝香 3g			

【性状】本品为深灰色水丸；气香，味微苦。

【功能与主治】凉血利胆，消炎止痛。用于六腑血和“赤巴”，霍乱，痢疾等肠胃传染病。

【用法用量】嚼碎吞服。一次 0.7～2g，一日 2 次。

【规格】每丸重 0.35g、0.5g。

【贮藏】密闭，置阴凉干燥处。

十四味英雄丸 Shisiwei Yingxiong Wan

【处方】

铁棒锤幼苗 300g	人工牛黄 30g	藏菖蒲 90g	人工麝香 2g
安息香 20g	角茴香 90g	天竺黄 100g	红花 50g
榜嘎 200g	渣驯膏 200g	辣豆 200g	螃蟹甲 50g
翼首草 100g	檀香 100g		

【性状】本品为灰褐色水丸；气微香，味苦、涩。

【功能与主治】清热解毒。用于流感，发烧，头痛。

【用法用量】嚼碎吞服。一次 3～4 丸，一日 1～2 次。

【规格】每丸重 0.3g。

【贮藏】密闭，置阴凉干燥处。

十味血热汤丸 Shiwei Xuere Tangwan

【处方】

诃子(去核)175g	藏紫草 100g	毛诃子(去核)75g	紫草茸 75g
宽筋藤 200g	藏木香 150g	藏茜草 75g	悬钩木 300g

干姜 50g　　　　　余甘子(去核)150g

【性状】本品为紫红色水丸；气微香，味苦。

【功能与主治】清热降压。用于血热症，瘟疠引起的高烧，胸肋疼痛，头眩口干，巩膜充血，音哑等。

【用法用量】打碎水煎服。一次 5 丸，一日 2 次。

【规格】每丸重 1g。

【贮藏】密闭，置阴凉干燥处。

十味血热汤散　Shiwei Xuere Tangsan

【处方】

诃子(去核)175g	藏紫草 100g	毛诃子(去核)75g	紫草茸 75g
宽筋藤 200g	藏木香 150g	藏茜草 75g	悬钩木 300g
干姜 50g	余甘子(去核)150g		

【性状】本品为紫红色的粗粉；气微香，味苦。

【功能与主治】清热降压。用于血热症，瘟疠引起的高烧，胸肋疼痛，头眩口干，巩膜充血，音哑等。

【用法用量】水煎服。一次 2～5g，一日 2～3 次。

【规格】每袋装 15g。

【贮藏】密闭，置阴凉干燥处。

十味红汤散　Shiwei Hong Tangsan

【处方】

诃子(去核)35g	藏紫草 20g	毛诃子(去核)15g	紫草茸 15g
宽筋藤 40g	藏木香 30g	余甘子(去核)30g	茜草 15g
悬钩木 60g	山柰 10g		

【性状】本品为紫黄色粉末；气微香，味苦。

【功能与主治】清热降压。用于血热症，瘟疫引起的高烧，胸胁痛疼，头眩口干，巩膜充血，音哑等。

【用法用量】水煎服。一次 3g，一日 2 次。

【规格】每袋装 20g。

【贮藏】密闭，置干燥处。

十味猛鹏丸　Shiwei Mengpeng Wan

【处方】

诃子(去核)400g	藏菖蒲 200g	铁棒锤(制)400g	乳香 100g
生等膏 100g	木香 100g	人工麝香 50g	决明子 100g
黄葵子 100g	安息香 100g		

【性状】本品为浅黄棕色至黄棕色水丸；气香，味苦、微辣。

【功能与主治】祛风湿，抑菌。用于关节肿痛，白喉，炭疽和麻风等。

【用法用量】嚼碎吞服。一次 0.9～1.4g，一日 2～3 次。

【规格】每丸重 0.3g、0.35g。

【贮藏】密闭，置阴凉干燥处。

七味土茯苓汤散　Qiwei Tufuling Tangsan

【处方】

土茯苓 100g	金银花 100g	诃子(去核)80g	川楝子 80g
栀子 80g	黄连 150g	瞿麦 150g	

【性状】本品为浅黄色粉末；气微香，味涩、苦。

【功能与主治】清血热，止痛。用于血热引起的头痛，鼻子红肿，咽喉肿痛，经血过多。

【用法用量】水煎服。一次 1.5～3g，一日 1～2 次。

【规格】每袋装 20g。

【贮藏】密闭，置干燥处。

七味马钱子丸　Qiwei Maqianzi Wan

【处方】

马钱子(制)40g	诃子(去核)125g	红花 75g	木香 75g
天竺黄 100g	乳香 50g	沉香 50g	

【性状】本品为褐色水丸；味苦、甜、涩。

【功能与主治】清热，舒气，活血。用于坏血上壅引起的疾病，胸腔气阻，扩散伤热。

【用法用量】研碎温开水送服或泡服。一次 0.5～1.5g，一日 2～3 次。

【规格】每丸重 0.25g、0.3g、0.5g、1g。

【贮藏】密闭，置阴凉干燥处。

七味马钱子散　Qiwei Maqianzi San

【处方】

马钱子(制)40g	诃子(去核)125g	红花 75g	木香 75g
天竺黄 100g	乳香 50g	沉香 50g	

【性状】本品为褐色粉末；味苦、甜、涩。

【功能与主治】清热，舒气，活血。用于坏血上壅引起的疾病，胸腔气阻，扩散伤热。

【用法用量】温开水送服。一次 1～2g，一日 1～2 次。

【规格】每袋(瓶)装 15g、20g。

【贮藏】密闭，置阴凉干燥处。

七味冰片散　Qiwei Bingpian San

【处方】

冰片 50g	檀香 50g	人工牛黄 50g	红花 50g
石灰华 50g	短穗兔耳草 50g	川西獐牙菜 50g	

【性状】本品为淡黄色粉末；气香，味苦。

【功能与主治】止痛，清热。用于背痛，混合热。

【用法用量】温开水送服。一次 1.5～3g，一日 1～2 次。

【规格】每袋装 20g。

【贮藏】密闭，置阴凉干燥处。

七味红花清脉热丸　Qiwei Honghua Qingmaire Wan

【处方】

红花 100g	红景天 50g	石灰华(制)100g	矮紫堇 50g
甘草 60g	熊胆粉 1g	人工牛黄 100g	

【性状】本品为淡黄色至黄色水丸；气微香，味微苦。

【功能与主治】清热凉血。治脉热病。

【用法用量】嚼碎吞服。一次 1～2g，一日 1～3 次或遵医嘱。

【规格】每丸重 0.35g、1g。

【贮藏】密闭，防潮。

七味宽筋藤汤丸 Qiwei Kuanjinteng Tangwan

【处方】

宽筋藤 30g	印度獐牙菜 25g	巴夏嘎 25g	力嘎都 25g
诃子(去核)25g	毛诃子(去核)25g	余甘子(去核)25g	

【性状】本品为黄绿色水丸；气微，味苦。

【功能与主治】清热解毒，透疹。用于痘疹，瘟疠病等。

【用法用量】打碎水煎服。一次 3 丸，一日 2 次。

【规格】每丸重 1g。

【贮藏】密闭，置阴凉干燥处。

七味宽筋藤汤散 Qiwei Kuanjinteng Tangsan

【处方】

宽筋藤 30g	印度獐牙菜 25g	巴夏嘎 25g	力嘎都 25g
诃子(去核)25g	毛诃子(去核)25g	余甘子(去核)25g	

【性状】本品为黄绿色粗粉；气微，味苦。

【功能与主治】清热解毒，透疹。用于痘疹，瘟疠病等。

【用法用量】水煎服。一次 1～5g，一日 1～3 次或遵医嘱。

【规格】每袋(瓶)装 3g、5g、20g、30g。

【贮藏】密封，置阴凉干燥处。

* 七味螃蟹甲丸 Qiwei Pangxiejia Wan

【处方】

螃蟹甲 52.8g	诃子 35.2g	石灰华 52.8g	甘草 25.6g
丛菔 52.8g	檀香 21.2g	丁香 10.5g	

【性状】本品为棕黄色水丸；气微，味甜、涩。

【功能与主治】清热解毒，消炎止咳。用于感冒咳嗽，气管炎，音哑。

【用法用量】口服。一次 10 丸，一日 2 次。

【规格】每 10 丸重 2.5g。

【贮藏】密闭，置阴凉干燥处。

七珍三红汤丸 Qizhen Sanhong Tangwan

【处方】

藏紫草 100g	紫草茸 75g	毛诃子(去核)75g	宽筋藤 200g
悬钩木 300g	茜草 75g	诃子(去核)175g	干姜 50g
藏木香 150g	余甘子(去核)150g		

【性状】本品为茜色水丸；气微香，味苦。

【功能与主治】清血热，降血压。用于高血压，血热引起的头痛背疼、目赤、口干喑哑、发烧及经闭。

【用法用量】打碎水煎服。一次 4～5 丸，一日 3 次。

【规格】每丸重 1g。

【贮藏】密闭，置阴凉干燥处。

七珍汤丸 Qizhen Tangwan

【处方】

藏木香 70g	悬钩木 225g	宽筋藤 125g	干姜 50g
诃子(去核)90g	毛诃子(去核)50g	余甘子(去核)100g	

【性状】本品为浅黄色水丸；气微香，味微涩、苦。

【功能与主治】解表散寒。用于血、“隆”等三邪紊乱，风寒感冒，热病初起，恶性发热、关节疼痛。

【用法用量】打碎水煎服。一次 3 丸，一日 2 次。

【规格】每丸重 1g。

【贮藏】密闭，置阴凉干燥处。

七珍汤散 Qizhen Tangsan

【处方】

藏木香 70g　悬钩木 225g　宽筋藤 125g　干姜 50g
诃子(去核)90g　毛诃子(去核)50g　余甘子(去核)100g

【性状】本品为浅黄色至暗黄色粗粉；气微香，味微涩、苦。

【功能与主治】解表散寒。用于血、“隆”等三邪紊乱，风寒感冒，热病初起，恶性发热，关节疼痛。

【用法用量】水煎服。一次 3g，一日 1～2 次。

【规格】每袋(瓶)装 3g、5g、16g、20g、30g、45g。

【贮藏】密闭，防潮。

九味藏紫菀花丸 Jiuwei Zangziwanhua Wan

【处方】

藏紫菀花 800g　马蔺子 400g　粗糙紫堇 400g　亚大黄 400g
安息香 300g　肉豆蔻 300g　诃子(去核)400g　大黄 400g
丁香 300g

【性状】本品为棕褐色水丸；气微香，味微苦、涩。

【功能与主治】清热解毒。用于瘟疫症寒性“隆”病，“黄水”病。

【用法用量】嚼碎吞服。一次 2～3 丸，一日 3～4 次。

【规格】每丸重 0.5g。

【贮藏】密闭，防潮。

九味檀香丸 Jiuwei Tanxiang Wan

【处方】

檀香 125g　降香 125g　丁香 50g　甘草 100g
石灰华 200g　红花 120g　高山辣根菜 200g　力嘎都 150g
葡萄 70g

【性状】本品为棕色水丸；具檀香香气，味甘。

【功能与主治】清热消炎。用于肺炎或肺脓疡。

【用法用量】嚼碎吞服。一次 3～4 丸，一日 3 次。

【规格】每丸重 0.25g。

【贮藏】密闭，防潮。

＊三十五味沉香丸 Sanshiwuwei Chenxiang Wan

【处方】

沉香 50g	香樟 40g	白沉香 30g	檀香 35g
降香 60g	天竺黄 50g	红花 50g	丁香 20g
肉豆蔻 17.5g	豆蔻 15g	诃子(去核)50g	草果 15g
广枣 35g	木香 50g	毛诃子(去核)40g	铁棒锤 30g
藏木香 40g	悬钩木 75	宽筋藤 50g	山柰 25g
木棉花 30g	马钱子 25g	乳香 25g	安息香 20g
巴夏嘎 40g	小伞虎耳草 40g	多刺绿绒蒿 50g	兔耳草 40g
打箭菊 50g	矮垂头菊 75g	丛菔 75g	石榴子 50g
野牛心 15g	人工麝香 0.5g	余甘子(去核)50g	

【性状】本品为红棕色水丸；气芳香，味甘、苦。

【功能与主治】清瘟热，祛风，益肺，利痹。用于疠、热、“隆”相搏引起的疾病，热病初起，肺痼疾，肺铁布症，咳嗽气逆，痹证，心隆证，疑难的气血上壅等。

【用法用量】口服。一次 12～16 丸(3～4g)，一日 2 次。

【规格】每丸重 0.25g。

【贮藏】密闭，置阴凉干燥处。

广益丸 Guangyi Wan

【处方】

马尿泡 200g	酸藤果 100g	穆库尔没药 60g	棘豆 100g
铁棒锤(制)80g	姜黄 100g	紫铆子 100g	硇砂 40g
藏菖蒲 120g	诃子(去核)200g	人工麝香 2g	

【性状】本品为棕褐色水丸；气微，味微苦、辛。

【功能与主治】消炎止痛。用于咽喉炎，白喉，发烧，舌及牙龈肿大，颈淋巴结肿大。

【用法用量】一次 1～1.5g，一日 2～3 次。

【规格】每丸重 0.3g、0.35g、0.5g。

【贮藏】密闭，置阴凉干燥处。

五味马钱子汤丸 Wuwei Maqianzi Tangwan

【处方】

马钱子(制)50g　土木香 150g　宽筋藤 120g　悬钩木 200g
山柰 50g

【性状】本品为灰白色水丸；气微，味苦、涩。

【功能与主治】开胸，解郁行气，止痛。用于“查隆”病引起的胸胁疼痛，肩背胀痛，胸闷气短等。

【用法用量】打碎水煎服。一次 1～2 丸，一日 1～2 次。

【规格】每丸重 1g。

【贮藏】密闭，置阴凉干燥处。

五味马钱子汤散 Wuwei Maqianzi Tangsan

【处方】

马钱子(制)50g　藏木香 150g　宽筋藤 120g　悬钩木 200g
山柰 50g

【性状】本品为灰白色粗粉；气微，味苦、涩。

【功能与主治】开胸，解郁行气，止痛。用于“查隆”病引起的胸胁疼痛，肩背胀痛，胸闷气短等。

【用法用量】水煎服。一次 1～2g，一日 1～2 次。

【规格】每袋装 20g。

【贮藏】密闭，防潮。

五味地哇丸 Wuwei Diwa Wan

【处方】

少花延胡索 100g　翼首草 100g　角茴香 100g　藏紫菀 100g
诃子肉 500g　悬钩木 100g

【性状】本品为棕色水丸；味微苦、涩。

【功能与主治】清热解毒。用于传染病，麻疹，感冒，头痛等。
【用法用量】嚼碎吞服。一次 2 丸，一日 3 次。
【规格】每丸重 1g。
【贮藏】密闭，置阴凉干燥处。

五味润僵汤丸 Wuwei Runjiang Tangwan

【处方】
宽筋藤 200g　河子(去核)200g　毛诃子(去核)200g　印度獐牙菜 200g
余甘子(去核)200g
【性状】本品为黄色水丸；气微，味咸、苦。
【功能与主治】清热凉血。用于血热证，心热证等。
【用法用量】打碎水煎服。一次 2 丸，一日 2 次。
【规格】每丸重 1g。
【贮藏】密闭，置阴凉干燥处。

五味润僵汤散 Wuwei Runjiang Tangsan

【处方】
宽筋藤 200g　诃子(去核)200g　毛诃子(去核)200g　印度獐牙菜 200g
余甘子(去核)200g
【性状】本品为黄色粗粉；气微，味咸、苦。
【功能与主治】清热凉血。用于血热证、心热证等。
【用法用量】水煎服。一次 2g，一日 2 次。
【规格】每袋(瓶)装 2g、3g、20g、22g、30g。
【贮藏】密闭，置阴凉干燥处。

日木果德赛布祛散 Rimu Guode Saibuqu San

【处方】
诃子(去核)20g　草乌(制)20g　人工麝香 1g　人工牛黄 20g
阿魏 20g　京墨 20g　藏菖蒲 20g　硫黄(制)20g
没药 20g　紫沉香 20g　檀香 20g　甘松 20g

冰片 1g	刺柏子 20g

【性状】本品为浅黄色粉末；气微香，味苦、涩。

【功能与主治】清热解毒，消炎。用于预防肺结核、肺炎、乙肝等传染病。

【用法用量】外用熏。一次 2g，一日 3 次。

【规格】每瓶装 30g。

【贮藏】密封，置阴凉干燥处。

日豆根塞胶囊 Ridou Gensai Jiaonang

【处方】

土茯苓 8g	金银花 2.4g	白花刺参 4g	蒲公英 6.4g
诃子 2.4g	木香 2.4g	水菖蒲 2.4g	儿茶 0.8g
朱砂 0.4g	西红花 0.2g	人工麝香 0.2g	熊胆粉 0.2g
人工牛黄 0.4g	白草 200g	山羊血 2.4g	黄芪 50g

【性状】本品为胶囊剂，内容物为黄绿色粉末；味甘、微酸。

【功能与主治】清热解毒，抗菌消炎。用于急慢性肾盂肾炎，膀胱炎，尿路感染，梅毒，淋病等。

【用法用量】温开水送服。一次 6 粒，一日 3 次。

【规格】每粒装 0.3g。

【贮藏】密封，置阴凉干燥处。

牛黄清感丸 Niuhuang Qinggan Wan

【处方】

翼首草 750g	榜嘎 296g	角茴香 312g	天竺黄 500g
红花 500g	檀香 500g	穆库尔没药 750g	棘豆 750g
铁棒锤(制)210g	渣驯膏 250g	天然牛黄 14g	人工牛黄 365g
人工麝香 14g	螃蟹甲 394g	高山辣根菜 500g	甘草 415g
诃子(去核)750g	丁香 385g	土木香 318g	力嘎都 394g
洪连 321g	柴胡 321g	板蓝根 321g	黄铜灰 94g

【性状】本品为棕褐色水丸；气微香，味苦。

【功能与主治】清热，解毒，消炎。用于感冒引起的发烧，头痛，流鼻涕等。

【用法用量】一次 3g，一日 1～2 次。

【规格】每袋装 2g。

【贮藏】密闭，置阴凉干燥处。

仁乃居松汤散 Rennai Jusong Tangsan

【处方】

诃子(去核)50g	毛诃子(去核)50g	余甘子(去核)50g	藏木香 25g
宽筋藤 25g	悬钩木 25g	干姜 15g	洪连 20g
印度獐牙菜 5g	榜嘎 25g	水柏枝 15g	巴夏嘎 10g
甘青虎耳草 5g			

【性状】本品为黄色粗粉；气微，味苦。

【功能与主治】清热解毒。用于热病，瘟疠病等。

【用法用量】水煎服。一次 2～4g，一日 1～2 次或遵医嘱。

【规格】每袋装 15g。

【贮藏】密闭，置阴凉干燥处。

仁君华沃皎杰散 Renjun Huawo Jiaojie San

【处方】

铁棒锤(制)50g	诃子(去核)75g	角茴香 50g	黄堇 25g
金腰草 25g	渣驯膏 25g	印度獐牙菜 20g	榊豆 15g
穆库尔没药 15g	熏倒牛 15g	红花 10g	洪连 15g
甘青青兰 25g	人工牛黄 15g	人工麝香 0.1g	藏菖蒲 15g
藏木香 15g	干姜 15g		

【性状】本品为灰色粉末；气微，味苦。

【功能与主治】清热止痛，解毒。用于瘟疠疾病，流行感冒引起的发烧，肺部疼痛，肺炎，咽喉肿痛的治疗。

【用法用量】温开水送服。一次 1～2g，一日 1～2 次或遵医嘱。

【规格】每袋装 15g。

【贮藏】密闭，置阴凉干燥处。

甘露灵丸　Ganluling Wan

【处方】

诃子(去核)150g	力嗄都 50g	印度獐牙菜 100g	角茴香 100g
多刺绿绒蒿 80g	打箭菊 50g	金腰草 100g	止泻木子 50g
榜嘎 100g	藏木通 80g	叉分蓼 100g	渣驯膏 50g
少花延胡索 50g	铁棒锤(制)50g	波棱瓜子 40g	龙骨 40g
人工麝香 1g	黑冰片 80g		

【性状】本品为灰褐色至灰黑色水丸；味苦、酸。

【功能与主治】清热解毒。用于瘟疫病，头痛，胃寒，发烧，关节疼痛等。

【用法用量】一次 1～5 丸，一日 1～2 次。

【规格】每丸重 0.25g。

【贮藏】密闭，防潮。

四味獐牙菜汤散　Siwei Zhangyacai Tangsan

【处方】

印度獐牙菜 250g	洪连 250g	栀子 250g	瞿麦 250g

【性状】本品为灰黄色粉末；味苦。

【功能与主治】清“协日”，凉血，调糟归精。用于血热相搏，肝胆热，咽喉肿痛，口渴烦燥。

【用法用量】水煎服。一次 1～2g，一日 1～2 次。

【规格】每袋装 30g。

【贮藏】密闭，置干燥处。

四味藏木香汤散　Siwei Zangmuxiang Tangsan

【处方】

藏木香 100g	悬钩木 30g	宽筋藤 100g	干姜 25g

【性状】本品为浅黄色粗粉；气微，味苦。

【功能与主治】解表，发汗。用于瘟病初期，流感初期，恶寒头痛，关节酸痛，类风湿关节炎，发烧。

【用法用量】水煎服。一次 2～4g，一日 1～2 次。

【规格】每袋装 30g。

【贮藏】密闭，置阴凉干燥处。

*达斯玛保丸 Dasi Mabao Wan

【处方】

铁棒锤 18.7g	紫草茸 15g	镰形棘豆 18.7g	藏茜草 18.7g
兔耳草 18.7g	翼首草 30g	多刺绿绒蒿 18.7g	诃子 37.5g
金腰子 30g	木香 15g	藏木香 18.7g	榜嘎 30g
安息香 18.7g	止泻木子 11.23g	人工麝香 0.37g	

【性状】本品为红棕色的水丸；具特异香气，味苦。

【功能与主治】清热解毒，消炎杀疠。用于脑膜炎，流行性感冒，肺炎，咽炎，疮疡，各种瘟疠疾病。

【用法用量】口服。一次 4 丸，一日 1～2 次。

【规格】每丸重 0.3g。

【贮藏】密闭，置阴凉干燥处。

邦梓居尼散 Bangzi Juni San

【处方】

翼首草 20g	唐古特乌头 5g	角茴香 5g	石灰华 15g
红花 12g	檀香 10g	穆库尔没药 5g	棘豆 10g
草乌(制)8g	渣驯膏 6.4g	人工牛黄 10g	人工麝香 1g

【性状】本品为浅黄色粉末；气微香，味苦。

【功能与主治】清热解毒。用于感冒引起的咳嗽、咳痰、气管疼痛等。

【用法用量】温开水送服。一次 2g，一日 3 次。

【规格】每瓶装 30g。

【贮藏】密封，置阴凉干燥处。

华吾居御颗粒　Huawu Juyu Keli

本品为由铁棒锤幼苗、人工牛黄、人工麝香等药味加工制成的颗粒剂。

【性状】本品为棕色颗粒；气微，味甜。

【功能与主治】清热解毒。用于流行性感冒及瘟疫病。

【用法用量】一次 1 袋，一日 2～3 次或遵医嘱。

【规格】每袋装 3g。

【贮藏】密闭，防潮。

华吾顿巴丸　Huawu Dunba Wan

【处方】

棘豆 90g	铁棒锤(制)150g	诃子(去核)90g	茜草 60g
银朱 10g	穆库尔没药 60g	人工麝香 0.5g	

【性状】本品为红色水丸；气香，味酸、涩麻、微苦。

【功能与主治】清瘟解毒，消“粘”，止痛，散瘀，止痢。用于瘟疫盛热，脑炎，赤白痢疾，白喉，目黄，音哑，转筋。

【用法用量】研碎温开水送服或泡服。一次 9～13 丸，一日 1～2 次或遵医嘱。

【规格】每丸重 0.2g。

【贮藏】密闭，置阴凉干燥处。

防瘟九黑丸　Fangwen Jiuhei Wan

【处方】

阿魏 20g	穆库尔没药 20g	藏菖蒲 20g	铁棒锤(制)20g
雄黄 20g	人工牛黄 20g	独头蒜 20g	红花 20g
人工麝香 10g			

【性状】本品为黑色水丸；气芳香，味微苦。

【功能与主治】预防瘟病。

【用法用量】嚼碎吞服。一次 3～4 丸，一日 2 次或遵医嘱。

【规格】每丸重 0.35g。

【贮藏】密闭，防潮。

红本性散 Hongbenxing San

【处方】

白芥子 100g 铁棒锤(制)100g 人工麝香 5g 刺柏 50g
茜草 10g 驴血 5g 决明子 5g 黄葵子 5g
欧曲 5g

【性状】本品为红色粉末；味苦、麻。

【功能与主治】清热解毒。用于流感，瘟疫，白喉，炭疽等。

【用法用量】一次 1～2 袋，一日 1～2 次。

【规格】每袋装 1g。

【贮藏】密闭，防潮，置阴凉干燥处。

佐杰玉热散 Zuojie Yure San

本品为由人工牛黄、檀香、石灰华等药味加工制成的散剂。

【性状】本品为棕黑色粉末；味酸、苦。

【功能与主治】清热。用扩散热，紊乱热，瘟热等。

【用法用量】一次 1 袋，一日 2～3 次或遵医嘱。

【规格】每袋装 1.5g。

【贮藏】密封，置阴凉干燥处。

玛保顿汤散 Mabao Dun Tangsan

【处方】

红景天 60g 甘草 60g 力嘎都 60g 山矾叶 40g
藏茜草 40g 藏紫草 40g 紫草茸 40g

【性状】本品为紫红色粗粉；味涩。

【功能与主治】清肺热，祛痰止咳。用于肺热止咳，气短，痰中带血。

【用法用量】水煎服。一次 1～4g，一日 1～2 次。

【规格】每袋装 15g。

【贮藏】密闭，置阴凉干燥处。

羌汤尼阿散　Qiangtang Ni'a San

【处方】

宽筋藤 500g　诃子(去核)500g　波棱瓜子 250g　红花 500g
藏木香 250g　秦艽花 250g　余甘子(去核)500g　榜嘎 250g
洪连 250g　芫荽果 250g　毛诃子(去核)500g　角茴香 250g
藏紫菀 250g　骨碎补 250g　短尾铁线莲 250g　巴夏嘎 250g
渣驯膏 150g　石榴子 100g　印度獐牙菜 500g　豆蔻 100g
木瓜 100g

【性状】本品为棕色粉末；气微香，味涩、微苦。

【功能与主治】清热解毒，解表散寒。用于脏腑、肌肉、脉热病，扩散伤热、瘟热，风寒感冒，流行性感冒。

【用法用量】温开水送服。一次 2～4g，一日 1～3 次或遵医嘱。

【规格】每袋装 15g。

【贮藏】密闭，置阴凉干燥处。

君伦阿汤散　Junlun A Tangsan

【处方】

宽筋藤 8g　诃子(去核)10g　毛诃子(去核)8g　印度獐牙菜 6g
余甘子(去核)6g

【性状】本品为黄色粉末；气微，味咸、苦。

【功能与主治】清热凉血。用于陈旧性热，隐伏热，热性黄水病，痛风，痹病等。

【用法用量】水煎服。一次 1～4g，一日 1～3 次。

【规格】每袋装 15g。

【贮藏】密封，置阴凉干燥处。

南杰汤乃散　Nanjie Tangnai San

【处方】

藏茜草 30g　诃子(去核)60g　紫草茸 30g　藏紫草 30g
硼砂(制)30g　黑冰片 60g　棘豆 30g　宽筋藤 30g

山矾叶 30g　　　　　穆库尔没药 30g

【性状】本品为灰黑色粉末；味苦、涩。

【功能与主治】止痛清热。用于脑病，流感，肠绞痛。

【用法用量】温开水送服。一次 1～3g，一日 1～3 次或遵医嘱。

【规格】每袋装 15g。

【贮藏】密闭，置阴凉干燥处。

*流感丸　Liugan Wan

【处方】

诃子 150g	亚大黄 100g	木香 50g	獐牙菜 100g
藏木香 20g	垂头菊 130g	丁香 20g	镰形棘豆 80g
酸藤果 50g	酸藤果 50g	角茴香 100g	阿魏 8g
榜嘎 100g	大戟膏 50g	草乌 50g	安息香 60g
藏菖蒲 80g	龙骨 50g	人工麝香 1g	宽筋藤 100g
人工牛黄 1g	豆蔻 20g		

【性状】本品为棕色水丸；味辛、苦。

【功能与主治】清热解毒。用于流行性感冒，流清鼻涕，头痛咳嗽，周身酸痛，炎症发烧等。

【用法用量】口服。每丸重 0.2g；一次 5～10 丸，一日 2～3 次。

口服。每丸重 0.25g；一次 4～8 丸，一日 2～3 次。

【规格】每丸重 0.2g、0.25g。

【贮藏】密闭，置阴凉干燥处。

格古琼纳散　Gegu Qiongna San

【处方】

人工牛黄 100g	土牛黄 100g	绿绒蒿 100g	红花 200g
藏木通 100g	印度獐牙菜 100g	渣驯膏 200g	木香 100g
巴夏嘎 160g	藏菖蒲 100g	毛球莸 250g	没药 100g
诃子(去核)100g	人工麝香 10g	黑冰片 20g	草乌(制)100g
波棱瓜子(去皮)100g			

【性状】本品黑褐色粉末；味苦。

【功能与主治】消炎，清热。用于急性胆囊炎及各种“年仁”病的治疗。

【用法用量】一次 1～2g，一日 1～2 次。

【规格】每袋装 1g。

【贮藏】密闭，置阴凉干燥处。

徐当顿巴散 Xudang Dunba San

【处方】

酸藤果 10g	紫铆子 50g	荜茇 5g	人工麝香 3g
阿魏 30g	干姜 52g	石榴子 20g	毛球莸 50g

【性状】本品为黄色粉末；气微香，味苦、涩。

【功能与主治】清热解毒。用于咽喉痛，白喉，炭疽等。

【用法用量】温开水送服。一次 2g，一日 3 次。

【规格】每瓶装 30g。

【贮藏】密封，置阴凉干燥处。

润僵汤散 Runjiang Tangsan

【处方】

诃子(去核) 200g	毛诃子(去核)200g	余甘子(去核)200g	刺柏 50g
印度獐牙菜 200g	宽筋藤 200g	穆库尔没药 100g	

【性状】本品为黄色粗粉；气微香，味咸、苦。

【功能与主治】清热凉血。用于血热，心热等。

【用法用量】水煎服。一次 1 袋，一日 1～2 次。

【规格】每袋装 5g。

【贮藏】密闭，置阴凉干燥处。

诺布布兰丸 Nuobu Bulan Wan

【处方】

诃子(去核)50g	藏茜草 50g	紫草茸 50g	藏紫草 50g
硼砂(制)25g	黑冰片 30g	棘豆 20g	宽筋藤 35g

穆库尔没药 35g　　山矾叶 35g　　人工麝香 0.2g

【性状】本品为棕褐色水丸；味苦、涩。

【功能与主治】止痛，清热。用于脑病，流感，肠绞痛。

【用法用量】温开水嚼碎送服。一次 3～6 丸，一日 1～2 次或遵医嘱。

【规格】每丸重 0.25g。

【贮藏】密闭，置阴凉干燥处。

桑保舟皎散　Sangbao Zhoujiao San

【处方】

石灰华 20g　　红花 30g　　丁香 20g　　草果 20g

豆蔻 20g　　肉豆蔻 20g

【性状】本品为浅红色粉末；气微香，味苦、辣、涩。

【功能与主治】清热解毒。用于感冒引起的流涕、咽痛、痰多等。

【用法用量】温开水送服。一次 2g，一日 3 次。

【规格】每瓶装 30g。

【贮藏】密封，置阴凉干燥处。

曼塞庆茂散　Mansai Qingmao San

【处方】

檀香 21g　　人工牛黄 32g　　石灰华 32g　　红花 12g

渣驯膏 28g　　榜嘎 22g　　人工麝香 9g　　铁棒锤(制)11g

棘豆 19g　　草乌叶(制)11g　　草乌(制)38g　　宽叶羌活 74g

大狼毒(制)74g　　硫黄(制)3g　　穆库尔没药 16g

【性状】本品为黄色粉末；气微香，味苦、涩。

【功能与主治】清瘟热。用于流感，瘟疫，血病，“赤巴”病等。

【用法用量】温开水送服。一次 2g，一日 3 次。

【规格】每瓶装 30g。

【贮藏】密封，置阴凉干燥处。

曼阿斯觉散　Man'a Sijue San

【处方】

檀香 5g	紫檀香 5g	毛诃子(去核)10g	红花 10g
石灰华 3g	丁香 3g	肉豆蔻 2g	豆蔻 2g
草果 3g	人工牛黄 0.1g	蓝花绿绒蒿 1g	木香 2g
荜茇 1g	木鳖子(去皮)10g	诃子(去核)10g	沉香 2g
巴夏嘎 10g	印度獐牙菜 1g	止泻木子 1g	榜嘎 1g
石榴子 10g	寒水石(制)50g	余甘子(去核)10g	

【性状】本品为浅黄色粉末；气微香，味苦、涩。

【功能与主治】清热解毒。用于中毒症，“木布”症，热势亢盛的合并症，热性“培根”病，热病等。

【用法用量】温开水送服。一次 2g，一日 3 次。

【规格】每瓶装 30g。

【贮藏】密封，置阴凉干燥处。

* 清肺止咳丸　Qingfei Zhike Wan

【处方】

诃子(去核) 65g	毛诃子(去核) 40g	余甘子(去核) 50g	藏木香 40g
木香 25g	木香马兜铃 53g	天竺黄 50g	紫草茸 25g
藏茜草 40g	紫草 40g	高山辣根菜 50g	翼首草 50g
力嘎都 35g			

【性状】本品为紫红色水丸；气微，味微苦。

【功能与主治】清热止咳，利肺化痰。用于扩散伤热，陈旧波动热引起的肺病、感冒咳嗽、胸部疼痛、咯脓血。

【用法用量】口服。一次 4～5 丸，一日 3 次。

【规格】每丸重 0.25g。

【贮藏】密闭，置阴凉干燥处。

蒋芥居松散　Jiangjie Jusong San

【处方】

藏菖蒲 50g	诃子(去核)50g	石灰华 50g	人参 10g
乳香 30g	人工麝香 1g	翼首草 30g	龙胆花 20g
姜黄 20g	雄黄 5g	马尿泡 20g	

【性状】本品为黄色粉末；气微香，味苦。

【功能与主治】清热解毒。用于温热，咽喉痛，白喉，炭疽等。

【用法用量】温开水送服。一次 2g，一日 3 次。

【规格】每瓶装 30g。

【贮藏】密封，置阴凉干燥处。

森蒂八味石灰华丸　Sendi Bawei Shihuihua Wan

【处方】

石灰华 200g	红花 1130g	丁香 40g	木香 80g
檀香 80g	人工麝香 0.7g	穆库尔没药 30g	降香 100g

【性状】本品为灰红色水丸；味苦、涩。

【功能与主治】清热解毒，宣肺止咳。用于感冒引起的肺炎等。

【用法用量】一次 2～3 丸，一日 2～3 次。

【规格】每丸重 0.5g。

【贮藏】密闭，置阴凉干燥处。

窘伦阿汤散　Jionglun A Tangsan

【处方】

诃子(去核)200g	毛诃子(去核)200g	余甘子(去核)200g	宽筋藤 200g
印度獐牙菜 200g			

【性状】本品为浅黄色粉末；气微香，味苦、涩。

【功能与主治】清热解毒，凉血。用于血热证，心热证等。

【用法用量】水煎服。一次 2g，一日 3 次。

【规格】每袋装 30g。

【贮藏】密封，置阴凉干燥处。

智那尼格散　Zhina Nige San

【处方】

羌活 20g	草乌(制)20g	藏菖蒲 20g	人工麝香 5g
黑冰片 20g	山豆根 5g	小伞虎耳草 10g	檀香 10g
人工牛黄 10g	石灰华 10g	红花 10g	波棱瓜子 10g
熏倒牛 2g	紫沉香 10g	力嘎都 10g	牛尾蒿 10g
渣驯膏 20g	角茴香 10g	榜嘎 10g	乳香 10g
棘豆 20g	硫黄(制)5g	多刺绿绒蒿 10g	丁香 4g
牦牛血 2g	打箭菊 10g		

【性状】本品为黄色粉末；气微香，味苦、咸、涩。

【功能与主治】消炎，利胆。用于治疗急性胆囊炎，慢性胆囊炎等。

【用法用量】温开水送服。一次 2g，一日 3 次。

【规格】每瓶装 30g。

【贮藏】密封，置阴凉干燥处。

智桑舟散　Zhisang Zhou San

【处方】

天竺黄 100g	红花 100g	丁香 100g	肉豆蔻 100g
豆蔻 100g	草果 100g		

【性状】本品为棕红色粉末；气微，味苦。

【功能与主治】清热。用于风寒感冒引起的全身寒冷，厌食乏力。

【用法用量】温开水送服。一次 1～3g，一日 1～3 次或遵医嘱。

【规格】每袋装 15g。

【贮藏】密闭，置阴凉干燥处。

普那顿汤散　Puna Dun Tangsan

【处方】

牛尾蒿 60g	穆库尔没药 20g	紫草茸 20g	藏茜草 20g

棘豆 20g	黑冰片 10g	人工麝香 10g	

【性状】本品为褐色粉末；味苦、甘。

【功能与主治】清热解毒。用于肠炎及疫病引起的腹痛，上吐下泻。

【用法用量】水煎服。一次 1～4g，一日 1～3 次。

【规格】每袋装 15g。

【贮藏】密闭，置阴凉干燥处。

寒水石丸 Hanshuishi Wan

【处方】

诃子(去核)100g	荜茇 100g	硼砂(制)100g	榜嘎 100g
寒水石(制)50g	光明盐(制)100g	硫黄(制)50g	

【性状】本品为灰白色水丸；气微，味辛。

【功能与主治】温胃消食，消痞散结。用于消化不良，嗳气，呕吐。

【用法用量】嚼碎吞服。一次 2～3 丸，一日 1 次。

【规格】每丸重 1g。

【贮藏】密闭，置阴凉干燥处。

寒水石散 Hanshuishi San

【处方】

诃子(去核)100g	荜茇 100g	硼砂 100g	榜嘎 100g
寒水石(制)50g	光明盐 100g	硫黄(制)50g	

【性状】本品为白色粉末；气微，味辛。

【功能与主治】温胃消食，消痞散结。用于消化不良，嗳气，呕吐。

【用法用量】一次 2～3g，一日 1 次。

【规格】每包装 3g。

【贮藏】密闭，置阴凉干燥处。

感冒散 Ganmao San

【处方】

榜嘎 50g　柴胡 50g　翼首草 50g　力嘎都 50g

高山辣根菜 70g

【性状】本品为绿褐色粉末；气微香，味苦、涩。

【功能与主治】清热解毒。用于感冒引起的流涕、咽痛、痰多等。

【用法用量】温开水送服。一次 2g，一日 3 次。

【规格】每瓶装 30g。

【贮藏】密封，置阴凉干燥处。

赛宝达邓散 Saibao Dadeng San

【处方】

延胡索 50g　小檗皮 20g　黄芩 20g　洪连 10g

栀子 10g　姜黄 30g　草乌(制)5g　马尿泡 2g

【性状】本品为浅黄色粉末；气微香，味苦、辣、涩。

【功能与主治】消炎止痛，清肺止咳。用于治疗肺炎、咳嗽、咳痰等。

【用法用量】温开水送服。一次 2g，一日 3 次。

【规格】每瓶装 30g。

【贮藏】密封，置阴凉干燥处。

第四章

上体病用药

十二味丁香丸 Shi'erwei Dingxiang Wan

【处方】

海藻 40g	蛤壳 40g	海螵蛸 40g	昆布 40g
肉桂 40g	光明盐(制)40g	丁香 40g	草果 40g
红花 40g	干姜 20g	石斛 40g	诃子(去核)50g

【性状】本品为棕色至棕褐色水丸；气腥，味咸。

【功能与主治】消炎，散结，消瘤。用于甲状腺瘤，甲状腺结节，急慢性甲状腺炎，甲状腺机能亢进等症。

【用法用量】嚼服或研碎后用温开水送服。一次 6～7 丸，一日 2～3 次。

【规格】每丸重 0.35g。

【贮藏】密闭，置阴凉干燥处。

十二味香味散 Shi'erwei Xiangwei San

【处方】

山药 60g	红花 60g	丁香 40g	肉豆蔻 20g
草豆蔻 20g	草果 20g	酸藤果 20g	紫铆子 20g
冰片 20g	檀香 200g	紫檀香 200g	人工麝香 10g

【性状】本品为棕红色粉末；气特异，味苦。

【功能与主治】清热消炎，通窍。用于慢性鼻炎，“赫依协日”紊乱。

【用法用量】一次适量，每日 3～4 次鼻闻用之。

【规格】每袋装 20g。

【贮藏】密闭，置阴凉干燥处。

*十五味萝蒂明目丸 Shiwuwei Luodi Mingmu Wan

【处方】

萝蒂 200g	藏茴香 50g	寒水石(奶制)100g	石灰华 40g
甘草 50g	红花 40g	渣驯膏 50g	丁香 40g
绿绒蒿 50g	金钱白花蛇 30g	铁屑(诃子制)80g	诃子 50g
代赭石 100g	毛诃子 50g	余甘子(去核)50g	

【性状】本品为黑色水丸；有铁锈气，味苦。
【功能与主治】清肝，明目。用于早期白内障，结膜炎。
【用法用量】早晨服。每丸重 0.2g；一次 10～15 丸，一日 1 次。
早晨服。每丸重 0.25g；一次 8～12 丸，一日 1 次。
早晨服。每丸重 1g；一次 2～3 丸，一日 1 次。
【规格】每丸重 0.2g、0.25g、1g。
【贮藏】密闭，置阴凉干燥处。

* 十五味萝蒂明目片 Shiwuwei Luodi Mingmu Pian

【处方】

萝蒂 100g	藏茴香 25g	寒水石(奶制)50g	石灰华 20g
甘草 25g	红花 20g	驯膏 25g	丁香 20g
绿绒蒿 25g	诃子 25g	金钱白花蛇 15g	毛诃子 25g
代赭石 50g	铁屑(诃子制)40g	余甘子(去核)25g	

【性状】本品为黑褐色的片；有铁锈气，味微苦。
【功能与主治】清肝，明目。用于早期白内障，结膜炎。
【用法用量】口服。一次 4～6 片，一日 1 次，早晨服。
【规格】每片重 0.5g(相当于饮片 0.49g)。
【贮藏】密封。

十味密花角蒿散 Shiwei Mihua Jiaohao San

【处方】

密花角蒿籽 150g	萝卜 50g	阿魏 10g	干姜 50g
大蒜(炭)100g	人工麝香 10g	西红花 50g	硇砂 50g
木香 10g	孔雀尾羽(炭)100g		

【性状】本品为蓝黑色粉末；味微苦、辛。
【功能与主治】消炎，止痛。用于中耳炎，耳聋疼痛。
【用法用量】与适量酥油煎熬后滴入耳中。一次 1 袋，一日 2～3 次。
【规格】每袋装 1g。
【贮藏】密闭，防潮。

七味紫草茸汤散 Qiwei Zicaorong Tangsan

【处方】

紫草茸 180g　山矾叶 110g　洪连 110g　秦艽花 110g
熊胆粉 3.6g　人工麝香 3.6g

【性状】本品为棕灰色粗粉；味苦。

【功能与主治】解毒。用于口腔疾病。

【用法用量】水煎，加少许白糖漱口。一次 1 袋，一日 1～2 次或遵医嘱。

【规格】每袋装 3g。

【贮藏】密闭，防潮。

三味黑矾汤散 Sanwei Heifan Tangsan

【处方】

黑矾 250g　山矾叶 150g　诃子(去核)200g

【性状】本品为黑色粉末；味酸。

【功能与主治】消炎，去臭。用于口腔溃疡，牙龈红肿，出血，口臭。

【用法用量】水煎漱口。一次 3～5g，一日 1～3 次。

【规格】每袋装 3g、5g、15g、20g、50g。

【贮藏】密闭，防潮。

三味黑矾汤丸 Sanwei Heifan Tangwan

【处方】

黑矾 250g　山矾叶 150g　诃子(去核)200g

【性状】本品为黑色水丸；味酸。

【功能与主治】消炎，去臭。用于口腔溃疡，牙龈红肿，出血，口臭。

【用法用量】煎水漱口。一次 3～5 丸，用冷水约 400mL 浸泡 1～2 小时后，煎至约 200mL，漱口。一日 2 次。

【规格】每丸重 1g。

【贮藏】密闭，防潮。

五味角蒿油 Wuwei Jiaohao You

【处方】

角蒿 50g　藏萝卜 70g　大蒜 40g　木香 80g
人工麝香 1g

【性状】本品为清油状淡黄色透明液体；气微香。

【功能与主治】消炎，止痛。用于中耳炎，耳聋疼痛。

【用法用量】滴耳，用时摇匀。一次 1～2 滴，一日 2 次。

【规格】每瓶装 5mL。

【贮藏】密闭，置阴凉干燥处。

五味铁屑汤丸 Wuwei Tiexie Tangwan

【处方】

小檗皮 100g　诃子(去核)100g　毛诃子(去核)100g
铁屑(诃子制)200g　余甘子(去核)100g

【性状】本品为褐绿色水丸；气微，味酸、苦、涩。

【功能与主治】清热明目。用于眼干，迎风流泪，结膜炎，云翳。

【用法用量】打碎水煎服。一次 3～5 丸，一日 2～3 次。

【规格】每丸重 1g。

【贮藏】密闭，置阴凉干燥处，防潮。

五味铁屑汤散 Wuwei Tiexie Tangsan

【处方】

小檗皮 100g　诃子(去核)100g　毛诃子(去核)100g
铁屑(诃子制)200g　余甘子(去核)100g

【性状】本品为褐绿色粗粉；气微，味酸、苦、涩。

【功能与主治】清热明目。用于眼干，迎风流泪，结膜炎，云翳。

【用法用量】水煎服。一次 3～5g，一日 2～3 次。

【规格】每瓶装 500g。

【贮藏】密闭，置阴凉干燥处。

*六味明目丸 Liuwei Mingmu Wan

【处方】

小檗皮 111g　铁粉(制)111g　藏茴香 111g　诃子 56g
毛诃子 56g　余甘子 56g

【性状】本品为黑色的水丸；气微，味微酸、涩。

【功能与主治】藏医：调节查赤，清热消朦，养肝明目。用于查赤引起的目赤羞明、迎风流泪，视物模糊。

中医：清热泻火，平肝明目。用于肝火上炎所致的目赤肿痛、羞明流泪、视物不清。

【用法用量】嚼碎服用。一次 3 丸，一日 2 次。

【规格】每粒装 0.5g。

【贮藏】密封。

甘露生发液 Ganlu Shengfa Ye

本品为由余甘子、决明子、圆柏等药味加工制成的酒剂。

【性状】本品为棕黄色液体；气微，有酒精芳香味。

【功能与主治】活血，生发。用于各种脱发，斑秃。

【用法用量】外用。一日 2 次，一次喷适量于头部与患处适当按摩，或遵医嘱。

【规格】每瓶装 100mL。

【贮藏】密闭，防潮。

甲状腺丸 Jiazhuangxian Wan

【处方】

降香 100g　藏木香 70g　圆柏(木部)50g　硇砂(制)40g
紫硇砂(制)30g　光明盐(制)40g　羊淋巴结(制)60g　桂皮 50g
木香 40g　喜鹊肉(制)50g　诃子(去核)100g　肉豆蔻 20g
杜鹃花 50g　黑胡椒 40g　芫荽果 60g　藏菖蒲 40g
石榴子 40g　干姜 40g

【性状】本品为灰棕色水丸；味酸、涩。

【功能与主治】消肿。用于预防或治疗甲状腺肿大。

【用法用量】嚼碎吞服。一次 1～2 丸，一日 2～3 次。

【规格】每丸重 0.5g。

【贮藏】密闭，置阴凉干燥处。

本吉治血散 Benji Zhixue San

【处方】

密陀僧 100g	熊胆粉 10g	诃子(去核)100g	豌豆花 200g
西红花 20g	短穗兔耳草 100g		

【性状】本品为黄色粉末；气微，味苦。

【功能与主治】止血，散瘀。用于鼻衄等出血证。

【用法用量】一次 1 袋，一日 3 次。

【规格】每袋装 1g。

【贮藏】密闭，防潮。

吉合日倩木丸 Jiheri Qianmu Wan

本品为由铁屑、熊胆粉、渣驯膏等药味加工制成的丸剂。

【性状】本品为黑色水丸；气微，味苦、涩。

【功能与主治】清热解毒、止吐。用于白内障，结膜炎等各种眼病，“培根木布”病，咯血。

【用法用量】嚼碎吞服。一次 1 丸，一日 1～3 次或遵医嘱。

【规格】每丸重 1g。

【贮藏】密闭，防潮。

* 红龙镇痛片 Honglong Zhentong Pian

【处方】

龙骨 112g	红花 67g	印度獐牙菜 67g	金腰草 14g
铁棒锤 14g	川西小黄菊 67g	唐古特乌头 67g	熊胆粉 6.6g
泉华 13.5g	波棱瓜子 13.5g	马尿泡 13.5g	石花 13.5g
安息香 13g	短穗兔耳草 67g	珍珠母 35g	

【性状】本品为绿褐色的片；味苦、麻舌。

【功能与主治】醒脑开窍，通络止痛。用于瘀阻脑络所引起的偏头痛，血管神经性头痛。

【用法用量】口服。一次 3 片，一日 2 次。

【规格】每片重 0.3g。

【贮藏】密封。

果曼桑瓦阿皎散 Guoman Sangwa Ajiao San

【处方】

石韦 20g　花苜蓿 20g　木贼 20g　香旱芹 10g　棘豆 30g

【性状】本品为黄褐色粉末；气微香，味苦、涩。

【功能与主治】醒脑开窍，通经活络。用于改善脑供血不足，颅脑外伤引起的神经功能缺损，脑梗塞，脑出血恢复期，脑动脉硬化等。

【用法用量】温开水送服。一次 2g，一日 3 次。

【规格】每瓶装 30g。

【贮藏】密闭，置阴凉干燥处。

明目丸 Mingmu Wan

【处方】

诃子(去核)200g　毛诃子(去核)200g　余甘子(去核)200g　甘草 50g

藏茴香 50g　渣驯膏 50g　铁屑(诃子制)50g　红花 50g

【性状】本品为黑棕色水丸；气微，味甘、涩。

【功能与主治】清热明目。用于眼睛红肿，流泪，视力模糊。

【用法用量】嚼碎吞服。一次 6 丸，一日 1 次，早晨服。

【规格】每丸重 1g。

【贮藏】密闭，置阴凉干燥处。

明目强壮丸 Mingmu Qiangzhuang Wan

【处方】

茅膏菜 150g　手参 100g　诃子(去核)100g　红糖 100g

金钱白花蛇 1g　　寒水石(奶制)100g

【性状】本品为棕红色水丸；味甘、涩。

【功能与主治】明目，养荣强壮。用于气血亏虚，眼睛昏花，滋补。

【用法用量】嚼碎吞服。一次 1 丸，一日 2 次。

【规格】每丸重 1g。

【贮藏】密闭，置阴凉干燥处。

金刚消炎丸　Jingang Xiaoyan Wan

【处方】

酸藤果 100g	木香 120g	诃子(去核)200g	紫铆子 100g
天仙子 80g	巴夏嘎 150g	穆库尔没药 75g	人工麝香 1.2g
红花 150g	棘豆 100g		

【性状】本品为棕色水丸；气微香，味苦。

【功能与主治】消炎止痛。用于鼻炎，中耳炎，牙痛及沙眼。

【用法用量】嚼碎吞服，午饭前、睡觉前服用。一次 4～6 丸，一日 2 次。

【规格】每丸重 0.25g。

【贮藏】密闭，置阴凉干燥处。

*固本明目颗粒　Guben Mingmu Keli

【处方】

红花 364g	诃子 364g	塞北紫堇 121g	丁香 364g
冰片 9.7g	熊胆粉 9.7g		

辅料：蔗糖。

【性状】本品为黄色的颗粒；具冰片香气，味甜、微苦，具清凉感。

【功能与主治】藏医：调节赍气，明目。用于赍气引起的视物不明，目赤干涩。

中医：平肝健脾，化瘀明目。用于脾虚肝旺、瘀血阻络所引起的目赤干涩，白内障、视物模糊。

【用法用量】口服，一次 5g，一日 2～3 次。

【规格】每袋装 5g。

【贮藏】密封。

炯杰居松散　Jiongjie Jusong San

【处方】

羊舌 40g	石灰华 100g	诃子(去核)180g	安息香 60g
姜黄 80g	木香 70g	白花龙胆 120g	藏菖蒲 100g
砂生槐子 50g	马尿泡 70g	翼首草 130g	雄黄(制)40g

人工麝香 1.5g。

【性状】本品为灰黄色粉末；气香，味辣、苦。

【功能与主治】清热，消肿。用于舌头肿痛，白喉等。

【用法用量】一次 1～2g，一日 1～2 次。

【规格】每袋装 1g、20g。

【贮藏】密闭，置阴凉干燥处。

通窍散　Tongqiao San

【处方】

朱砂 50g	檀香 50g	紫檀香 50g	沉香 70g
丁香 30g	红花 100g	草果 40g	木香 50g
榜嘎 40g	豆蔻 40g	余甘子(去核)30g	芫荽果 50g
诃子(去核)40g	烟草 200g	毛诃子(去核)30g	甘松 100g
人工牛黄 1g	人工麝香 2g		

【性状】本品为红棕色粉末；气香，味苦、涩。

【功能与主治】通窍明目。用于"亚玛"病引起的鼻干涕多，鼻塞疼痛，嗅觉失灵，头和面颊痛，视物模糊等。

【用法用量】鼻烟剂。一次少量从鼻孔吸入，一日 10～15 次。

【规格】每袋装 2g、15g。

【贮藏】密闭，置阴凉干燥处。

*益肝活血明目丸　Yigan Huoxue Mingmu Wan

【处方】

北寒水石 111g	天竺黄 28g	红花 27.9g	丁香 28g
诃子 28g	毛诃子 28g	余甘子 28g	甘草 28g

木贼 28g　葛缕子 28g　金钱白花蛇 27.9g　绿绒蒿 28g
岩精膏 28g　铁粉(制)78g　文石 83g

【性状】本品为褐色的水丸；味微辛、涩。

【功能与主治】养肝益气，活血明目。用于肝阴不足，视物不清，视疲劳，青少年视力下降。

【用法用量】口服。一次 2 丸，一日 2 次。

【规格】每丸重 0.5g。

【贮藏】密封。

萨协尼阿丸　Saxie Ni'a Wan

【处方】

铁粉(制)5g　诃子(去核)3g　毛诃子(去核)3g　玛瑙(制)1g
绿松石(制)3g　石灰华 3g　红花 3g　丁香 1.5g
肉豆蔻 1g　豆蔻 1.5g　草果 2g　人工牛黄 2g
水牛角 0.1g　鹿茸 1g　檀香 2g　紫檀香 2g
蓝花绿绒蒿 3g　熊胆粉 0.2g　乌梢蛇(制)1g　珊瑚(制)0.5g
石榴子 2g　荜茇 1g　人工麝香 1.5g　珍珠(制)5g
木贼 3g　余甘子(去核)3g

【性状】本品为黄色水丸；气微香，味苦、涩。

【功能与主治】益肝，滋肾，明目。用于老年性白内障，陈旧性眼底病，视物昏花，迎风流泪。

【用法用量】温开水送服。一次 2 丸，一日 3 次。

【规格】每丸重 1g。

【贮藏】密封，置阴凉干燥处。

赛保御觉散　Saibao Yujue San

【处方】

红花 100g　西红花 5g　人工牛黄 10g　熊胆粉 5g
黄柏 100g

【性状】本品为黄棕色粉末；气微香，味苦。

【功能与主治】清肝明目。用于视力疲劳，眼干流泪，眼痒等各种眼睛疾病。

【用法用量】温开水送服。一次 1～2g，一日 1～3 次。

【规格】每瓶装 30g。

【贮藏】密闭，防潮，置阴凉干燥处。

第五章

脏腑病用药

二十二味铜灰丸 Ershi'erwei Tonghui Wan

【处方】

红铜灰(制)100g	铁粉(制)100g	乳香(制)60g	决明子 60g
黄葵子 60g	余甘子(去核)70g	冬葵果 70g	荜茇 70g
石灰华(制)70g	红花 80g	木香 70g	巴夏嘎 70g
诃子(去核)90g	人工牛黄 10g	绿绒蒿 80g	石榴子 70g
檀香 50g	油松节 50g	木棉花 80g	烈香杜鹃 90g
儿茶 50g	芫荽果 70g		

【性状】本品为灰褐色至黑色水丸；气微，味微涩。

【功能与主治】利肺除湿，干黄水，消肿。用于肺病，湿痹，类风湿性关节炎，黄水病，麻风病，水肿，浮肿等。

【用法用量】嚼碎吞服。一次 1 丸，一日 1～2 次。

【规格】每丸重 1g。

【贮藏】密闭，置阴凉干燥处。

* 二十八味槟榔丸 Ershibawei Binglang Wan

【处方】

槟榔 100g	蒲桃 40g	大托叶云实 40g	石榴子 80g
肉桂 40g	芒果核 40g	荜茇 30g	刀豆 50g
豆蔻 30g	金礞石 20g	干姜 50g	螃蟹 20g
诃子 100g	蒺藜 50g	菥蓂子 50g	姜黄 50g
波棱瓜子 20g	渣驯膏 50g	圆柏膏 60g	绿绒蒿 50g
巴夏嘎 50g	小檗皮 50g	冬葵 50g	甘青青兰 50g
紫草茸 50g	藏茜草 50g	山矾叶 50g	人工麝香 1g

【性状】本品为棕黄色水丸；味苦、微酸、涩。

【功能与主治】温肾，通淋。用于寒性腰髋关节痛及脓血尿，睾丸肿胀等。

【用法用量】一次 4～5 丸，一日 2～3 次。

【规格】每丸重 0.3g(相当于饮片 0.3g)。

【贮藏】密闭，置阴凉干燥处。

⁎二十九味能消散　Ershijiuwei Nengxiao San

【处方】

藏木香 25g	寒水石(煅)125g	诃子 75g	小米辣 25g
碱花 125g	肉豆蔻 25g	荜茇 25g	决明子 25g
白豆蔻 25g	骨碎补 25g	胡椒 25g	萝卜(炭)2g
草果 25g	光明盐 25g	阿魏 2g	硇砂 25g
山柰 25g	贝齿(炭)25g	大黄 100g	宽筋藤 13g
红花 25g	铁棒锤 15g	石灰(制)25g	鹫粪(炒)40g
黄葵子 25g	木香马兜铃 25g	紫硇砂 25g	乳香 25g
渣驯膏 25g			

【性状】本品为淡黄白色粉末；味辛、微咸。

【功能与主治】祛寒化痞，消食，调肝益肾。用于食积不化，胃肠肝区疼痛，肾病，肠病，中毒，肝病，子宫病，黄水散入脉道，胃肠痞病，胆痞病，风寒引起的痞瘤等。

【用法用量】口服。一次 3g，一日 2 次。

【规格】每袋装 30g。

【贮藏】密闭，防潮。

⁎二十五味松石丸　Ershiwuwei Songshi Wan

【处方】

松石 50g	珍珠 10g	人工麝香 0.25g	朱砂 20g
诃子肉 50g	余甘 50g	五灵脂膏 40g	石灰华 35g
檀香 40g	降香 40g	木香马兜铃 50g	鸭嘴花 50g
牛黄 5g	木香 60g	绿绒蒿 50g	船形乌头 40g
肉豆蔻 20g	丁香 25g	伞梗虎耳草 50g	木棉花 35g
天竺黄 35g	西红花 5g	毛诃子(去核)5g	珊瑚 40g
铁屑(诃子制)100g			

【性状】本品为黑色的水丸；气香，味苦、涩。

【功能与主治】清热解毒，疏肝利胆，化瘀。用于肝郁气滞，血瘀，肝中毒，肝痛，肝硬化，肝渗水及各种急、慢性肝炎和胆囊炎。

【用法用量】开水泡服。一次 1g，一日 1 次。

【规格】每丸重 0.25g、1g。

【贮藏】密封。

*二十五味竺黄散 Ershiwuwei Zhuhuang San

【处方】

天竺黄 100g	红花 25g	丁香 20g	肉豆蔻 20g
豆蔻 15g	草果 15g	甘草 50g	葡萄 25g
檀香 25g	降香 40g	木香马兜铃 25g	诃子 40g
毛诃子 40g	香旱芹 25g	余甘子(去核) 50g	木香 40g
丛菔 50g	力嘎都 40g	兔耳草 40g	卵瓣蚤缀 50g
肉果草 75g	沙棘膏 25g	角蒿 40g	牛尾蒿 25g
牛黄 7.5g			

【性状】本品为红棕色粉末；具木香特异香气，味酸、苦、微甜。

【功能与主治】解热消炎，止咳平喘，排脓。用于肺疼痛，肺脓疡，重感冒迁延不愈，胸胁热痛，久咳咯血等。主治胸腔的热症。

【用法用量】口服。一次 1.2g，一日 3 次。

【规格】每袋装 12g。

二十五味胆粉丸 Ershiwuwei Danfen Wan

【处方】

熊胆粉 20g	波棱瓜子 100g	止泻木子 120g	圆穗蓼 200g
榜嘎 250g	兔脑(制)60g	矮紫堇 200g	紫檀香 100g
石灰华(制)100g	人工牛黄 10g	红花 100g	草豆蔻 100g
藏木通 200g	渣驯膏 50g	铁棒锤幼苗 100g	人工麝香 10g
穆库尔没药 100g	叉分蓼 100g	紫草茸 100g	藏茜草 100g
展毛翠雀 100g	小檗皮 100g	热然 100g	砂生槐子 100g
诃子(去核)100g			

【性状】本品为黑色水丸；味苦。

【功能与主治】清热止泻。用于肠痛，肝病，胆热，热泻，瘟疫。

【用法用量】嚼碎吞服。一次 3～4 丸，一日 1～3 次。

【规格】每丸重 0.3g。

【贮藏】密闭，防潮。

*二十五味肺病胶囊　Ershiwuwei Feibing Jiaonang

【处方】

檀香 12.5g	悬钩木 24.9g	石灰华 16.6g	山柰 8.3g
红花 11.6g	葡萄 11.6g	印度獐牙菜 11.6g	甘草 24.9g
兔耳草 11.6g	沙棘膏 11.6g	塞北紫堇 11.6g	香旱芹 8.3g
榜嘎 11.6g	白花龙胆 12.5g	诃子 21.6g	肉果草 16.6g
毛诃子 13.3g	无茎芥 8.3g	甘肃蚤缀 12.5g	余甘子 16.6g
土木香 11.6g	力嘎都 10g	人工牛黄 0.2g	宽筋藤 16.6g
铁棒锤(根、叶)13.3g			

【性状】本品为硬胶囊，内容物为灰褐色的粉末；气微，味苦。

【功能与主治】清热消炎，宣肺化痰，止咳平喘。用于肺邪病引起的咳痰不止，呼吸急促，肺热，发烧，鼻塞，胸胁疼痛，咯血，倦怠等。

【用法用量】口服。一次 3 粒，一日 3 次。

【规格】每粒装 0.33g。

【贮藏】密封。

二十五味鹿角丸　Ershiwuwei Lujiao Wan

【处方】

水牛角(制)15g	羚羊角(制)15g	鹿角(制)20g	天竺黄 50g
红花 40g	丁香 20g	肉豆蔻 15g	豆蔻 15g
草果 15g	檀香 40g	降香 50g	木棉花 40g
木香 40g	乳香 25g	决明子 25g	黄葵子 25g
香旱芹 25g	诃子(去核)50g	毛诃子(去核)80g	沙棘膏 50g
绿绒蒿 60g	巴夏嘎 40g	力嘎都 70g	人工牛黄 5g
余甘子(去核)50g			

【性状】本品为红棕色水丸；味苦、涩、微酸。

【功能与主治】养肺，去腐，排脓。用于诸陈旧肺病，肺脓疡，咳嗽，气喘，咯脓血，肺结核，结核性胸膜炎等。

【用法用量】温开水服用或泡服。一次 0.9～3g，一日 1～3 次。

【规格】每丸重 0.3g、0.5g、1g。

【贮藏】密闭，置阴凉干燥处。

二十五味鹿角散 Ershiwuwei Lujiao San

【处方】

水牛角(制)15g	羚羊角(制)15g	鹿角(制)20g	天竺黄 50g
红花 40g	丁香 20g	肉豆蔻 15g	豆蔻 15g
草果 15g	檀香 40g	降香 50g	木棉花 40g
木香 40g	乳香 25g	决明子 25g	黄葵子 25g
香旱芹 25g	诃子(去核)50g	毛诃子(去核)80g	沙棘膏 50g
绿绒蒿 60g	巴夏嘎 40g	力嘎都 70g	人工牛黄 5g
余甘子(去核)50g			

【性状】本品为红棕色粉末；味苦、涩、微酸。

【功能与主治】养肺，去腐，排脓。用于诸陈旧肺病，肺脓疡，咳嗽，气喘，咯脓血，肺结核，结核性胸膜炎等。

【用法用量】温开水送服。一次 2g，一日 2 次。

【规格】每袋装 20g。

【贮藏】密闭，防潮。

* 二十五味绿绒蒿丸 Ershiwuwei Lüronghao Wan

【处方】

绿绒蒿 100g	天竺黄 50g	丁香 30g	肉桂 30g
木香 50g	藏木香 50g	沉香 40g	葡萄 30g
渣驯膏 40g	朱砂 20g	红花 70g	西红花 10g
熊胆 2g	麝香 0.5g	小伞虎耳草 80g	诃子 100g
巴夏嘎 70g	波棱瓜子 30g	荜茇 20g	余甘子 100g
干姜 30g	甘草 50g	寒水石(制)70g	甘青青兰 80g
牛黄 0.8g	木香马兜铃 50g		

【性状】本品为棕黄色水丸；气微香，味苦、涩。

【功能与主治】解毒，清肝热。用于中毒及“木布”降于胆腑，肝热、肝肿大、肝硬化、肝胃瘀血疼痛等新旧肝病。

【用法用量】口服。一次 8～10 丸，一日 2 次。

【规格】每丸重 0.25g。

【贮藏】密闭，置阴凉干燥处。

＊二十五味绿绒蒿胶囊　Ershiwuwei Lüronghao Jiaonang

【处方】

绿绒蒿 25g	天竺黄 12.5g	丁香 7.5g	肉桂 7.5g
木香 12.5g	藏木香 12.5g	沉香 10g	葡萄 7.5g
渣驯膏 10g	朱砂 5g	小伞虎耳草 20g	西红花 2.5g
熊胆粉 0.5g	人工麝香 0.2g	巴夏嘎 17.5g	余甘子 25g
波棱瓜子 7.5g	红花 17.5g	荜茇 5g	干姜 7.5g
甘草 12.5g	甘青青兰 20g	寒水石(制)17.5g	诃子 25g
人工牛黄 0.2g	木香马兜铃 12.5g		

【性状】本品为胶囊剂，内容物为灰褐色粉末：气腥，味微辛。

【功能与主治】解毒，清肝热。用于中毒及“木布”降于胆腑，肝热、肝肿大、肝硬化、肝胃瘀血疼痛等新旧肝病。

【用法用量】口服。一次 7～8 粒，一日 2 次。

【规格】每粒装 0.3g(相当于饮片 0.3g)。

【贮藏】密封。

＊二十味疏肝胶囊　Ershiwei Shugan Jiaonang

【处方】

红花 14g	诃子 17g	印度獐牙菜 28g	毛诃子 17g
余甘子 17g	洪连 14g	石榴 14g	水柏枝 14g
松石 7g	绿绒蒿 14g	西红花 3.5g	甘青乌头 21g
秦艽花 17g	赛北紫堇 14g	甘青青兰 21g	渣驯膏 14g
芫荽 14g	铜灰 5.5g	止泻木子 14g	波棱瓜子 20g

【性状】本品为硬胶囊，内容物为黄绿色的粉末；气香，味苦。

【功能与主治】清热利湿，疏肝理脾，化瘀散结。用于肝胆湿热，气滞血瘀所致的胁痛，脘胀；急慢性乙型肝炎见上述证候者。

【用法用量】口服。一次 2 粒，一日 1 次。下午四时空腹服用；与“四十二味疏肝胶囊”“十四味疏肝胶囊”“十三味疏肝胶囊”配合使用；32 天为一疗程。

【规格】每粒装 0.3g。

【贮藏】密封。

十一味牛黄丸　Shiyiwei Niuhuang Wan

【处方】

人工牛黄 200g	诃子(去核)100g	绿绒蒿 100g	甘青青兰 100g
人工麝香 5g	红花 200g	余甘子(去核)100g	木棉花 100g
紫檀香 100g	木香 100g	毛诃子(去核)100g	

【性状】本品为棕黄色水丸；气芳香，味微苦。

【功能与主治】清血化瘀。用于清肝脏瘀血和肝脏之热，肝包虫等。

【用法用量】嚼碎吞服。一次 3～4 丸，一日 2～3 次或遵医嘱。

【规格】每丸重 0.35g。

【贮藏】密闭，置阴凉干燥处。

十一味阿魏丸　Shiyiwei Awei Wan

【处方】

石榴子 300g	阿魏 25g	干姜 75g	紫硇砂(制)50g
沙棘膏 200g	肉豆蔻 50g	铁棒锤(制)25g	丁香 50g
桂皮 50g	大蒜(炭)50g	广枣 50g	

【性状】本品为黄绿色水丸；有特异臭味，味咸、辛。

【功能与主治】用于消化不良，肝功能衰退，"培根"和"隆"引起的心脏病。

【用法用量】嚼碎吞服。一次 2～3 丸，一日 2～3 次。

【规格】每丸重 0.5g。

【贮藏】密闭，置阴凉干燥处。

十一味阿魏胶囊　Shiyiwei Awei Jiaonang

【处方】

石榴子 300g	阿魏 25g	干姜 75g	紫硇砂(制)50g
沙棘膏 200g	肉豆蔻 50g	铁棒锤(制)25g	丁香 50g
桂皮 50g	大蒜(炭)50g	广枣 50g	

【性状】本品为硬胶囊，内容物为黄绿色粉末；有特异臭味，味咸、辛。

【功能与主治】用于消化不良，肝功能衰退，“培根”和“隆”引起的心脏病。

【用法用量】一次 3～4 粒，一日 1～2 次或遵医嘱。

【规格】每粒装 0.25g。

【贮藏】密闭，防潮。

*十一味金色丸 Shiyiwei Jinse Wan

【处方】

石榴子 40g	诃子(去核)75g	黑冰片 50g	渣驯膏 25g
波棱瓜子 20g	榜嘎 26g	角茴香 40g	酸藤果 35g
蔷薇花 100g	铁棒锤(制)20g	人工麝香 2.5g	

【性状】本品为黑灰色水丸；气微香，味苦。

【功能与主治】清热解毒，化瘀。用于血、胆落于胃肠，胆囊痞肿，巩膜黄染，消化不良，中毒症。对黑亚玛虫引起的头痛发烧、黄疸性肝病疗效最佳。

【用法用量】口服。一次 3～4 丸，一日 2 次。

【规格】每丸重 0.26g～0.28g。

【贮藏】密闭，置阴凉干燥处。

十二味石榴丸 Shi'erwei Shiliu Wan

【处方】

石榴子 15g	山柰 20g	荜茇 13.5g	肉豆蔻 10g
豆蔻 31g	草果 32.5g	肉桂 10g	红花 21g
黑种草子 5g	诃子(去核)10g	光明盐 8.5g	紫硇砂 10g

【性状】本品为灰棕黄色水丸；气微香，味微辣、苦、涩。

【功能与主治】温中散寒。用于“肠隆”，胃肠风寒引起的肠鸣腹胀、下泻等。

【用法用量】嚼碎吞服。一次 4 丸，一日 2 次。

【规格】每丸重 0.3g。

【贮藏】密闭，置阴凉干燥处。

十二味石榴散　Shi'erwei Shiliu San

【处方】

石榴子 15g	山柰 20g	荜茇 13.5g	肉豆蔻 10g
豆蔻 31g	草果 32.5g	肉桂 10g	红花 21g
黑种草子 5g	诃子(去核)10g	光明盐 8.5g	紫硇砂 10g

【性状】本品为灰棕黄色粉末；气微香，味微辣、苦、涩。

【功能与主治】温中散寒。用于"肠隆"，胃肠风寒引起的肠鸣腹胀、下泻等。

【用法用量】温开水送服。一次 1～1.5g，一日 2 次。

【规格】每袋装 2g。

【贮藏】密封，置阴凉干燥处。

十二味东嘎尔丸　Shi'erwei Dongga'er Wan

【处方】

石榴子 150g	肉桂 100g	豆蔻 75g	荜茇 80g
光明盐(制)50g	诃子(去核)200g	红花 100g	干姜 70g
木香 90g	肉豆蔻 65g	丁香 70g	蔷薇花 70g

【性状】本品为灰褐色水丸；气微香，味涩、辛。

【功能与主治】温胃消食，破积利胆。用于积食不化，寒性胆病，寒性"赤巴"病。

【用法用量】嚼碎吞服。一次 1～2 丸，一日 2～3 次。

【规格】每丸重 1g。

【贮藏】密封，置阴凉干燥处。

十七味沉香丸　Shiqiwei Chenxiang Wan

【处方】

沉香 100g	多刺绿绒蒿 100g	诃子(去核)150g	木香 80g
丁香 30g	毛诃子(去核)80g	余甘子(去核)100g	肉豆蔻 30g
广枣 50g	蛇床子 40g	刀豆(制)50g	安息香 40g
藜豆 40g	铁棒锤(制)40g	宽筋藤 70g	兔心 10g

打箭菊 100g

【性状】本品为黄棕色水丸；气香，味苦、微酸。

【功能与主治】补肾，安神。用于心悸失眠，神志紊乱，头昏耳鸣，腰背酸痛，颈项强直。

【用法用量】嚼碎吞服。一次 2～3 丸，一日 2～3 次。

【规格】每丸重 0.5g。

【贮藏】密闭，置阴凉干燥处。

十八味对治散 Shibawei Duizhi San

【处方】

西红花 30g	丁香 20g	人工牛黄 8g	水牛角 5g
朱砂(制)30g	紫檀香 38g	人工麝香 5g	山矾叶 30g
榜嘎 20g	木香 25g	诃子(去核)30g	渣驯膏 30g
茜草 30g	紫草茸 40g	余甘子(去核)20g	紫草 30g
大托叶云实 20g	毛诃子(去核)25g		

【性状】本品为棕黄色粉末；气微香，味苦。

【功能与主治】益肾利尿，舒筋杀虫。用于肾热，尿频，腰酸，中毒，肝肿大，附件炎，心肌炎，妇女血证等。

【用法用量】一次 2～3g，一日 2 次。

【规格】每袋装 20g。

【贮藏】密闭，置阴凉干燥处。

十八味檀香清肺散 Shibawei Tanxiang Qingfei San

【处方】

檀香 200g	渣驯膏 100g	沉香 100g	丁香 100g
红花 100g	诃子(去核)100g	高山辣根菜 100g	天竺黄 100g
人工牛黄 100g	力嘎都(制)100g	毛诃子(去核)100g	沙棘膏 100g
白花龙胆 100g	波棱瓜子 100g	余甘子(去核)100g	葡萄 100g
甘草 100g	木香 100g		

【性状】本品为棕红色粉末；气芳香，味苦、咸。

【功能与主治】抑风，止痛，清热。用于背痛，头晕目眩，口干，心“隆”病，呕吐，腹泻，肝胆胃肠热症，咽喉炎等。

【用法用量】一次 1～2g，一日 1～2 次或遵医嘱。

【规格】每瓶装 20g。

【贮藏】密闭，防潮。

十九味沉香丸 Shijiuwei Chenxiang Wan

【处方】

木香 100g	藏木香 60g	白花丁香木 125g	悬钩木 60g
山柰 60g	诃子(去核)60g	马钱子(制)100g	沉香 125g
洪连 60g	甘青青兰 125g	毛诃子(去核)70g	广枣 60g
肉豆蔻 100g	丁香 100g	多刺绿绒蒿 125g	打箭菊 100g
木棉花 60g	宽筋藤 60g	余甘子(去核)400g	

【性状】本品为灰色水丸；气香，味微苦、稍涩。

【功能与主治】降压，利肺。用于高血压，哮喘病。

【用法用量】嚼碎吞服。一次 1～2 丸，一日 2～3 次。

【规格】每丸重 1g。

【贮藏】密闭，置阴凉干燥处。

十九味阿扎丸 Shijiuwei Azha Wan

【处方】

诃子(去核)75g	红花 35g	豆蔻 15g	渣驯膏 35g
印度獐牙菜 25g	刀豆(制)20g	山矾叶 25g	藏茜草 25g
紫草茸 25g	刺柏膏 25g	榜嘎 25g	甘青青兰 35g
力嘎都 35g	小檗皮 75g	余甘子(去核)125g	熊胆粉 0.7g
西红花 5g	巴夏嘎 35g	毛诃子(去核)25g	

【性状】本品为灰褐色水丸；味苦、涩。

【功能与主治】清热解毒，活血化瘀，壮腰益肾。用于肾脏扩散伤热，腰部疼痛，下肢瘫痪，小便不利，胃热、肝热、肾热证，肠胃炎。

【用法用量】嚼碎吞服。一次 1 丸，一日 2～3 次。

【规格】每丸重 1g。

【贮藏】密闭，置阴凉干燥处。

十九味草果丸 Shijiuwei Caoguo Wan

【处方】

草果 40g	天竺黄 20g	巴夏嘎 25g	红花 7g
印度獐牙菜 20g	波棱瓜子 20g	木棉花 20g	诃子(去核)30g
水柏枝 20g	紫草茸 15g	紫草 15g	豆蔻 10g
木香 10g	榜嘎 15g	菥蓂子 10g	渣驯膏 10g
甘松 25g	大托叶云实 10g	余甘子(去核)18g	

【性状】本品为红棕色水丸；气微香，味苦。

【功能与主治】补脾。用于寒热性脾脏病。

【用法用量】温开水泡服。一次 1～1.25g，一日 3 次。

【规格】每丸重 0.25g、1g。

【贮藏】密闭，置阴凉干燥处。

十九味草果散 Shijiuwei Caoguo San

【处方】

草果 40g	天竺黄 20g	巴夏嘎 25g	红花 7g
印度獐牙菜 20g	波棱瓜子 20g	木棉花 20g	诃子(去核)30g
水柏枝 20g	紫草茸 15g	紫草 15g	豆蔻 10g
木香 10g	榜嘎 15g	菥蓂子 10g	渣驯膏 10g
甘松 25g	大托叶云实 10g	余甘子(去核)18g	

【性状】本品为红棕色粉末；气微香，味苦。

【功能与主治】补脾。用于寒热性脾脏病。

【用法用量】温开水送服。一次 1～3g，一日 1～3 次。

【规格】每袋(瓶)装 2g、3g、15g、20g、30g。

【贮藏】密闭，置阴凉干燥处。

十三味牛黄丸　Shisanwei Niuhuang Wan

【处方】

人工牛黄 84g	印度獐牙菜 80g	紫檀香 70g	藏木香 90g
石灰华 60g	芫荽果 70g	红花 70g	绿绒蒿 80g
巴夏嘎 80g	诃子(去核)80g	矮紫堇 80g	炉甘石 50g
渣驯膏 70g			

【性状】本品为淡黄色水丸；气香，味苦。

【功能与主治】疏肝利胆，清热凉血。用于中毒症和紫色“培根”引起的发烧等。

【用法用量】嚼碎吞服。一次 1～2 丸，一日 2 次。

【规格】每丸重 1g。

【贮藏】密闭，置阴凉干燥处。

十三味石灰华丸　Shisanwei Shihuihua Wan

【处方】

石灰华 200g	香附 60g	洪连 70g	石榴子 50g
葡萄 90g	肉桂 30g	红花 80g	白花龙胆 90g
蚤缀 50g	朱砂(制)30g	红景天 80g	甘草 70g
沙棘膏 70g			

【性状】本品为棕色水丸；气微香，味微苦、涩。

【功能与主治】止咳，平喘，祛痰。用于肺热病，“隆”引起的咳嗽、哮喘、喉干等。

【用法用量】嚼碎吞服。一次 1～2 丸，一日 3 次。

【规格】每丸重 1g。

【贮藏】密闭，置阴凉干燥处。

十三味豆蔻丸 Shisanwei Doukou Wan

【处方】

豆蔻 300g　大托叶云实 70g　干姜 40g　槟榔 80g
荜茇 40g　蒺藜(炒)80g　光明盐(制)40g　水獭肉(制)60g
冬葵果 30g　螃蟹(制)70g　芒果核 70g　人工麝香 10g
蒲桃 70g

【性状】本品为灰白色水丸；气香，味微辛辣。

【功能与主治】温肾除淋。用于寒“隆”引起的肾腰疼痛，尿闭等。

【用法用量】嚼碎吞服。一次 1～2 丸，一日 1 次。

【规格】每丸重 1g。

【贮藏】密闭，置阴凉干燥处。

* 十三味红花丸 Shisanwei Honghua Wan

【处方】

红花 150g　丁香 40g　水牛角 20g　余甘子 120g
银朱 20g　降香 100g　人工麝香 0.8g　毛诃子 100g
榜嘎 100g　木香 80g　大托叶云实 50g　诃子 150g
体外培育牛黄 0.8g

【性状】本品为红棕色水丸；气微香，味苦、酸、涩。

【功能与主治】补肝益肾，解毒通淋。用于肝萎症，外伤引起的肾脏肿大，肝热症，小便癃闭，热性水肿，化合毒中毒症，“亚玛”虫病等。

【用法用量】口服。一次 2～3 丸，一日 2～3 次。

【规格】每丸重 0.5g。

【贮藏】密闭，置阴凉干燥处。

十三味诃子补肾汤丸 Shisanwei Hezi Bushen Tangwan

【处方】

诃子(去核)100g　毛诃子(去核)90g　余甘子(去核)90g　芒果核 70g
大托叶云实 70g　蒲桃 70g　紫草茸 90g　茜草 90g
山矾叶 80g　宽筋藤 70g　槟榔(制)90g　冬葵果 80g

菥蓂子 60g

【性状】本品为灰紫色水丸；气香，味微苦、涩。

【功能与主治】补肾，益肾。用于肾腰损伤疼痛，关节肿胀疼痛，尿道灼痛，腰椎畸形。

【用法用量】打碎水煎服。一次 2～3 丸，一日 2 次。

【规格】每丸重 1g。

【贮藏】密闭，置阴凉干燥处。

十三味诃子补肾汤散　Shisanwei Hezi Bushen Tangsan

【处方】

诃子(去核)100g	毛诃子(去核)90g	余甘子(去核)90g	芒果核 70g
大托叶云实 70g	蒲桃 70g	紫草茸 90g	茜草 90g
山矾叶 80g	宽筋藤 70g	槟榔(制)90g	冬葵果 80g
菥蓂子 60g			

【性状】本品为灰紫色粉末；气香，味微苦、涩。

【功能与主治】补肾，益肾。用于肾腰损伤疼痛，关节肿胀疼痛，尿道灼痛，腰椎畸形。

【用法用量】水煎服。一次 1 袋，一日 1～3 次或遵医嘱。

【规格】每袋装 3g。

【贮藏】密闭，置阴凉干燥处。

十三味郎梅丸　Shisanwei Langmei Wan

【处方】

人工牛黄 100g	木香 100g	红花 150g	波棱瓜子 40g
绿绒蒿 150g	巴夏嘎 100g	印度獐牙菜 150g	渣驯膏 50g
芫荽果 100g	甘青青兰 150g	土木香 100g	藏木通 120g
余甘子(去核)150g			

【性状】本品为黄褐色水丸；味苦、微酸。

【功能与主治】愈溃疡，止血。用于胃出血，胃溃疡，糜烂性胃炎。

【用法用量】嚼碎吞服。一次 3～4 丸，一日 1～2 次或遵医嘱。

【规格】每丸重 0.35g。

【贮藏】密闭，置阴凉干燥处。

十三味草果丸　Shisanwei Caoguo Wan

【处方】

草果 100g	红花 95g	天竺黄 60g	丁香 80g
波棱瓜子 70g	诃子(去核)90g	荜茇 90g	紫草茸 70g
藏茜草 80g	藏紫草 70g	豆蔻 80g	木香 90g
甘松 70g			

【性状】本品为深灰色水丸；气香，味苦、微涩。

【功能与主治】健脾胃。用于多种寒、热性脾病。

【用法用量】嚼碎吞服。一次 1 丸，一日 1～2 次。

【规格】每丸重 0.5g。

【贮藏】密闭，置阴凉干燥处。

十三味草果散　Shisanwei Caoguo San

【处方】

草果 100g	红花 95g	天竺黄 60g	丁香 80g
波棱瓜子 70g	诃子(去核)90g	荜茇 90g	紫草茸 70g
藏茜草 80g	藏紫草 70g	豆蔻 80g	木香 90g
甘松 70g			

【性状】本品为深灰色细粉；气香，味苦、微涩。

【功能与主治】健脾胃。用于多种寒、热性脾病。

【用法用量】温开水送服。一次 1～2g，一日 2～3 次。

【规格】每袋(瓶)装 1g、2g、16g、20g。

【贮藏】密闭，防潮。

* 十三味菥蓂丸　Shisanwei Ximi Wan

【处方】

菥蓂子 130g	芒果核 50g	蒲桃 70g	大托叶云实 70g
紫草茸 80g	茜草 100g	山矾叶 100g	圆柏枝 100g
诃子 250g	豆蔻 40g	刀豆 70g	波棱瓜子 40g

巴夏嘎 50g

【性状】本品为红棕色水丸；味微苦、微酸。

【功能与主治】清热，通淋，消炎止痛。用于淋病，睾丸肿大，膀胱炎，腰痛等。

【用法用量】口服。每丸重 0.3g；一次 4～6 丸，一日 2～3 次。

口服。每丸重 0.6g；一次 2～3 丸，一日 2～3 次。

【规格】每丸重 0.3g、0.6g。

【贮藏】密闭，置阴凉干燥处。

*十三味菥蓂胶囊 Shisanwei Ximi Jiaonang

【处方】

菥蓂子 33.9g	芒果核 13g	大托叶云实 18.3g	蒲桃 18.3g
紫草茸 20.9g	茜草 26.1g	山矾叶 26.1g	圆柏枝 26.1g
诃子 65.2g	豆蔻 10.4g	波棱瓜子 10.4g	刀豆 18.3g
巴夏嘎 13g			

【性状】本品为硬胶囊，内容物为棕褐色的颗粒或粉末；味微苦、微辛。

【功能与主治】清热，通淋，消炎止痛。用于淋病，睾丸肿大，膀胱炎，腰痛等。

【用法用量】口服。每粒装 0.3g；一次 4～6 粒，一日 2～3 次。

口服。每粒装 0.45g；一次 3～4 粒，一日 2～3 次。

【规格】每粒装 0.3g、0.45g。

十三味蒂达丸 Shisanwei Dida Wan

【处方】

印度獐牙菜 30g	榜嘎 30g	石榴子 30g	金腰草 10g
肉桂 30g	巴夏嘎 20g	余甘子(去核)30g	小檗皮 20g
诃子(去核)30g	波棱瓜子 20g	沙棘膏 20g	渣驯膏 10g
黑冰片 10g			

【性状】本品为淡黄色水丸；气微香，味苦。

【功能与主治】调和寒热，清热利胆。用于一切寒热“赤巴”病。

【用法用量】嚼碎吞服。一次 1～2 丸，一日 3 次。

【规格】每丸重 1g。

【贮藏】密闭，置阴凉干燥处。

＊十三味疏肝胶囊 Shisanwei Shugan Jiaonang

【处方】

天然牛黄 0.8g　人工牛黄 8.0g　西红花 6.0g　绿绒蒿 40.2g
马兜铃 40.2g　印度獐牙菜 32.0g　渣驯膏 40.2g　川木香 32.0g
红花 28.1g　赛北紫堇 40.2g　波棱瓜子 3.5g　佐太 6.0g
熊胆粉 2.8g

【性状】本品为硬胶囊，内容物为黄绿色的粉末；气香，味苦。

【功能与主治】清热利湿，疏肝理脾，化瘀散结。用于肝胆湿热，气滞血瘀所致的胁痛，脘胀，急慢性乙型肝炎见上述症候者。

【用法用量】口服。一次 2 粒，一日 1 次，晚九时空腹服用；与“四十二味疏肝胶囊”“十四味疏肝胶囊”“二十味疏肝胶囊”配合使用；32 天为一疗程。

【规格】每粒装 0.3g。

【贮藏】密封。

＊十三味榜嘎散 Shisanwei Bangga San

【处方】

榜嘎 60g　波棱瓜子 30g　巴夏嘎 40g　秦艽花 40g
苦荬菜 40g　洪连 40g　印度獐牙菜 40g　小檗皮 40g
止泻木子 30g　金腰草 30g　人工牛黄 3g　红花 20g
节裂角茴香 40g

【性状】本品为黄绿色的粉末；气微香，味苦、甘。

【功能与主治】清热解毒，凉肝利胆。用于热性“赤巴”病，胆囊炎，黄疸型肝炎。

【用法用量】口服。一次 1～1.5g，一日 2 次。

【规格】每袋装 15g。

【贮藏】密闭，防潮。

十三味藏木香汤丸 Shisanwei Zangmuxiang Tangwan

【处方】

藏木香 300g	悬钩木 100g	毛诃子(去核)70g	宽筋藤 200g
诃子(去核)80g	沉香 70g	余甘子(去核)100g	紫檀香 90g
安息香 70g	干姜 80g	丁香 60g	打箭菊 70g
广枣 80g			

【性状】本品为棕灰色水丸；气清香，味微涩。

【功能与主治】祛风活血，镇静安神。用于血热病，高血压引起的喘逆病。

【用法用量】打碎水煎服。一次 2～3 丸，一日 2 次。

【规格】每丸重 1g。

【贮藏】密闭，置阴凉干燥处。

十三味藏木香汤散 Shisanwei Zangmuxiang Tangsan

【处方】

藏木香 300g	悬钩木 100g	毛诃子(去核)70g	宽筋藤 200g
诃子(去核)80g	沉香 70g	余甘子(去核)100g	紫檀香 90g
安息香 70g	干姜 80g	丁香 60g	打箭菊 70g
广枣 80g			

【性状】本品为棕灰色粗粉；气清香，味微涩。

【功能与主治】祛风活血，镇静安神。用于血热病，高血压引起的喘逆病。

【用法用量】水煎服。一次 1 袋，一日 1～3 次或遵医嘱。

【规格】每袋装 3g。

【贮藏】密闭，防潮。

十五味止泻木丸 Shiwuwei Zhixiemu Wan

【处方】

止泻木子 11g	榜嘎 4g	力嘎都 15g	藏木通 8.5g
人工牛黄 14g	天竺黄 48g	铁棒锤幼苗 10g	红花 15g

渣驯膏 27g	黑冰片 51.5g	人工麝香 2g	安息香 10.5g
波棱瓜子 7g	荜茇 10g	京墨 2.5g	

【性状】本品为灰黑色水丸；气微，味苦、涩。

【功能与主治】消炎杀疠，止痢。用于疠热症，肠炎，赤痢，热泻等。

【用法用量】一次 1g～1.2g，一日 1～2 次。

【规格】每丸重 0.3g、1g。

【贮藏】密闭，置阴凉干燥处。

十五味止泻木散 Shiwuwei Zhixiemu San

【处方】

止泻木子 11g	榜嘎 4g	力嘎都 15g	藏木通 8.5g
人工牛黄 14g	天竺黄 48g	铁棒锤幼苗 10g	红花 15g
渣驯膏 27g	黑冰片 51.5g	人工麝香 2g	安息香 10.5g
波棱瓜子 7g	荜茇 10g	京墨 2.5g	

【性状】本品为灰黑色粉末；气微，味苦、涩。

【功能与主治】消炎杀疠，止痢。用于疠热症，肠炎，赤痢，热泻等。

【用法用量】一次 1g，一日 2 次。

【规格】每袋装 10g。

【贮藏】密闭，置阴凉干燥处。

*十五味龙胆花丸 shiwuwei Longdanhua Wan

【处方】

白花龙胆 300g	檀香 150g	诃子 300g	毛诃子 200g
余甘子 240g	石灰华 260g	木香 160g	广枣 100g
丁香 80g	肉豆蔻 60g	宽筋藤 200g	沉香 150g
巴夏嘎 160g	无茎荠 200g	甘草 160g	

【性状】本品为棕灰色水丸；气微香，味甘、辛、苦。

【功能与主治】清热理肺，止咳化痰。用于支气管炎所致的咳嗽气喘，声嘶音哑。

【用法用量】一次 6～8 丸，一日 3 次。

【规格】每 10 丸重 3g。

【贮藏】密闭，置阴凉干燥处。

※十五味赛尔斗丸　Shiwuwei Sai'erdou Wan

【处方】

金腰草 39.22g	火硝 68.62g	印度獐牙菜 98.04g	金精石 98.04g
角茴香 39.22g	洪连 49.01g	唐古特乌头 78.44g	五灵脂 68.62g
石榴子 78.44g	小檗皮 68.62g	矮丛风毛菊 78.44g	黑冰片 98.04g
川木香 49.01g	诃子 78.44g		

【性状】本品为黑色的水丸；气微香，味酸、苦。

【功能与主治】藏医：清肝热，舒胆排石退黄。用于肝胆热症，胆囊炎，胆石症，胆总管结石。中医：清利肝胆，排石退黄。用于胆囊炎、胆石症、胆总管结石属肝胆湿热者。

【用法用量】嚼碎吞服。一次 3 丸，一日 3 次。

【规格】每丸重 0.5g。

【贮藏】密封。

※十四味疏肝胶囊　Shisiwei Shugan Jiaonang

【处方】

红花 28g	赛北紫堇 28g	熊胆粉 2g	绿绒蒿 28g
火硝 13g	银灰 1g	甘青乌头 28g	西红花 12g
天竺黄 28g	黑冰片 20g	渣驯膏 28g	川木香 28g
秦艽花 36g	波棱瓜子 20g		

【性状】本品为硬胶囊，内容物为灰绿色的粉末；气香，味苦。

【功能与主治】清热利湿，疏肝理脾，化瘀散结。用于肝胆湿热，气滞血瘀所致的胁痛，脘胀；急慢性乙型肝炎见上述症候者。

【用法用量】口服。一次 2 粒，一日 1 次。上午十一时服用；与"四十二味疏肝胶囊""二十味疏肝胶囊""十三味疏肝胶囊"配合使用；32 天为一疗程。

【规格】每粒装 0.3g。

【贮藏】密封。

十四味雷铁散　Shisiwei Leitie San

【处方】

黑冰片 15g	诃子(去核)75g	光明盐 75g	波棱瓜子 75g
石榴子 75g	肉桂 75g	益智仁 75g	荜茇 75g
止泻木子 75g	熊胆粉 75g	肉豆蔻 75g	丁香 75g
木香 75g	干姜 75g		

【性状】本品为灰褐色粉末；气香，味苦。

【功能与主治】祛寒性“希日”病。用于胃、肠寒性“希日”病，返酸，食欲不振，恶心，胃腹胀满，腹泻。

【用法用量】温开水送服。一次 1～3g，一日 1～2 次。

【规格】每瓶装 30g。

【贮藏】密闭，置阴凉干燥处。

* 十味手参散　Shiwei Shoushen San

【处方】

手参 10g	刀豆 50g	石榴子 50g	熊胆 5g
豆蔻 100g	荜茇 50g	桂皮 10g	天冬 50g
红花 50g	麝香 5g		

【性状】本品为浅黄棕色的粉末；气芳香，味甘、酸、苦。

【功能与主治】补肾，固精。用于肾虚所致的腰酸，小便清长。

【用法用量】一次 1～1.2g，一日 3～4 次。

【规格】每袋装 1.2g。

【贮藏】密闭，防潮。

十味丛菔丸　Shiwei Congfu Wan

【处方】

丛菔 50g	红花 250g	草果 250g	石榴子 350g
肉豆蔻 250g	丁香 250g	檀香 250g	石灰华 250g

豆蔻 250g	降香 250g		

【性状】本品为黄棕色的水丸；气芳香，味辛辣、微苦。

【功能与主治】补肺。用于各种肺病。

【用法用量】嚼碎吞服。一次 3～5 丸，一日 3 次。

【规格】每丸重 0.3g。

【贮藏】密闭，置阴凉干燥处。

* 十味诃子丸 Shiwei Hezi Wan

【处方】

藏茜草 100g	红花 150g	诃子(去核)250g	刀豆 40g
豆蔻 30g	山矾 100g	渣驯膏 50g	紫草茸 100g
獐牙菜 100g	圆柏膏 50g		

【性状】本品为棕灰色水丸；气芳香，味微酸苦。

【功能与主治】清肾热，利尿。用于肾炎，腰膝酸痛，尿频或尿闭，血尿，尿道结石等。

【用法用量】口服。一次 2～3g，一日 2 次。

【规格】每丸重 0.25g。

【贮藏】密闭，防潮。

* 十味诃子片 Shiwei Hezi Pian

【处方】

诃子 125g	藏茜草 50g	红花 75g	刀豆 20g
豆蔻 15g	山矾叶 50g	渣驯膏 25g	紫草茸 50g
獐牙菜 50g	圆柏膏 25g		

【性状】本品为棕褐色的片；味苦、微涩。

【功能与主治】清肾热，利尿。用于肾炎，腰膝酸痛，尿频或尿闭，血尿，尿道结石等。

【用法用量】口服。一次 4～6 片，一日 2 次。

【规格】每片重 0.5g(相当于饮片 0.435g，含渣驯膏 25mg、圆柏膏 25mg)。

【贮藏】密封，置阴凉干燥处。

*十味诃子汤散 Shiwei Hezi Tangsan

【处方】

诃子 15g　毛诃子 10g　余甘子 15g　宽筋藤 15g
獐牙菜 15g　榜嘎 15g　兔耳草 15g　大黄 15g
腊肠果 10g　大戟 10g

【性状】本品为灰黄绿色粗粉；气微，味苦。

【功能与主治】清热，泻肝。用于肝炎、乙型肝炎。

【用法用量】一次 1.6g，一日 2 次，水煎服。

【规格】每袋装 16g。

【贮藏】密闭，防潮。

十味诃子泻胆丸 Shiwei Hezi Xiedan Wan

本品为由大狼毒、白狼毒、诃子等药味加工制成的丸剂。

【性状】本品为黑色水丸；味苦、辛。

【功能与主治】清肠泻毒。用于泻治赤巴性胃肠炎。

【用法用量】一次 1 丸，一日 1～2 次或遵医嘱。

【规格】每丸重 0.35g。

【贮藏】密闭，置阴凉干燥处。

*十味豆蔻丸 Shiwei Doukou Wan

【处方】

豆蔻 25g　山柰 50g　光明盐 20g　荜茇 25g
螃蟹 40g　冬葵果 75g　芒果核 40g　蒲桃 40g
人工麝香 2g　大托叶云实 40g

【性状】本品为褐黄色水丸；气微，味甜、辣。

【功能与主治】补肾，排石。用于肾寒症，膀胱结石，腰部疼痛，尿频、尿闭。

【用法用量】口服。一次 4～5 丸，一日 2 次。

【规格】每丸重 0.25g。

【贮藏】密闭，置阴凉干燥处。

十味消炎消食散　Shiwei Xiaoyan Xiaoshi San

【处方】

寒水石(制)100g　　诃子(去核)50g　　甘草 50g　　渣驯膏 20g
干姜 50g　　石榴子 50g　　小豆蔻 30g　　荜茇 30g
酸藤果 30g　　光明盐 20g

【性状】本品为黄色粉末；气微香，味辛辣、微甜。

【功能与主治】消炎消食，散瘀破结。用于"培根"症，食道痞瘤等。

【用法用量】温开水送服。一次 1～3g，一日 1～3 次或遵医嘱。

【规格】每袋装 15g。

【贮藏】密闭，置阴凉干燥处。

*十味消食散　Shiwei Xiaoshi San

【处方】

诃子 5g　　石榴子 25g　　肉桂 15g　　豆蔻 15g
荜茇 15g　　胡椒 15g　　光明盐 10g　　山柰 5g
渣驯膏 15g　　寒水石(制)15g

【性状】本品为浅棕褐色粉末；气微香，味苦、微咸。

【功能与主治】健胃消食。用于消化不良、胃脘胀满、泛酸、吐泻。

【用法用量】一次 1g，一日 2～3 次。

【规格】每袋装 10g。

【贮藏】密闭，防潮。

*十味黑冰片丸　Shiwei Heibingpian Wan

【处方】

黑冰片 150g　　石榴子 150g　　肉桂 35g　　豆蔻 20g
荜茇 25g　　诃子 100g　　波棱瓜子 25g　　光明盐 20g
熊胆 1.5g　　止泻木子 20g

【性状】本品为棕黑色水丸；气微，味苦、辛辣。

【功能与主治】温胃消食，破积利胆。用于"隆"病，食积不化，恶心，"培根"痞瘤，胆囊炎，胆结石，寒性胆病及黄疸。

【用法用量】口服。一次 2～3 丸，一日 2 次。

【规格】每丸重 1g。

【贮藏】密闭，置阴凉干燥处。

十味鹫粪丸 Shiwei Jiufen Wan

【处方】

秃鹫粪(制)50g	石灰(制)50g	寒水石(制)50g	虎掌草籽 40g
毛莨 40g	铁线莲 40g	肉桂皮 50g	荜茇 50g
干姜 50g	胡兀鹫粪(制)50g		

【性状】本品为灰色水丸；气微，味微辛。

【功能与主治】健胃，消食。用于消化不良及各种胃病。

【用法用量】嚼碎吞服。一次 1 丸，一日 2～3 次。

【规格】每丸重 1g。

【贮藏】密闭，置阴凉干燥处。

*七十味松石丸 Qishiwei Songshi Wan

【处方】

绿松石 29.19g	岩精膏 17.53g	白花秦艽 21.92g	珍珠 10.96g
紫硇砂 10.96g	人工麝香 1.75g	赛北紫堇 21.92g	肉豆蔻 14.61g
商陆 14.61g	兔耳草 10.96g	甘青青兰 21.92g	银灰 2.19g
木棉花 21.92g	美丽乌头 14.61g	朱砂(水飞) 7.30g	铁粉 14.61g
石榴子 21.92g	天然牛黄 1.75g	印度獐牙菜 21.92g	石花 14.61g
白檀香 14.61g	止泻木子 21.92g	唐古特乌头 21.92g	佐太 14.61g
草决明 14.61g	波棱瓜子 2.19g	孔雀翎炭 4.39g	骨碎补 14.61g
青金石 10.96g	肉桂 14.61g	大托叶云实 10.96g	金灰 1.46g
光明盐 10.96g	西红花 14.61g	余甘子 21.92g	木香 14.61g
马兜铃 14.61g	紫檀香 14.61g	珊瑚 10.96g	白芸香 14.61g
白豆蔻 18.24g	冬葵 14.61g	毛诃子 2.19g	羚羊角 4.39g
熊胆粉 7.30g	角茴香 21.92g	蔓菁膏 10.96g	沉香 14.61g
白硇砂 10.96g	延胡索 14.61g	诃子 21.92g	红花 21.92g
绿绒蒿 21.92g	黄葵子 16.82g	铜灰 2.92g	安息香 10.96g

小檗皮 18.24g	天竺黄 14.61g	麻黄 18.24g	榼藤子 21.92g
白芥子 18.24g	丁香 14.61g	花瓣 10.96g	花丝 10.96g
螃蟹 21.92g	海金沙 14.61g	人工牛黄 7.65g	红豆蔻 10.96g
异叶青兰 21.92g	喜马拉雅紫茉莉 21.92g		

【性状】本品为绿色的水丸；气香，味苦。

【功能与主治】舒肝利胆，祛瘀止痛。用于肝郁气滞，湿热瘀阻所致的胸胁胀痛，呕吐呃逆，食欲不振。

【用法用量】口服。一次 1 丸，每日 2 次。浸泡在温开水中，早晚服用。

【规格】每丸重 1g。

【贮藏】密封。

七味红景天汤散 Qiwei Hongjingtian Tangsan

【处方】

红景天 100g	甘草 100g	力嘎都 50g	茜草 50g
紫草 50g	紫草茸 60g	山矾叶 50g	

【性状】本品为棕红色粉末；气微香，味苦、涩。

【功能与主治】润肺。用于肺脏疾病。

【用法用量】水煎服。一次 1 袋，一日 1～2 次。

【规格】每袋装 5g。

【贮藏】密闭，防潮。

七味杜鹃丸 Qiwei Dujuan Wan

【处方】

烈香杜鹃 50g	黑胡椒 175g	桂皮 175g	豆蔻 50g
干姜 55g	荜茇 80g	肉豆蔻 250g	

【性状】本品为灰色水丸；气芳香，味辛。

【功能与主治】镇静安神。用于心脏之“隆”病，身颤，胸满，神乱，失眠，头晕，谵语，嘘气。

【用法用量】嚼碎吞服。一次 2～3 丸，一日 2～3 次。

【规格】每丸重 0.5g。

【贮藏】密闭，置阴凉干燥处。

七味杜鹃散 Qiwei Dujuan San

【处方】

烈香杜鹃 50g 黑胡椒 175g 桂皮 175g 豆蔻 50g
干姜 55g 荜茇 80g 肉豆蔻 250g

【性状】本品为灰色粉末；气芳香，味辛。

【功能与主治】镇静安神。用于心脏之“隆”病，身颤，胸满，神乱，失眠，头晕，谵语，嘘气。

【用法用量】一次 1 袋，一日 2～3 次或遵医嘱。

【规格】每袋装 3g。

【贮藏】密闭，防潮。

七味松石丸 Qiwei Songshi Wan

【处方】

松石(制)60g 石灰华(制)40g 红花 70g 绿绒蒿 50g
巴夏嘎 40g 渣驯膏 10g 甘青青兰 40g

【性状】本品为棕灰色水丸；味苦。

【功能与主治】清热解毒，舒肝利胆。用于胆囊、肝脏疾病及中毒症。

【用法用量】嚼碎吞服。一次 2 丸，一日 1～3 次或遵医嘱。

【规格】每丸重 0.5g。

【贮藏】密闭，置阴凉干燥处。

七味槟榔丸 Qiwei Binglang Wan

【处方】

槟榔 300g 硇砂 75g 山柰 150g 石榴子 150g
肉桂 150g 豆蔻 150g 荜茇 150g

【性状】本品为棕褐色水丸；气微香，味甘、涩。

【功能与主治】温肾益肾。用于肾脏疾病。

【用法用量】嚼碎吞服。一次 1～2 丸，一日 2 次。

【规格】每丸重 1g。

【贮藏】密闭，置阴凉干燥处。

七味槟榔散　Qiwei Binglang San

【处方】

槟榔 300g　　硇砂 75g　　山柰 150g　　石榴子 150g

肉桂 150g　　豆蔻 150g　　荜茇 150g

【性状】本品为浅棕褐色至棕褐色粉末；气微香，味甘、涩。

【功能与主治】温肾益肾。用于肾脏疾病。

【用法用量】温开水送服。一次 1～3g，一日 1～3 次或遵医嘱。

【规格】每袋(瓶)装 2g、3g、15g、20g、30g。

【贮藏】密闭，置阴凉干燥处。

七味熊胆散　Qiwei Xiongdan San

【处方】

熊胆粉 2g　　波棱瓜子 50g　　止泻木子 25g　　香附 100g

藏木通 100g　　矮紫堇 100g　　榜嘎 120g

【性状】本品为黄棕色粉末；气微香，味苦。

【功能与主治】清热止泻。用于劳伤引起的胃肠疾病，腹脘胀痛，血、胆不调引起的热泻。

【用法用量】温开水送服。一次 1～3g，一日 1～3 次。

【规格】每袋(瓶)装 1g、2g、3g、15g、16g、20g、30g。

【贮藏】密闭，置阴凉干燥处。

* 八味西红花清肝热胶囊 Bawei Xihonghua Qingganre Jiaonang

【处方】

西红花 4g　　天竺黄 39g　　人工牛黄 4g　　绿绒蒿 175g

巴夏嘎 19.5g　　甘青青兰 19.5g　　渣驯膏 19.5g　　檀香 19.5g

【性状】本品为胶囊剂，内容物为棕红色的粉末；气微香，味苦。

【功能与主治】清肝热。用于肝胆疾病。

【用法用量】口服，一次 3 粒，一日 2～3 次。

【规格】每粒装 0.3g（相当于饮片 0.3g）。

【贮藏】密封。

八味红花清腑热丸 Bawei Honghua Qingfure Wan

【处方】

红花 90g	人工牛黄 3g	榜嘎 150g	藏木通 150g
天竺黄 150g	止泻木子 150g	力嘎都 150g	叉分蓼 150g

【性状】本品为棕黄色水丸；气微，味苦、涩。

【功能与主治】消炎，止痢。用于腹痛，赤痢，肠炎。

【用法用量】嚼碎吞服。一次 1 丸，一日 2～3 次。

【规格】每丸重 1g。

【贮藏】密闭，置阴凉干燥处。

八味红花清腑热散 Bawei Honghua Qingfure San

【处方】

红花 90g	人工牛黄 3g	榜嘎 150g	藏木通 150g
天竺黄 150g	止泻木子 150g	力嘎都 150g	叉分蓼 150g

【性状】本品为棕黄色粉末；气微，味苦、涩。

【功能与主治】消炎，止痢。用于腹痛，赤痢，肠炎。

【用法用量】温开水送服。一次 1g，一日 1～2 次。

【规格】每瓶装 55g。

【贮藏】密封，置阴凉处。

八味杜鹃补肾丸 Bawei Dujuan Bushen Wan

【处方】

烈香杜鹃 120g	干姜 60g	荜茇 60g	白胡椒 60g
白硇砂 30g	螃蟹(制)60g	豆蔻 60g	冬葵果 60g

【性状】本品为灰色水丸；气香，味辛。

【功能与主治】壮腰，补肾，祛寒，止痛。用于环腰疼痛，下身寒冷，下肢拖行，腰胯刺痛以及尿闭等肾脏疾病。

【用法用量】嚼碎吞服。一次 2～3 丸，一日 2～3 次。

【规格】每丸重 0.5g。

【贮藏】密封，置阴凉干燥处。

八味肝胆丸　Bawei Gandan Wan

【处方】

栀子 100g	印度獐牙菜 100g	大黄 100g	蒲公英 50g
甘草 100g	丹参 50g	木瓜 50g	五味子 50g

【性状】本品为棕黄色水丸；气香，味甘、苦。

【功能与主治】清热解毒，舒肝利胆。用于乙型肝炎，脂肪肝，慢性肝炎，早期肝硬化，胆囊炎。

【用法用量】嚼服或研碎后温开水送服。一次 1～2 丸，一日 1～3 次。

【规格】每丸重 1g。

【贮藏】密封，置阴凉干燥处。

* 八味沉香丸　Bawei Chenxiang Wan

【处方】

沉香 100g	肉豆蔻 100g	诃子(去核)100g	广枣 100g
乳香 50g	木香 175g	木棉花 75g	石灰华 50g

【性状】本品为黄棕色水丸；气芳香，味咸、涩、微苦。

【功能与主治】清心热，宁心，安神，开窍。用于热病攻心，神昏谵语，心前区疼及心脏外伤。

【用法用量】口服。一次 1～1.5g，一日 2～3 次。

【规格】每丸重 0.3g。

【贮藏】密闭，置阴凉干燥处。

八味补肾丸　Bawei Bushen Wan

【处方】

黄精(制)50g	天冬(制)50g	蜂花粉 50g
豆蔻 50g	喜马拉雅紫茉莉(制)10g	蒺藜(炒)10g

冬虫夏草 5g　　　　　　迷果芹(制)100g

【性状】本品为黄褐色的大蜜丸；气微腥，味酸、甘、苦、涩。

【功能与主治】补肾强身。用于神衰倦怠，头晕心悸，眼花耳聋，阳痿少精。

【用法用量】一次 1 丸，一日 1～3 次。

【规格】每丸重 3g。

【贮藏】密封。

八味姜黄丸　Bawei Jianghuang Wan

【处方】

黄柏 100g	姜黄 100g	余甘子(去核)100g	黄芪 100g
黄芩 100g	印度獐牙菜 100g	诃子(去核)100g	猪胆粉 15g

【性状】本品为黄棕色至棕褐色的水丸；气微腥，味苦。

【功能与主治】抗炎，滋阴。用于急慢性肾炎，前列腺炎，糖尿病及尿路感染等。

【用法用量】嚼服或研碎开水送服。一次 3～6 丸，一日 2～3 次。

【规格】每丸重 0.35g。

【贮藏】密封。

八味脑心舒丸　Bawei Naoxinshu Wan

【处方】

西红花 150g	珍珠(制)50g	人工牛黄 40g	人参 50g
三七 50g	人工麝香 0.10g	冰片 3g	甘草 30g

【性状】本品为棕黄色至棕红色的水丸；具特异香气，味苦。

【功能与主治】醒脑开窍，凉血，降血脂。用于高血压，高血脂，冠心病，心绞痛，颅脑外伤，偏头痛，脑梗赛，老年痴呆，失眠症等。

【用法用量】嚼服或研碎开水送服。一次 6～7 丸，一日 2～3 次。

【规格】每丸重 0.35g。

【贮藏】密闭，置阴凉干燥处。

⁎八味獐牙菜丸 Bawei Zhangyacai Wan

【处方】

獐牙菜 300g　兔耳草 200g　波棱瓜子 80g　角茴香 200g
榜嘎 200g　小檗皮 160g　岩参 240g　木香 200g

【性状】本品为黄褐色至棕褐色的水丸；具木香特异香气，味苦。

【功能与主治】清热，消炎。用于胆囊炎，初期黄疸型肝炎。

【用法用量】口服。一次 4～5 丸，一日 2～3 次。

【规格】每丸重 0.24g。

【贮藏】密闭，防潮。

⁎九味牛黄丸 Jiuwei Niuhuang Wan

【处方】

红花 150g　巴夏嘎 100g　木香马兜铃 120g　牛黄 1g
渣驯膏 50g　波棱瓜子 40g　獐牙菜 150g　绿绒蒿 150g
木香 100g

【性状】本品为棕褐色水丸，气微香，味苦。

【功能与主治】清肝热。用于肝大，肝区疼痛，恶心，目赤。各种肝炎，“培根”，“木布”病。

【用法用量】口服。一次 4～5 丸，一日 3 次。

【规格】每丸重 0.5g。

【贮藏】密闭，置阴凉干燥处。

九味石榴丸 Jiuwei Shiliu Wan

【处方】

石榴子 150g　荜茇 50g　肉桂 70g　豆蔻 40g
蛇床子 40g　山柰 80g　胡椒 60g　肉豆蔻 20g
草果 20g　红糖 70g

【性状】本品为棕色水丸；气香，味辣、酸。

【功能与主治】止泻，温胃，健脾。用于急慢性腹泻、腹痛，完谷不化等。

【用法用量】一次 2 丸，一日 2 次。

【规格】每丸重 1g。

【贮藏】密闭，防潮。

九味石榴散　Jiuwei Shiliu San

【处方】

石榴子 150g	荜茇 50g	肉桂 70g	豆蔻 40g
蛇床子 40g	山柰 80g	胡椒 60g	肉豆蔻 20g
草果 20g	红糖 70g		

【性状】本品为黄棕色至棕色粉末；气香，味辣、酸。

【功能与主治】止泻，温胃，健脾。用于急慢性腹泻、腹痛，完谷不化等。

【用法用量】温开水送服。一次 2g，一日 2 次。

【规格】每袋(瓶)装 3g、16g、20g、30g。

【贮藏】密闭，防潮。

九味消食丸　Jiuwei Xiaoshi Wan

【处方】

石榴子 100g	肉桂 200g	豆蔻 300g	硇砂(制)10g
沙棘膏 10g	光明盐(制)10g	荜茇 50g	冰糖 20g
诃子(去核)100g			

【性状】本品为黄棕色至棕褐色的水丸；气微香，味苦、微咸。

【功能与主治】消食开胃，健脾舒肝。用于消化不良，呕吐下泄，肠胃疼痛等。

【用法用量】嚼服或研碎后，温开水送服。一次 1～2 丸，一日 1～3 次。

【规格】每丸重 1g。

【贮藏】密闭，防潮，置阴凉干燥处。

九味槟榔丸 Jiuwei Binglang Wan

【处方】

槟榔(制)200g　刀豆(制)100g　渣驯膏 100g　人工麝香 10g
芒果核 100g　大托叶云实 100g　蒲桃 100g　豆蔻 100g
菥蓂子 100g

【性状】本品为棕灰色水丸；气芳香，味微苦、涩。

【功能与主治】补肾益精。用于肾脏疾病，精液亏损等。

【用法用量】嚼碎吞服。一次 1 丸，一日 2 次。

【规格】每丸重 1g。

【贮藏】密闭，置阴凉干燥处。

九味槟榔散 Jiuwei Binglang San

【处方】

槟榔(制)200g　刀豆(制)100g　渣驯膏 100g　人工麝香 10g
芒果核 100g　大托叶云实 100g　蒲桃 100g　豆蔻 100g
菥蓂子 100g

【性状】本品应为棕灰色粉末。气芳香，味微苦、涩。

【功能与主治】补肾益精。用于肾脏疾病，精液亏损等。

【用法用量】一次 1～2g，一日 2 次。

【规格】每袋装 1g、20g。

【贮藏】密闭，置阴凉干燥处。

*九味獐牙菜丸 Jiuwei Zhangyacai Wan

【处方】

獐牙菜 300g　波棱瓜子 80g　榜嘎 200g　苦荬菜 240g
小檗皮 160g　兔耳草 200g　角茴香 200g　木香 200g
金腰子 100g

【性状】本品为深绿色水丸；具木香特异香气，味苦。

【功能与主治】清热，消炎，止痛。用于胆囊炎，初期黄疸型肝炎。

【用法用量】一次 4～5 丸，一日 2～3 次。
【规格】每丸 0.3g。
【贮藏】密闭，置阴凉干燥处。

*三十一味松石丸 Sanshiyiwei Songshi Wan

【处方】

松石 100g	珍珠 25g	诃子(去核)50g	珊瑚 25g
银朱 25g	铁粉(制)75g	赛北紫堇 25g	余甘子 25g
白檀香 25g	紫檀香 25g	川木通 25g	岩精膏 25g
木香 25g	人工牛黄 25g	脉绿绒蒿 50g	草豆蔻 25g
肉豆蔻 25g	丁香 26g	毛诃子(去核)25g	獐牙菜 52g
天竺黄 25g	草红花 50g	西红花 2.5g	木棉花 25g
石花 25g	人工麝香 0.2g	骨碎补 25g	甘青青兰 50g
麻黄 12.5g	佐太 12.5g	唐古特乌头 75g	

【性状】本品为黑色的水丸；气香，味苦、涩。
【功能与主治】清热解毒、疏肝利胆。用于肝胆湿热所致的急慢性肝炎。
【用法用量】口服。一次 1 丸，一日 2 次；嚼碎后，温开水送服。
【规格】每丸重 1g(相当于饮片 1g)。
【贮藏】密封。

三十七味滋阴丸 Sanshiqiwei Ziyin Wan

【处方】

芝麻油 50mL	寒水石(制)50g	手参 50g	石榴子 50g
诃子(去核)50g	葡萄 50g	草豆蔻 25g	槟榔 25g
渣驯膏 25g	螃蟹(制)25g	黑冰片 25g	荜茇 20g
黄精(制)20g	天冬(制)20g	玉竹 22.5g	肉桂 15g
干姜 15g	蒺藜(炒)15g	肉豆蔻 15g	沉香 15g
烈香杜鹃 15g	降香 15g	蜀葵子 15g	胡椒 15g
草果 10g	广枣 10g	刀豆(制)10g	紫硇砂 10g
小米辣 10g	丁香 5g	阿魏 5g	羌活鱼 5g
蜂蜜 5g	蔗糖 5g	冰糖 5g	酸马奶 50mL
喜马拉雅紫茉莉(制)15g			

【性状】本品为棕黑色蜜丸；气香，味苦。

【功能与主治】祛寒，壮阳，强身，补肾，补气，燥“协日乌苏”。用于肾寒肾虚，浮肿，耳鸣头昏，腰酸腿痛，遗精阳痿，胃寒消化不良，肺虚咳嗽，痰多，痔疮，疮疡。

【用法用量】温开水送服。一次 1 丸，一日 1 次。

【规格】每丸重 3g。

【贮藏】密封，置阴凉处。

三十五味诃子散　Sanshiwuwei Hezi San

【处方】

诃子(去核)100g	红花 50g	豆蔻 50g	渣驯膏 50g
印度獐牙菜 50g	刀豆(制)50g	山矾叶 50g	茜草 50g
紫草茸 50g	刺柏 50g	芒果核 50g	蒲桃 50g
大托叶云实 50g	木香 50g	海金沙 50g	螃蟹(制)50g
冬葵果 50g	菖蒲 50g	人工麝香 10g	铁棒锤(制)50g
蒺藜(炒)50g	黄精(制)50g	巴夏嘎 50g	宽筋藤 50g
乳香 50g	决明子 50g	黄葵子 50g	驴血 50g
短叶锦鸡儿 50g	毛诃子(去核)50g	余甘子(去核)50g	朱砂 50g
白芥子 50g	喜马拉雅紫茉莉(制)50g		

【性状】本品为淡红色粉末；味苦。

【功能与主治】益肾，利尿，固精，干黄水。用于肾脏疾病，遗精，尿频，痹病，痛风，黄水病，腰痛，腰酸等。

【用法用量】一次 1 袋，一日 1～2 次。

【规格】每袋装 1g。

【贮藏】密闭，置阴凉干燥处。

＊三味龙胆花丸　Sanwei Longdanhua Wan

【处方】

白花龙胆 750g	甘草 375g	蜂蜜干膏 375g

【性状】本品为黑褐色的水蜜丸；气微香，味甜。

【功能与主治】清热，润肺。用于肺热气喘和咽喉炎。

【用法用量】口服。一次 2 丸，一日 3～4 次。

【规格】每丸重 1.5g。

【贮藏】密闭，防潮。

三味红汤丸 Sanwei Hongtang Wan

【处方】

藏茜草 300g　　紫草茸 260g　　藏紫草 300g

【性状】本品为紫红色水丸；味涩。

【功能与主治】清肺，消炎，止咳。用于肺结核，肺脓肿，肺穿孔，咳嗽等。

【用法用量】打碎水煎服。一次 2～3 丸，一日 2～3 次。

【规格】每丸重 1g。

【贮藏】密闭，置阴凉干燥处。

三味红汤散 Sanwei Hongtang San

【处方】

藏茜草 300g　　紫草茸 260g　　藏紫草 300g

【性状】本品为紫红色粗粉；味涩。

【功能与主治】清肺，消炎，止咳。用于肺结核，肺脓肿，肺穿孔，咳嗽等。

【用法用量】水煎服。一次 2～3g，一日 1～3 次。

【规格】每袋(瓶)装 3g、5g、15g、20g、30g。

【贮藏】密闭，置阴凉干燥处。

三味杜鹃汤丸 Sanwei Dujuan Tangwan

【处方】

杜鹃 200g　　豆蔻 200g　　干姜 200g

【性状】本品为灰绿色水丸；气芳香，味辛。

【功能与主治】用于唇舌发白，心悸颤动，肝衰引起的食后胃痛，泛酸，不能打嗝，身冷，消化不良等肝寒症，头发白，头晕。

【用法用量】打碎水煎服。一次 2～3 丸，一日 2～3 次。

【规格】每丸重 0.5g。

【贮藏】密闭，置阴凉干燥处。

三味杜鹃汤散　Sanwei Dujuan Tangsan

【处方】

杜鹃 200g　　豆蔻 200g　　干姜 200g

【性状】本品为灰绿色粗粉；气芳香，味辛。

【功能与主治】用于唇舌发白，心悸颤动，肝衰引起的食后胃痛，泛酸，不能打嗝，身冷，消化不良等肝寒症，头发白，头晕。

【用法用量】水煎服。一次 1 袋，一日 1～3 次或遵医嘱。

【规格】每袋装 3g。

【贮藏】密闭，置阴凉干燥处。

三味蔷薇丸　Sanwei Qiangwei Wan

【处方】

蔷薇花 150g　　波棱瓜子 75g　　诃子(去核)100g

【性状】本品为淡黄色的水丸；气香，味苦。

【功能与主治】解毒利胆，清热。用于“赤巴”病及胆囊疾病。

【用法用量】一次 1g，一日 2 次。

【规格】每丸重 1g。

【贮藏】密闭，防潮。

三味蔷薇散　Sanwei Qiangwei San

【处方】

蔷薇花 150g　　波棱瓜子 75g　　诃子(去核)100g

【性状】本品为淡黄色至棕褐色的粉末；气香，味苦。

【功能与主治】解毒利胆，清热。用于“赤巴”病及胆囊疾病。

【用法用量】温开水送服。一次 1g，一日 2 次。

【规格】每袋(瓶)装 1g、2g、3g、15g、16g、20g、30g。

【贮藏】密闭，防潮。

※三味檀香颗粒　Sanwei Tanxiang Keli

【处方】

檀香 371g	肉豆蔻 371g	广枣 370g

【性状】本品为黄色的颗粒；味甜、苦、辛。

【功能与主治】清热。用于清心热。

【用法用量】开水冲服。一次 2g，一日 3 次。

【规格】每袋装 2g。

【贮藏】密封。

※大月晶丸　Dayuejing Wan

【处方】

天竺黄 15g	红花 25g	寒水石(制)150g	肉豆蔻 10g
草果 10g	豆蔻 10g	止泻木子 12.5g	丁香 10g
余甘子 40g	檀香 12.5g	降香 20g	木香 25g
荜茇 25g	石榴子 40g	波棱瓜子 13g	诃子 50g
马钱子(制)10g	藏木香 25g	息香 10g	渣驯膏 40g
铁粉 75g	榜嘎 25g	獐牙菜 20g	兔耳草 20g
巴夏嘎 20g	藓生马先蒿 25g	甘青青兰 20g	绿绒蒿 37.5g
亚大黄 37.5g	蒲公英 37.5g	炉甘石 10g	欧曲(制)12.5g
熊胆粉 2.5g	牛黄 5g	人工麝香 5g	

【性状】本品为黑色水丸；具特异香气，味苦。

【功能与主治】清热解毒，消食化痞。用于中毒症、“木布”引起的胃肠溃疡吐血或便血，清除隐热、陈旧热、波动热，消化不良，急腹痛，虫病，黄水病，痞瘤等各种合并症。

【用法用量】口服。一次 3～5g，一日 3 次。

【规格】每丸重 0.3g、0.6g。

【贮藏】密闭，置阴凉干燥处。

大象凉月散　Daxiang Liangyue San

【处方】

草果 30g	炉甘石(煮)150g	豆蔻 45g	肉豆蔻 45g
甘草 75g	余甘子(去核)60g	熊胆粉 45g	石灰华 45g
降香 150g	毛诃子(去核)45g	乌奴龙胆 150g	金腰草 75g
巴夏嘎 150g	诃子(去核)225g	波棱瓜子 150g	矮紫堇 150g
马先蒿 75g	甘青青兰 150g	人工牛黄 85g	西红花 45g
红花 150g	绿绒蒿 150g	铁屑(诃子制)225g	藏木通 150g
渣驯膏 225g	藏木香 225g	印度獐牙菜 150g	

【性状】本品为黄褐色粉末；味苦、涩。

【功能与主治】舒肝利胆，理气血。用于肝病，血原病，赤巴病等疾病。

【用法用量】一次 1～2 袋，一日 1～2 次。

【规格】每袋装 1g。

【贮藏】密闭，置阴凉干燥处。

马钱降血丸　Maqian Jiangxue Wan

【处方】

马钱子(制)80g	悬钩木 150g	宽筋藤 120g	木香 80g
土木香 200g	穆库尔没药 30g	诃子(去核)100g	干姜 50g
广枣 4g	刺绿绒蒿 160g	寒水石(制)150g	肉豆蔻 20g
藏紫草 25g	巴夏嘎 100g	余甘子(去核)170g	甘草浸膏 70g
白沉香 50g			

【性状】本品为棕褐色水丸；味酸、涩、苦。

【功能与主治】降压平喘。用于高血压引起的气息踹逆，胸背刺痛，降坏血，肺脏引起的咳嗽等。

【用法用量】嚼碎吞服。一次 1～2 丸，一日 2～3 次或遵医嘱。

【规格】每丸重 0.5g。

【贮藏】密闭，置阴凉干燥处。

木香消导丸　Muxiang Xiaodao Wan

【处方】

木香 80g	土木香 70g	余甘子(去核)130g	干姜 60g
石榴子 150g	诃子(去核)80g	巴夏嘎 100g	大黄 100g
荜茇 50g	寒水石 120g	豆蔻 40g	碱花 150g

【性状】本品为棕黑色水丸；气微，味苦。

【功能与主治】健胃，消食，止痛。用于胃痛，消化不良，腹胀，嗳气，便秘。

【用法用量】嚼碎吞服。一次 7～9 丸，一日 2 次。

【规格】每丸重 0.3g。

【贮藏】密闭，置阴凉干燥处。

五味手参丸　Wuwei Shoushen Wan

【处方】

手参(制)100g	石榴子 70g	草豆蔻 60g	红花 50g
熊胆粉 10g			

【性状】本品为棕黄色水丸；味苦、微咸。

【功能与主治】滋补，壮阳。用于阳痿不举，少精，肾虚。

【用法用量】嚼碎吞服。一次 3～4 丸，一日 1～2 次或遵医嘱。

【规格】每丸重 0.35g。

【贮藏】密闭，防潮。

五味甘露丸　Wuwei Ganlu Wan

【处方】

寒水石(制)200g	甘青青兰 150g	余甘子(去核)120g	藏木香 100g
诃子(去核)150g			

【性状】本品为黑色水丸；味涩、微酸。

【功能与主治】舒肝健胃。用于“培根”引起的肝胃疼痛，吐酸水，饮食无味，胸背刺痛。

【用法用量】一次 1～2 丸，一日 2～3 次。

【规格】每丸重 0.3g。

【贮藏】密闭，置阴凉干燥处。

五味甘露散 Wuwei Ganlu San

【处方】

寒水石（制）200g　甘青青兰 150g　余甘子（去核）120g　藏木香 100g

诃子（去核）150g

【性状】本品为淡灰黄色细粉；味涩、微酸。

【功能与主治】舒肝健胃。用于“培根”引起的肝胃疼痛，吐酸水，饮食无味，胁背肋刺痛。

【用法用量】一次 1～2g，一日 3 次。

【规格】每袋装 20g。

【贮藏】密闭，置阴凉干燥处。

五味蚤缀丸 Wuwei Zaozhui Wan

【处方】

蚤缀 200g　甘草 140g　高山辣根菜 140g　石灰华 140g

杜鹃花 100g

【性状】本品为灰棕色水丸；气微香，味微涩。

【功能与主治】清肺止咳。用于肺炎咳嗽，感冒。

【用法用量】嚼碎吞服。一次 3～4 丸，一日 2～3 次。

【规格】每丸重 0.5g。

【贮藏】密闭，置阴凉干燥处。

* 五味黄连丸 Wuwei Huanglian Wan

【处方】

黄连 300g　红花 160g　诃子 200g　渣驯膏 80g

人工麝香 1g

【性状】本品为红褐色水丸；气微香，味苦。

【功能与主治】消炎，止泻，止痛。用于胃肠炎，久泻腹痛，胆偏盛引起的厌食。

【用法用量】一次 1～2 克，一日 2～3 次。

【规格】每 60 丸重 1g。

【贮藏】密闭，置阴凉干燥处。

五味渣驯汤散　Wuwei Zhaxun Tangsan

【处方】

渣驯膏 150g　藏木通 220g　巴夏嘎 200g　红花 170g
熊胆粉 5g

【性状】本品为浅黄色粉末；气香，味苦、涩。

【功能与主治】清肝热。用于肝热症，肝肿大，结膜炎，身重意懒。

【用法用量】水煎服。一次 1～2g，一日 2～3 次。

【规格】每袋装 20g。

【贮藏】密闭，置阴凉干燥处。

五味獐牙菜汤丸　Wuwei Zhangyacai Tangwan

【处方】

印度獐牙菜 300g　榜嘎 300g　力嘎都 200g　宽筋藤 200g
小檗皮 200g

【性状】本品为黄绿色水丸；气微香，味苦。

【功能与主治】利胆，清热。用于胆囊炎，黄疸型肝炎。

【用法用量】打碎水煎服。一次 3～5 丸，一日 2 次。

【规格】每丸重 1g。

【贮藏】密闭，防潮。

五味獐牙菜汤散　Wuwei Zhangyacai Tangsan

【处方】

印度獐牙菜 300g　榜嘎 300g　力嘎都 200g　宽筋藤 200g

小檗皮 200g

【性状】本品为黄绿色粗粉；气微香，味苦。

【功能与主治】利胆，清热。用于胆囊炎，黄疸型肝炎。

【用法用量】水煎服。一次 3～5g，一日 2 次。

【规格】每袋装 3g、5g、15g、20g、30g。

【贮藏】密闭，防潮。

五佳丸　Wujia Wan

【处方】

荜茇 60g	石榴子 400g	芫荽果 200g	干姜 120g
小米辣 100g	蜂蜜 80g		

【性状】本品为黄褐色水丸；味酸、辛。

【功能与主治】滋补强壮。用于胃寒，消化功能减退，身体虚寒及妇女不孕。

【用法用量】一次 4～5 丸，一日 2～3 次。

【规格】每丸重 0.25g、0.5g。

【贮藏】密闭，置阴凉干燥处。

日达御瓦散　Rida Yuwa San

【处方】

木香 150g	藏木香 100g	干姜 100g	诃子(去核)100g

【性状】本品为浅黄色粉末；气微香，味苦、涩。

【功能与主治】开胃健脾。用于胃寒，胃酸，胃胀，胃疼及肝脏、脾脏疾病。

【用法用量】一次 2g，一日 3 次。

【规格】每瓶 30g。

【贮藏】密封，置阴凉干燥处。

日光肝康丸　Riguang Gankang Wan

本品为由石榴子、肉桂、草豆蔻等药味加工制成的丸剂。

【性状】本品为黄棕色水丸；气微，味苦。

【功能与主治】增火活血，软肝舒肾，开胃强体。治疗陈旧寒性肝病，用于乙肝，丙肝，脂肪肝，肝硬化，肝癌，肝肾综合征等寒性期肝病。

【用法用量】嚼碎吞服。一次 3～4 丸，一日 1～2 次或遵医嘱。

【规格】每丸重 0.35g。

【贮藏】密闭，防潮。

牛黄青鹏丸 Niuhuang Qingpeng Wan

【处方】

红花 100g	巴夏嘎 100g	印度獐牙菜 150g	波棱瓜子 50g
绿绒蒿 150g	诃子(去核)200g	渣驯膏 100g	安息香 80g
藏菖蒲 100g	黑冰片 100g	铁棒锤(制)60g	木香 100g
结血蒿膏 50g	人工麝香 2g	人工牛黄 2g	

【性状】本品为棕灰色水丸；味苦、涩。

【功能与主治】清热解毒，利胆。用于胆囊炎，黄疸型肝炎，瘟疫，肝胃引起的发烧等。

【用法用量】一次 3～5 丸，一日 1～2 次。

【规格】每丸重 0.35g。

【贮藏】密闭，置阴凉干燥处。

牛黄降香丸 Niuhuang Jiangxiang Wan

【处方】

人工牛黄 2g	巴夏嘎 100g	红花 150g	波棱瓜子 50g
绿绒蒿 150g	石灰华 200g	丁香 40g	降香 125g
力嘎都 100g	高山辣根菜 150g	印度獐牙菜 100g	檀香 125g
葡萄 70g	渣驯膏 100g	甘草 100g	木香 100g
藏木通 100g			

【性状】本品为暗棕色水丸；气微香，味苦。

【功能与主治】清热止咳。用于肺炎发烧，咳嗽，痰中带血，胸胁疼痛，呼吸不畅。

【用法用量】一次 5～6 丸，一日 1～3 次。

【规格】每丸重 0.5g。

【贮藏】密闭，置阴凉干燥处。

牛黄蒂达丸 Niuhuang Dida Wan

【处方】

人工牛黄 10g	莲座虎耳草 100g	绿绒蒿 100g	藏木通 80g
木香 100g	波棱瓜子 50g	苦荬菜 80g	渣驯膏 50g
角茴香 80g	巴夏嘎 70g	榜嘎 80g	金腰草 70g
小檗皮 80g	红花 100g		

【性状】本品为棕灰色水丸；味苦、麻。

【功能与主治】舒肝利胆。用于肝大，胆囊炎及由此引起的恶心，口苦，“赤巴”病等。

【用法用量】一次 3～5 丸，一日 2～3 次。

【规格】每 10 丸重 5g。

【贮藏】密闭，置阴凉干燥处。

仁庆卡索惬茂丸 Renqing Kasuo Qiemao Wan

【处方】

手参 32g	槟榔 32g	白及 16g	黄精(制)16g
芒果核 16g	蒲桃 16g	大托叶云实 16g	刀豆(制)16g
菥蓂子 16g	冬葵果 16g	人参 16g	黄芪 16g
寒水石(制)16g	党参 16g	枸杞子 16g	天麻 16g
石榴子 16g	豆蔻 16g	诃子(去核)16g	肉豆蔻 16g
草果 16g	鹿茸 16g	螃蟹(制)10g	硇砂(制)10g
海金沙 10g	高良姜 10g	杜鹃花 10g	螃蟹甲 10g
荜茇 10g	胡椒 10g	毛诃子(去核)16g	蜂蜜 80g
红糖 80g	刺柏 10g	烈香杜鹃 10g	大籽蒿 10g
麻黄 10g	水柏枝 10g	余甘子(去核)16g	蒺藜(炒)16g
喜马拉雅紫茉莉(制)16g	天冬(制)16g	冰糖 80g	丁香 16g

【性状】本品为棕褐色大蜜丸；气微香，味甘、酸、甜。

【功能与主治】滋补壮阳，添精补肾。用于肾寒，慢性肾功能不全，肾衰竭，肾虚肾亏等。

【用法用量】一次 5g，一日 2 次。

【规格】每丸重 5g。

【贮藏】密封，置阴凉干燥处。

仁青晴德丸 Renqing Qingde Wan

【处方】

西红花 0.25g	印度獐牙菜 4.5g	蓝花绿绒蒿 20g	洪连 8g
风毛菊 8g	小檗皮 10g	黄芩 20g	诃子(去核)5g
角茴香 8g	熊胆粉 5g	人工牛黄 5g	金腰草 8g
石榴子 5g	余甘子(去核)5g	栀子 10g	甘草 10g
葡萄 10g	豆蔻 5g	黄芪 5g	大黄 30g
藏紫草 4.5g	蒲公英 4.5g	渣驯膏 20g	巴夏嘎 25g
丹参 3g	红花 1.5g	波棱瓜子 8g	榜嘎 8g
木香 10g			

【性状】本品为棕黄色水丸；气微香，味甘、微苦。

【功能与主治】清热解毒。用于早期肝硬化，肝炎等。

【用法用量】一次 2g，一日 3 次。

【规格】每丸重 1g。

【贮藏】密封，置阴凉干燥处。

仁青达色芒觉丸 Renqing Dase Mangjue Wan

【处方】

佐太 30g	夏达西 130g	藏雪鸡 50g	鬣蜥 50g
沙蜥 100g	鹿筋 10g	鹿鞭 20g	鹿茸 20g
水獭尾骨 10g	诃子(去核)100g	手参 225g	冬虫夏草 30g
天仙子 50g	甘草 50g	菥蓂子 120g	黄葵子 30g
花椒 30g	荜茇 20g	蒺藜(炒)20g	冬葵果 20g
渣驯膏 100g	杜鹃花 50g	寒水石(热制)30g	雪莲花 30g
肉豆蔻 20g	豆蔻 20g	草果 20g	天竺黄 20g
西红花 5g	红花 5g	丁香 20g	螃蟹甲 60g
紫草茸 20g	黄精(制)100g	迷果芹(制)100g	黑芝麻 100g
天冬(制)100g	毛诃子(去核)100g	余甘子(去核)100g	干姜 60g
喜马拉雅紫茉莉(制)100g			

【性状】本品为棕黑色水丸；气香，味微苦。

【功能与主治】补肾壮阳，安神固精。用于肾阳不足，体质衰竭，性欲淡漠，精神萎靡，面失光泽等。

【用法用量】开水泡服。一次 1 丸，1～3 天 1 次。

【规格】每丸重 1.3g。

【贮藏】密闭，置阴凉干燥处。

月光肝康丸 Yueguang Gankang Wan

本品为由人工牛黄、西红花、藏木通等药味加工制成的丸剂。

【性状】本品为棕黄色水丸；气微香，味苦。

【功能与主治】祛毒清血，除热利肝。治疗热性肝病，用于乙肝，丙肝，脂肪肝，肝硬化，肝癌，肝肾综合征等热性期肝病。

【用法用量】嚼碎吞服。一次 3～4 丸，一日 2 次或遵医嘱。

【规格】每丸重 0.35g。

【贮藏】密闭，防潮。

* 牛尾蒿油软胶囊 Niuweihaoyou Ruanjiaonang

【处方】

牛尾蒿 50000g　　食用菜籽油 125g

【性状】本品为软胶囊剂，内容物为淡黄色至深黄色的油状液体；具有特异的香气。

【功能与主治】化痰止咳，降气平喘。用于痰浊阻肺所致的气喘咳嗽，痰多；慢性支气管炎见上述证候者。

【用法用量】口服，一次 1 粒，一日 3 次。

【规格】每粒重 0.2g(含牛尾蒿挥发油 100mg)。

【贮藏】密封。

* 六味安消散 Liuwei Anxiao San

【处方】

藏木香 50g　　大黄 200g　　北寒水石(煅)250g　　山柰 100g

诃子 150g　　　　碱花 300g

辅料：甜菊糖苷

【性状】本品为灰黄色或黄棕色的粉末；气香，味苦涩、微咸、微甜。

【功能与主治】和胃健脾，消积导滞，活血止痛。用于脾胃不和、积滞内停所致的胃痛胀满、消化不良、便秘、痛经。

【用法用量】口服。一次 1.5～3g，一日 2～3 次。

【规格】每 1g 相当于饮片 1g(每袋装 1.5g)。

【贮藏】密闭，防潮。

六味芒硝胶囊　Liuwei Mangxiao Jiaonang

【处方】

芒硝 100g　　　紫硇砂 100g　　　光明盐 100g　　　桂皮 100g

沙棘膏 50g　　　石榴子 100g

【性状】本品为胶囊剂，内容物为棕黄色粉末；气微，味咸。

【功能与主治】消胀，止痛。用于脐周疼痛，腹胀，肠鸣，便秘或腹泻等。

【用法用量】一次 3～5 粒，一日 2～3 次。

【规格】每粒装 0.3g。

【贮藏】密闭，防潮。

六味沉香散　Liuwei Chenxiang San

【处方】

沉香 200g　　　肉豆蔻 100g　　　广枣 100g　　　木香 100g

乳香 100g　　　兔心 100g

【性状】本品为棕黑色粉末；气芳香，味微苦。

【功能与主治】清心热，宁心，安神，开窍。用于热病攻心，神昏谵语，心前区疼痛。

【用法用量】一次 1～3 袋，一日 1～2 次。

【规格】每袋装 1g。

【贮藏】密闭，防潮。

六味牦牛心散 Liuwei Maoniuxin San

【处方】

牦牛心 100g	木香 100g	安息香 100g	丁香 100g
肉豆蔻 100g	广枣 100g		

【性状】本品为深褐色至棕黑色粉末；味酸、涩、微苦、辛。

【功能与主治】镇赫依，舒心。用于心脏病。

【用法用量】温开水送服。一次 1～3g，一日 1～2 次。

【规格】每袋装 1g。

【贮藏】密闭，置阴凉干燥处。

六味定心丸 Liuwei Dingxin Wan

【处方】

木香 100g	藏茴香 100g	黄精(制)100g	大蒜(炭)50g
肉豆蔻 50g	黑蕊虎耳草 100g		

【性状】本品为棕黄色水丸；有芳香及蒜气，味辛、苦。

【功能与主治】安神。用于心慌，心跳。

【用法用量】嚼碎吞服。一次 3 丸，一日 2～3 次。

【规格】每丸重 0.5g。

【贮藏】密闭，置阴凉干燥处。

六味定心胶囊 Liuwei Dingxin Jiaonang

【处方】

木香 100g	藏茴香 100g	黄精(制)100g	大蒜(炭)50g
肉豆蔻 50g	黑蕊虎耳草 100g		

【性状】本品为硬胶囊，内容物为棕黄色粉末；有芳香及蒜气，味辛、苦。

【功能与主治】安神。用于心慌，心跳。

【用法用量】一次 3～4 粒，一日 1～3 次或遵医嘱。

【规格】每粒装 0.25g。

【贮藏】密闭，置阴凉干燥处。

六味索协丸 Liuwei Suoxie Wan

【处方】

手参 340g　　枸杞子 400g　　牡丹皮 400g　　山药 400g
土茯苓 400g　　泽泻 500g

【性状】本品为黑色水丸；气香，味苦、涩。

【功能与主治】固精补肾，养心安神，强筋健骨。用于骨、肾“赫依热”引起的肾虚遗精，头晕耳鸣，失眠健忘，咽干口渴，腰膝酸软，神疲体倦，虚热盗汗，骨蒸潮热。

【用法用量】研碎温开水送服。一次 4～6 丸，一日 1～2 次。

【规格】每丸重 0.5g。

【贮藏】密封，置阴凉处。

六味黄疸丸 Liuwei Huangdan Wan

【处方】

木香 100g　　波棱瓜子 140g　　石榴子 240g　　黑冰片 200g
诃子(去核)300g　　印度獐牙菜 100g

【性状】本品为黑色水丸；气微香，味酸、苦。

【功能与主治】清热利胆，消食。用于黄疸型肝炎，胆区痛，胃痛，恶心呕吐，口苦。

【用法用量】嚼碎吞服。一次 1 丸，一日 2～3 次。

【规格】每丸重 1g。

【贮藏】密闭，置阴凉干燥处。

六味檀香散 Liuwei Tanxiang San

【处方】

紫檀香 300g　　山楂 300g　　巴夏嘎 300g　　黄连 25g
木香 25g　　红花 100g

【性状】本品为砖红色粉末；气香，味苦、涩。

【功能与主治】清心热。用于心血管疾病。

【用法用量】温开水送服。一次 1～2g，一日 1～3 次。
【规格】每瓶装 30g。
【贮藏】密闭，置阴凉干燥处。

巴桑拉隆散 Basang Lalong San

本品为由诃子、红花、草豆蔻等药味加工制成的散剂。
【性状】本品为棕黄色粉末；气香，味苦。
【功能与主治】益肾。用于腰部酸痛，足跛，尿涩等肾脏疾病。
【用法用量】一次 1 袋，一日 2～3 次或遵医嘱。
【规格】每袋装 3g。
【贮藏】密闭，防潮。

*手参肾宝胶囊 Shoushen Shenbao Jiaonang

【处方】

手参 100g	黄精 100g	天冬 62.4g	烈香杜鹃 32g
冬虫夏草 6.3g			

【性状】本品为硬胶囊，内容物为淡黄色至黄色粉末；气异香，味甘、涩、微苦。
【功能与主治】温肾补阴。用于肾虚所致腰膝酸软，眩晕乏力。
【用法用量】口服，一次 1～2 粒，一日 1 次。
【规格】每粒装 0.3g。
【贮藏】密封。

匝塔居舟丸 Zata Juzhou Wan

【处方】

马蔺子 100g	马尿泡 100g	草豆蔻 100g	螃蟹(制)100g
菥蓂子 50g	芒果核 50g	大托叶云实(制)50g	蒲桃 50g
紫草茸 50g	刺柏叶膏 50g	诃子(去核)50g	藏茜草 50g
波棱瓜子 50g	巴夏嘎 50g	藏紫草 50g	刀豆(制)50g

【性状】本品为棕灰色水丸；气微香，味苦、涩。
【功能与主治】清热消肿。用于睾丸疼痛，炎症，肿胀结核等。

【用法用量】嚼碎吞服。一次 0.8～1.4g，一日 1～3 次或遵医嘱。
【规格】每丸重 0.35g、0.4g。
【贮藏】密闭，防潮。

*石榴日轮丸　Shiliu Rilun Wan

【处方】

石榴子 250g	冬葵果 80g	肉桂 70g	天门冬 100g
黄精 50g	西藏棱子芹 150g	荜茇 30g	红花 100g
蒺藜 150g	豆蔻 40g	喜马拉雅紫茉莉 100g	

【性状】本品应为棕黄色水丸；气微，味酸、甜、微辣。
【功能与主治】温补胃肾。用于消化不良，腰腿冷痛，小便频数，脚背浮肿。
【用法用量】一次 3～4 丸，一日 3 次。
【规格】每丸重 0.65g。
【贮藏】密闭，置阴凉干燥处。

*石榴健胃胶囊　Shiliu Jianwei Jiaonang

【处方】

石榴 133g	肉桂 40g	豆蔻 53g	荜茇 21g
红花 53g			

【性状】本品为胶囊剂，内容物为浅红棕色粉末；气微香，味酸、辣。
【功能与主治】温胃益火。用于消化不良，食欲不振，寒性腹泻等。
【用法用量】口服。一次 3 粒，一日 2～3 次。
【规格】每粒装 0.3g。
【贮藏】密封。

石榴清肺散　Shiliu Qingfei San

【处方】

石榴子 150g	桂皮 150g	豆蔻(制)150g	荜茇 200g
甘草 100g	石灰华 100g	葡萄 100g	香旱芹 100g

【性状】本品为灰黄色粉末；味甘、涩。

【功能与主治】止咳，平喘，祛痰。用于早晚咳嗽，痰多，痰色清或呈黏液状，气急上喘，胸胁壅塞等肺寒病症。

【用法用量】一次 1～3g，一日 1～3 次或遵医嘱。

【规格】每瓶装 20g。

【贮藏】密闭，防潮。

石榴普安丸　Shiliu Pu'an Wan

【处方】

石榴子 40g	肉桂 15g	豆蔻 15g	荜茇 20g
红花 10g	菥蓂子 10g	甘青青兰 5g	洪连 5g
翼首草 5g	印度獐牙菜 10g	沙棘膏 15g	芒果核 5g
蒲桃 5g	大托叶云实 5g	芫荽果 5g	木香 5g
寒水石(制)25g	金腰草 5g	干姜 20g	渣驯膏 20g
胡椒 15g			

【性状】本品为灰色至灰棕色水丸；气辛，味辣、甘。

【功能与主治】益胃火，除痰湿，温肾。用于白色“培根木布”病，胃火衰弱，消化不良，腰部冷痛，小便不利，妇女血病等。

【用法用量】嚼服或研碎后温开水送服。一次 1.05～2.1g，一日 1～3 次。

【规格】每丸重 0.35g、0.3g。

【贮藏】密闭，置阴凉干燥处。

石榴普安散　Shiliu Pu'an San

【处方】

石榴子 40g	肉桂 15g	豆蔻 15g	荜茇 20g
红花 10g	菥蓂子 10g	甘青青兰 5g	洪连 5g
翼首草 5g	印度獐牙菜 10g	沙棘膏 15g	芒果核 5g
蒲桃 5g	大托叶云实 5g	芫荽果 5g	木香 5g
寒水石(制)25g	金腰草 5g	干姜 20g	渣驯膏 20g
胡椒 15g			

【性状】本品为灰色粉末；气辛，味辣、甘。

【功能与主治】益胃火，除痰湿，温肾。用于白色“培根木布”病，胃火衰弱，消化不良，腰部冷痛，小便不利，妇女血病等。

【用法用量】一次 1.2g，一日 2 次。

【规格】每袋装 12g。

【贮藏】密闭，置阴凉干燥处。

卡尼德谢丸 Kani Dexie Wan

【处方】

大黄 20g	鹿茸 6g	小叶莲 30g	红参 38g
土茯苓 38g	当归 38g	枸杞子 30g	黄芪 70g
党参 38g	五味子 30g	豆蔻 20g	人工麝香 5g
西红花 10g	苦参 30g	丹参 38g	白术 38g
白芍 38g	车前草 40g	山药 38g	菟丝子 40g
玛卡 40g			

【性状】本品为黄色水丸；气微香，味苦。

【功能与主治】清热解毒，利湿消肿。用于急性肾炎，急性肾盂肾炎，尿路感染以及慢性肾炎，肾病综合症，尿毒症等症状。

【用法用量】温开水送服。一次 2 丸，一日 3 次。

【规格】每丸重 1g。

【贮藏】密封，置阴凉干燥处。

卡汤居松散 Katang Jusong San

【处方】

蒲桃 70g	诃子(去核)100g	大托叶云实 70g	芒果核 70g
紫草茸 90g	茜草 90g	余甘子(去核)90g	冬葵果 80g
山矾叶 80g	槟榔 90g	毛诃子(去核)90g	荮蓂子 60g
宽筋藤 70g			

【性状】本品为黄灰色粉末；气香，味微苦、涩。

【功能与主治】补肾，益肾。用于肾腰损伤疼痛，关节肿胀疼痛，尿道灼痛，腰椎畸形。

【用法用量】水煎服。一次 3～5g，一日 2 次。

【规格】每袋装 15g。

【贮藏】密闭，置阴凉干燥处。

甲居顿巴散 Jiaju Dunba San

【处方】

山楂 158.9g　石榴皮 27.72g　肉桂 18.9g　草豆蔻 18.9g

荜茇 27.72g　高良姜 27.72g　红花 27.72g

【性状】本品为淡黄色粉末；气香，味甘、辣。

【功能与主治】温中散寒，健胃消食。用于治疗消化不良，营养不良，食欲减退等。

【用法用量】温开水送服。一次 1～2g，一日 1～2 次。

【规格】每袋装 30g。

【贮藏】密封。

* 四十二味疏肝胶囊 Sishi'erwei Shugan Jiaonang

【处方】

诃子 24g　铁粉 24g　佐太 24g　金精石 8g

肉豆蔻 6.5g　天竺黄 6.5g　西红花 6.5g　白豆蔻 6.5g

丁香 6.5g　草果 6.5g　川木香 6.5g　芒果核 8g

白檀香 8g　紫檀香 8g　沉香 8g　银朱 6.5g

唐古特乌头 8g　秦艽花 5g　天然牛黄 3g　人工麝香 0.5g

美丽乌头 7.5g　商陆 7.5g　赛北紫堇 7.5g　渣驯膏 7.5g

延胡索 7.5g　毛诃子 7.5g　余甘子 7.5g　松石 5g

红珊瑚 5g　印度獐牙菜 5g　珍珠 5g　青金石 5g

波棱瓜子 5g　止泻木子 5g　荜茇 4g　芫荽 4g

决明子 4g　酸藤果 3g　没药 3g　马宝 3g

熊胆粉 3g　方海 8g

【性状】本品为硬胶囊，内容物为棕色至棕褐色的粉末；气香，味苦。

【功能与主治】清热利湿，疏肝理脾，化瘀散结。用于肝胆湿热，气滞血瘀所致的胁痛，脘胀；急慢性乙型肝炎见上述证候者。

【用法用量】口服。一次 2 粒，一日 1 次。晨六时空腹服用；与“十四味疏肝胶囊”“二十味疏肝胶囊”“十三味疏肝胶囊”配合使用；32 天为一疗程。

【规格】每粒装 0.3g。

【贮藏】密封。

四味木香导泻丸 Siwei Muxiang Daoxie Wan

【处方】

诃子(去核)10g 巴豆(制)10g 漆树脂(制)10g 白狼毒(制)10g

【性状】本品为黑灰色水丸；味苦、微涩。

【功能与主治】清肠泻毒。用于泻治赤巴性胃肠炎等。

【用法用量】嚼碎吞服。一次 1～2 丸，一日 1 次或遵医嘱。

【规格】每丸重 0.35g。

【贮藏】密闭，防潮。

四味石榴散 Siwei Shiliu San

【处方】

石榴子 250g 豆蔻 45g 桂皮 100g 荜茇 50g

【性状】本品为灰黄色至灰棕色粉末；气微香，味酸、微辛。

【功能与主治】散寒健胃。用于消化不良，腹胀，四肢发冷。

【用法用量】一次 1～3g，一日 1～2 次。

【规格】每瓶装 20g。

【贮藏】密闭，防潮。

四味诃子汤丸 Siwei Hezi Tangwan

【处方】

诃子(去核)200g 紫草茸 100g 山矾叶 100g 茜草 100g

【性状】本品为淡红色水丸；气微，味涩。

【功能与主治】用于肾区疼痛，腰痛，尿道灼痛，骨肉间闪痛，脊椎两侧肌肉痛及大小肠病所致的口干、腹胀、便秘。

【用法用量】打碎水煎服。一次 3～4 丸，一日 2～3 次。

【规格】每丸重 1g。

【贮藏】密闭，置阴凉干燥处。

四味诃子汤散　Siwei Hezi Tangsan

【处方】

诃子(去核)200g　紫草茸 100g　山矾叶 100g　茜草 100g

【性状】本品为淡红色粗粉；气微，味涩。

【功能与主治】用于肾区疼痛，腰痛，尿道灼痛，骨肉间闪通，脊椎两侧的肌肉痛及大小肠病所致的口干、腹胀、便秘。

【用法用量】水煎服。一次 3g，一日 2～3 次。

【规格】每袋装 3g。

【贮藏】密闭，防潮。

四味辣根菜汤丸　Siwei Lagencai Tangwan

【处方】

高山辣根菜 200g　紫草茸 100g　力嘎都 160g　甘草 100g

【性状】本品为紫棕色水丸；气微，味微甜。

【功能与主治】清肺热，祛痰止咳。用于肺热咳嗽，发烧，气短，痰中带血。

【用法用量】打碎水煎服。一次 3～4g，一日 2 次。

【规格】每丸重 1g。

【贮藏】密闭，置阴凉干燥处。

四味辣根菜汤散　Siwei Lagencai Tangsan

【处方】

高山辣根菜 200g　紫草茸 100g　力嘎都 160g　甘草 100g

【性状】本品为紫棕色粗粉；气微，味微甜。

【功能与主治】清肺热，祛痰止咳。用于肺热咳嗽，发烧，气短，痰中带血。

【用法用量】水煎服。一次 3～4g，一日 1～2 次。

【规格】每袋装 30g。

【贮藏】密闭，置阴凉干燥处。

白色蔷薇丸　Baise Qiangwei Wan

【处方】

蔷薇花 300g	渣驯膏 80g	诃子(去核)150g	矮紫堇 100g
洪连 100g	寒水石(制)200g	木香 100g	蜂蜜 80g

【性状】本品为灰白色至灰色水丸；气微，味苦。

【功能与主治】止酸，健胃。用于慢性胃炎，胃酸过多，恶心，食欲不振，口苦，头痛头晕。

【用法用量】一次 1～2g，一日 2～3 次。

【规格】每丸重 0.3g、0.5g、1g。

【贮藏】密封，置阴凉干燥处。

冬果梨滋肺膏　Dongguoli Zifei Gao

本品为由藏冬果、螃蟹甲、竹茹等药味加工制成的煎膏剂。

【性状】本品为深棕色的稠厚半流体；味甜。

【功能与主治】清热滋肺，祛痰平喘。用于慢性支气管炎引起的久咳气喘，胸闷气短，呼吸困难等症状。

【用法用量】一次 10～20mL，一日 1～2 次或遵医嘱。

【规格】每瓶装 180mL。

【贮藏】密闭，防潮。

吉辛阿汤散　Jixin A Tangsan

【处方】

小檗皮 50g	黄芩 50g	洪连 30g	香附 30g

【性状】本品为黄色粉末；气微香，味苦、涩。

【功能与主治】消炎，止血，止泻。用于急性肠炎，慢性肠炎，胃炎等。

【用法用量】一次 2g，一日 3 次。水煎服。

【规格】每瓶装 30g。

【贮藏】密封，置阴凉干燥处。

吉辛杰巴丸 Jixin Jieba Wan

【处方】

小檗皮 100g	黄连 100g	黄芩 100g	蒲公英 80g
栀子 80g	车前草 60g	大黄 50g	草乌(制)30g

【性状】本品为浅黄色水丸；气微香，味苦。

【功能与主治】温肾，固精，调精通淋。用于寒性肾病引起的腰髋关节疼痛，睾丸肿胀，月经不调等。

【用法用量】温开水送服。一次 2 丸，一日 3 次。

【规格】每丸重 1g。

【贮藏】密封，置阴凉干燥处。

吉迥丸 Jijiong Wan

【处方】

石榴子 500g	肉桂 75g	豆蔻 40g	西红花 250g
荜茇 50g	佐太 10g		

【性状】本品为黑色的水丸；气芳香，味甘、涩、微苦。

【功能与主治】温胃益火，化滞除湿，疏通脉道。用于急慢性肝炎，肝硬化，甲、乙型肝炎，慢性胃肠炎，消化不良，食欲不振。

【用法用量】研碎温开水送服或泡服。一次 1 丸，一日 1 次。

【规格】每丸重 1g。

【贮藏】密封。

百味肾丸 Baiwei Shen Wan

本品为由冬虫夏草、黑蕊虎耳草、杜鹃花等药味加工制成的丸剂。

【性状】本品为黑色水丸；气芳香，味甘、微苦、涩。

【功能与主治】清热解毒，调和滋补，壮阳，温阳补肾，安神固精，益肾强筋骨。用于阳痿不举早泄，肾虚少精，肾囊湿冷，精神萎靡，脾胃不和，糖尿病等，也适应于免疫力低下，年老体弱者。

【用法用量】研碎温开水服用或泡服。一日2～3次，一次2丸。

【规格】每丸重1g。

【贮藏】密封，置阴凉处。

夸玛苟汤散　Kuama Gou Tangsan

【处方】

芒果核25g　　蒲桃25g　　草豆蔻30g　　木香25g
角茴香25g　　高良姜30g　　藏锦鸡儿20g　　刀豆(制)50g
广枣25g

【性状】本品为黄褐色粉末；气微腥，味酸甜、苦、涩。

【功能与主治】补肾强身。用于身衰倦怠，头晕心悸，眼花耳聋，阳痿少精。

【用法用量】水煎服。一次1～2g，一日1～2次。

【规格】每袋装30g。

【贮藏】密封。

达吉居瓦散　Daji Juwa San

【处方】

相思子360g　　鸡内金360g　　诃子(去核)360g　　山楂120g
黑冰片240g　　渣驯膏120g　　印度獐牙菜72g　　石榴子120g
金钱草120g　　榜嘎240g

【性状】本品为黑色粉末；味苦。

【功能与主治】消炎利胆，散瘀消石。用于胆囊炎，胆结石等。

【用法用量】温开水送服。一次1～2g，一日1～2次。

【规格】每袋装30g。

【贮藏】密封。

达西居松丸　Daxi Jusong Wan

【处方】

黄精(制)50g　　天冬(制)50g　　迷果芹(制)50g　　蒺藜(炒)50g

水獭肉 50g　芒果核 50g　大托叶云实 50g　刀豆(制)50g
槟榔 10g　羌活鱼 2g　冬虫夏草 50g　手参(奶制)10g
喜马拉雅紫茉莉(制)50g

【性状】本品为浅红色水丸；气微香，味甘、酸、甜。

【功能与主治】滋补壮阳，温肾补肺。用于阳痿不举，腰腿酸痛等。

【用法用量】温开水泡服。一次 1 丸，一日 3 次。

【规格】每丸重 1g。

【贮藏】密封，置阴凉干燥处。

达西桑瓦苟觉丸　Daxi Sangwa Goujue Wan

【处方】

牛奶 100g　岩鸽肉(制)20g　麻雀肉(制)30g　藏雪鸡(制)30g
鹿辜丸 50g　诃子(去核)15g　天冬(制)20g　白芝麻 20g
手参 30g　小伞虎耳草 20g　寒水石(热制)30g　蜂蜜 20g

【性状】本品为黄褐色的大蜜丸；气微腥，味酸甜、苦、涩。

【功能与主治】补肾强身。用于神衰倦怠，头晕心悸，眼花耳聋，阳痿少精。

【用法用量】一次 1 丸，一日 1 次。

【规格】每丸重 3g。

【贮藏】密封，置阴凉处。

达谢吉八丸　Daxie Jiba Wan

【处方】

螃蟹(制)100g　硇砂(制)20g　海金沙 100g　冬葵果 200g
豆蔻 200g　蒲桃 100g　敦盛草 100g　刀豆(制)100g

【性状】本品为黄棕色至棕褐色水丸；气微香，味微苦。

【功能与主治】补肾。用于尿痛，尿急，肾结石及尿路感染等。

【用法用量】嚼服或研碎开水送服。一次 6～7 丸，一日 2～3 次。

【规格】每丸重 0.35g。

【贮藏】密封。

* 虫草清肺胶囊 Chongcao Qingfei Jiaonang

【处方】

沙棘膏 100g	冬虫夏草 1.4g	南五味子 172g	百部 198g
白及 254g	百合 80g	枇杷叶 95g	甘草 45g
牡蛎 104g	蛤蚧 0.6g		

【性状】本品为硬胶囊，内容物为棕褐色的粉末；味微苦、涩。

【功能与主治】润肺补气，清肺化痰，止咳平喘。用于气阴两虚，痰热阻肺所致的咳嗽痰多，气喘胸闷；慢性支气管炎见上述证候者。

【用法用量】口服，一次 2～3 粒，一日 3 次。

【规格】每粒装 0.3g(相当于饮片 0.95g，含沙棘膏 100mg)。

【贮藏】密封。

曲曼德伟阔洛散 Quman Dewei Kuoluo San

【处方】

金礞石 20g	芫荽果 30g	余甘子(去核)40g	螃蟹(制)20g
铁屑(制)20g	冬葵果 30g	蒺藜(炒)20g	荜茇 20g
甘青青兰 30g	花椒 20g	亚大黄 30g	甘草 30g
蜗牛壳(制)40g			

【性状】本品为灰黑色粉末；味微苦。

【功能与主治】消炎利尿。用于膀胱炎，肾结石，前列腺增生，腹水等。

【用法用量】温开水送服。一次 1～3g，一日 1～3 次或遵医嘱。

【规格】每袋装 15g。

【贮藏】密闭，置阴凉干燥处。

杂德交阿散 Zade Jiao'a San

【处方】

肉豆蔻 120g	丁香 90g	草豆蔻 60g	广枣 60g
天冬(制)90g	黄精(制)60g	手参 120g	干姜 30g
荜茇 30g	胡椒 30g	光明盐 30g	紫硇砂 60g

芫荽果 30g　钱子(制)30g　沉香 90g

【性状】本品为灰褐色粉末；气香，味咸、辛、苦。

【功能与主治】镇“赫依”，安神，健脑。用于心悸，失眠，眩晕，健忘。

【用法用量】温开水送服。一次 1～2g，一日 1～2 次。

【规格】每袋装 30g。

【贮藏】密封，置阴凉干燥处。

多仓阿格杰巴丸　Duocang Age Jieba Wan

【处方】

沉香 160g　檀香 80g　紫檀香 160g　丹参 160g
肉豆蔻 40g　丁香 16g　木香 120g　红花 80g
降香 80g

【性状】本品为棕红色水丸；气芳香，味苦、微涩。

【功能与主治】活血化瘀，安神开窍。用于心悸，胸闷，气短，心前区疼痛等。

【用法用量】研碎温开水送服或泡服。一次 2～3 丸，一日 1～2 次。

【规格】每丸重 1g。

【贮藏】密封，置阴凉干燥处。

多味獐牙菜汤散　Duowei Zhangyacai Tangsan

【处方】

止泻木子 80g　波棱瓜子 80g　印度獐牙菜 300g　洪连 200g
巴夏嘎 20g　榜嘎 200g　川西獐牙菜 80g

【性状】本品为浅绿色粉末；味苦。

【功能与主治】清热解毒，退黄。用于“赤巴”病，黄疸性肝炎的治疗。

【用法用量】水煎服。一次 1 袋，一日 1～2 次。

【规格】每袋装 5g。

【贮藏】密闭，防潮。

肉蔻骨酒　Roukou Gu Jiu

本品为由肉豆蔻、黑青稞等药味加工制成的酒剂。

【性状】本品为淡黄色液体；气芳香，味辛辣。

【功能与主治】静心安神。用于心脏疾病引起的神志不清、胸闷气短、心悸失眠等。

【用法用量】一次 20～30mL，一日 3 次，饭后服用或遵医嘱。

【规格】每瓶装 480mL。

【贮藏】密闭，防潮。

⁎回生甘露丸 Huisheng ganlu Wan

【处方】

石灰华 75g	红花 50g	檀香 25g	石榴子 50g
甘草 50g	葡萄 40g	蚤缀 50g	力嘎都 50g
香旱芹子 25g	肉桂 40g	木香 40g	沙棘果膏 50g
肉草果 150g	绿绒蒿 50g	兔耳草 50g	短穗兔耳草 65g
人工牛黄 2g			

【性状】本品为棕褐色水丸；味酸、甘。

【功能与主治】滋阴养肺，制菌排脓。用于肺脓肿，肺结核，体虚气喘，新旧肺病等。

【用法用量】口服。一次 1～2g，一日 1～2 次。

【规格】每丸重 0.25g。

【贮藏】密闭，防潮。

贡本日嘎尔丸 Gongben Riga'er Wan

【处方】

石榴子 30g	翼首草 100g	寒水石(寒制)150g	渣驯膏 200g
藏木香 170g	木瓜 120g	诃子(去核)100g	沉香 100g
丁香 100g	天竺黄 150g	红花 50g	肉豆蔻 130g
豆蔻 70g	延胡索 130g	草果 100g	人参 150g
蜂蜜 200g			

【性状】本品为暗褐色的水蜜丸；气香，味涩、苦、辛。

【功能与主治】健脾和胃，止痛止吐，利尿顺便。用于消化不良，腹胀腹痛，呕逆泄泻。

【用法用量】一次 1～2 丸，一日 2～3 次。

【规格】每丸重 0.8g。

【贮藏】密闭，置阴凉干燥处。

赤索钦莫丸 Chisuo Qinmo Wan

【处方】

阿胶 40g	人参 40g	红参 40g	党参 80g
当归 40g	黄芩 40g	余甘子(去核)40g	大枣 40g
枸杞 40g	石榴子 80g	黄芪 40g	西红花 4g
白糖 80g	藏糖 80g	鹿角(制)20g	蜂蜜 80g
酥油 80g	刺柏 40g	烈香杜鹃花 40g	水柏枝 40g
麻黄 40g	大籽蒿 40g		

【性状】本品为浅棕色丸；气微香，味甘、酸、甜。

【功能与主治】益气养血，健胃消食。用于贫血，面色萎黄，头晕花眼，心悸失眠，四肢发凉等。

【用法用量】温开水泡服。一次 1 丸，一日 3 次。

【规格】每丸重 1g。

【贮藏】密封，置阴凉干燥处。

赤展更俊丸 Chizhan Gengjun Wan

【处方】

木香 80g	岩参 80g	洪连 80g	小檗皮 80g
角茴香 80g	火硝 30g	印度獐牙菜 100g	牛蒡子 40g
榜嘎 80g	小伞虎耳草 80g	波棱瓜子 40g	喜马拉雅紫茉莉(制)40g

【性状】本品为黄棕色水丸；味苦。

【功能与主治】消热，利胆。用于胆结石，胆囊炎，肝炎，肤黄，目黄病。

【用法用量】一次 3～4 丸，一日 2 次。

【规格】每丸重 0.3g。

【贮藏】密闭，置干燥处。

赤曼智缰丸 Chiman Zhijiang Wan

【处方】

印度獐牙菜 80g 人工牛黄 16g 褐毛风毛菊 100g 小檗皮 10g
止泻木子 16g 金腰草 100g 余甘子(去核)16g 白糖 105g
大蒜(炭)16g 洪连 33g 穆库尔没药 16g 巴夏嘎 33g
藏菖蒲 16g 黑冰片 200g 木香 63g 酸藤果 16g
紫铆子 13g 牛尾蒿 43g 诃子(去核)16g 檀香 26g
翼首草 16g 紫檀香 16g 人工麝香 0.1g 红花 33g
唐古特虎耳草 83g

【性状】本品为黑色水丸；味苦。

【功能与主治】清热利胆。用于肝胆湿热引起的口苦，胁痛，急性胆囊炎，胆管炎，梗阻性黄疸。

【用法用量】温开水嚼碎送服。一次 10～15 丸，一日 1～2 次或遵医嘱。

【规格】每丸重 0.1g。

【贮藏】密闭，置阴凉干燥处。

吾吉德协丸 Wuji Dexie Wan

【处方】

红景天 10g 杜鹃花 30g 沙棘膏 15g 蕨麻 30g
洪连 50g 细叶亚菊 50g 螃蟹甲 50g 枸杞子 30g
龙胆花 50g 力嘎都 50g

【性状】本品为浅黄色水丸；味苦、涩。

【功能与主治】清热养肺，滋补元气。用于高原反应，气喘，头疼，恶心，呼吸困难，乏力，嘴唇发绀，腹肿，腹胀等。

【用法用量】温开水送服。一次 2 丸，一日 3 次。

【规格】每丸重 1g。

【贮藏】密封，置阴凉干燥处。

佐茂舟汤散 Zuomao Zhou Tangsan

【处方】

藏木香 30g	藏锦鸡儿 30g	诃子(去核)30g	木香 30g
豆蔻 30g	草果 30g		

【性状】本品为黄色粉末；气微香，味苦、涩。

【功能与主治】补肾，燥湿。用于调和血“隆”咳嗽，呼吸紧促，肾腰疼痛，遗精，阴部瘘管，足肿，腹水，妇女病等。

【用法用量】温开水送服。一次 2g，一日 3 次。

【规格】每瓶装 30g。

【贮藏】密封，置阴凉干燥处。

＊肝畅胶囊 Ganchang Jiaonang

【处方】

松石 20.1g	天竺黄 20.1g	红花 40g	西红花 8g
绿绒蒿 59.6g	甘青青兰 40.1g	塞北紫堇 40.1g	岩精膏 40.1g
丁香 20.1g	人工牛黄 4g	印度獐牙菜 20.1g	波棱瓜子 12g
木香马兜铃 12g	石花 4g	人工麝香 1.6g	银朱 1.7g

【性状】本品为胶囊剂，内容物为褐色的粉末；气微，味苦。

【功能与主治】疏肝、利胆、解毒。用于肝胆湿热所引起的胸胁胀痛，食欲不振，急性肝炎见上述症候者。

【用法用量】口服。一次 3 粒，一日 2 次。

【规格】每粒装 0.3g。

【贮藏】密封。

肝病总汤丸 Ganbing Zong Tangwan

【处方】

藏木通 50g	诃子(去核)50g	毛诃子(去核)50g	红花 50g
巴夏嘎 50g	余甘子(去核)50g	熊胆粉 30g	

【性状】本品为棕色水丸；气微香，味涩、微苦。

【功能与主治】清热舒肝。用于剧烈劳动引起的肝部刺痛，肝肿大。
【用法用量】打碎水煎服。一次 2～3 丸，一日 2 次。
【规格】每丸重 1g。
【贮藏】密闭，置阴凉干燥处。

肝病总汤散 Ganbing Zong Tangsan

【处方】

藏木通 50g	诃子(去核)50g	毛诃子(去核)50g	红花 50g
巴夏嘎 50g	余甘子(去核)50g	熊胆粉 30g	

【性状】本品为棕色粉末；气微香，味涩、微苦。
【功能与主治】清热舒肝。用于剧烈劳动引起的肝部刺痛，肝肿大。
【用法用量】水煎服。一次 2～3g，一日 2 次。
【规格】每袋装 2g、15g、20g。
【贮藏】密闭，置阴凉干燥处。

诃子青鹏丸 Hezi Qingpeng Wan

【处方】

黑冰片 100g	石榴子 100g	诃子(去核)200g	波棱瓜子 40g
藏菖蒲 70g	渣驯膏 80g	铁棒锤(制)40g	安息香 30g
木香 50g	人工麝香 0.5g		

【性状】本品为黑色水丸；味苦、酸、辛。
【功能与主治】消炎，止痛，止泻。用于胃肠炎，头痛恶心，腹痛腹泻等。
【用法用量】嚼碎吞服。一次 1～2 丸，一日 2～3 次或遵医嘱。
【规格】每丸重 0.3g。
【贮藏】密闭，置阴凉干燥处。

诃子能消丸 Hezi Nengxiao Wan

【处方】

土木香 175g	碱花(制)230g	波棱瓜子 50g	干姜 100g
黑冰片 150g	石榴子 150g	诃子(去核)250g	大黄 200g

渣驯膏 75g　　　　寒水石(制)150g

【性状】本品为黑色水丸；气微，味苦、咸。

【功能与主治】利胆，健胃，消食。用于黄疸型肝炎后期，慢性胃病。

【用法用量】嚼碎吞服。一次 2～3 丸，一日 3 次。

【规格】每丸重 0.5g。

【贮藏】密闭，置阴凉干燥处。

君钦德协丸　Junqin Dexie Wan

【处方】

人工牛黄 50g	红花 80g	人工麝香 50g	熊胆粉 100g
党参 300g	三七 300g	高山辣根菜 600g	紫檀香 450g
螃蟹甲 600g			

【性状】本品为黄色粉末；气微，味咸、苦。

【功能与主治】清热解毒，滋阴清肺，止咳平喘。用于肺肾两虚、阴虚肺热所致的虚劳久咳、年老哮喘、气短烦热、胸脯郁闷、自汗盗汗等。

【用法用量】一次 1g，一日 3 次。

【规格】每丸重 1g。

【贮藏】密封，置阴凉干燥处。

阿日玛尔交阿丸　Ari Ma'er Jiaoa Wan

【处方】

沉香 22.5g	紫檀香 22.5g	檀香 15g	降香 22.5g
肉豆蔻 7.5g	藏茴香 7.5g	木香 22.5g	丹参 15g
丁香 4.5g	红花 15g	马钱子(制)1.5g	木棉花 3g
安息香 4.5g	牦牛心 3g	铁棒锤(制)1.5g	

【性状】本品为红色水丸；气芳香，味涩、微苦。

【功能与主治】活血，凉血，止痛。用于治疗心绞痛，高血压。

【用法用量】温开水送服。一次 2～4 丸，一日 1～2 次。

【规格】每丸重 0.5g。

【贮藏】密封，置阴凉处。

阿日赤汤散　Ari Chi Tangsan

【处方】

腊肠豆 100g	诃子(去核)150g	毛诃子(去核)100g	宽筋藤 150g
大黄 250g	白狼毒(制)100g	印度獐牙菜 150g	洪连 150g
唐古特乌头 150g			

【性状】本品为棕色粉末；味微苦、涩。

【功能与主治】清肝利胆。用于治疗乙型肝炎。

【用法用量】一次 1～2g，一日 2 次。

【规格】每袋装 5g。

【贮藏】密闭，置阴凉干燥处。

阿日索阿散　Ari Suo'a San

【处方】

红花 10g	豆蔻 10g	诃子(去核)20g	火硝 10g
刀豆(制)15g	山矾叶 10g	印度獐牙菜 10g	茜草 10g
紫草茸 10g	刺柏 10g	毛诃子(去核)10g	芒果核 10g
蒲桃 10g	大托叶云实 10g	木香 10g	喜马拉雅紫茉莉(制)10g
金礞石 10g	螃蟹(制)10g	余甘子(去核)10g	冬葵果 10g
石菖蒲 10g	蒺藜(炒)10g	铁棒锤(制)10g	天门冬 10g
巴夏嘎 10g	宽筋藤 10g	决明子 10g	黄葵子 10g
驴血 10g	芥子 10g	短叶锦鸡儿 10g	轻粉(制)10g
乳香 10g	人工麝香 0.5g	渣驯膏 10g	

【性状】本品为浅黄色粉末；气芳香，味苦。

【功能与主治】清肾热，利尿。用于肾炎，腰膝酸痛，尿频或尿闭，血尿，尿道结石等。

【用法用量】温开水送服。一次 1g，一日 2 次。

【规格】每袋装 20g。

【贮藏】密闭，置阴凉干燥处。

阿仲杰巴散　Azhong Jieba San

【处方】

蚕缀 120g	红花 70g	石灰华(制)100g	甘草 100g
木香 60g	檀香 50g	苍耳子 70g	沙棘膏 50g

【性状】本品为灰色粉末；气腥，味咸。

【功能与主治】清肺热。用于肺热。

【用法用量】一次 1 袋，一日 2～3 次或遵医嘱。

【规格】每袋装 3g。

【贮藏】密闭，防潮。

阿如居巴散　Aru Juba San

【处方】

沉香 5g	肉豆蔻 30g	广枣 70g	石灰华 50g
乳香 30g	木香 50g	诃子(去核)50g	木棉花 50g

【性状】本品为黄色粉末；气微香，味苦。

【功能与主治】补肾，排石。用于肾寒症，膀胱结石，腰部疼痛，尿闭，尿频等。

【用法用量】温开水送服。一次 2g，一日 3 次。

【规格】每瓶装 30g。

【贮藏】密封，置阴凉干燥处。

驱寒全绿丸　Quhan Quanlü Wan

【处方】

黄精(制)50g	荨麻 50g	山莨菪子 50g	碱花(制)50g
蒺藜(炒)50g	天冬(制)50g	大蒜(炭)50g	葱白 50g
冬萝卜(炭)50g	杜鹃叶(炭)50g	高原毛茛 50g	虎掌草子 50g
赤芍花瓣 50g	冬葵果 50g	藏木通(炭)50g	沙棘 50g
食盐(炒)50g	寒水石(制)50g	火硝(制)50g	鹫粪(煅)50g
喜马拉雅紫茉莉(制)50g	西藏棱子芹(奶制)50g		

【性状】本品为深灰色水丸；气香，味咸、辛、微涩。

【功能与主治】暖肾，温胃。用于胃、肾虚寒，肾腰疼痛，消化不良，腹胀等。

【用法用量】嚼碎吞服。一次 2～3 丸，一日 2 次，饭后服。

【规格】每丸重 1g。

【贮藏】密封，置阴凉干燥处。

＊坐珠达西　Zuozhu Daxi

【处方】

由佐太、寒水石、石灰华、船形乌头、肉豆蔻、草果、川木香、诃子（去核）、西红花、牛黄、人工麝香、熊胆粉等三十五味组成。

【性状】本品为黑色的水丸；气芳香，味甘、涩、微苦。

【功能与主治】疏肝，健胃，清热，愈溃疡，消肿。用于“木布”病迁延不愈，胃脘嘈杂，灼痛，肝热痛，消化不良，呃逆，吐泻胆汁，坏血和烟汁样物，急腹痛，黄水病，脏腑痞瘤，食物中毒以及陈旧内科疾病，浮肿，水肿等。

【用法用量】

口服。每丸重 0.25g：一次 4 丸，每 2～3 日 4 丸，清晨开水泡服。

口服。每丸重 1g：一次 1 丸，每 2～3 日 1 丸，清晨开水泡服。

【规格】每丸重 0.25g、1g。

【贮藏】密封。

＊利舒康胶囊　Lishukang Jiaonang

【处方】

手掌参 540g　甘青青兰 540g　红景天 256g　烈香杜鹃 370g
黄柏 296g　甘草 370g

【性状】本品为硬胶囊，内容物为棕褐色的粉末；气微，味微苦后甜。

【功能与主治】藏医：温升胃火，生精养血，养隆宁心。用于胃火衰败，隆血亏虚所致头晕，目眩，心悸气短，动辄喘乏，食少纳差，腰膝酸软，易于疲劳，以及高原反应见上述证候者。

中医：健脾补胃，生精养血，益肺宁心。用于脾肾不足，精血亏虚所致头晕目眩，心悸气短，动辄喘乏，食少纳差，腰膝酸软，易于疲劳，以及高原反应，高原红细胞增多症见上述证候者。

【用法用量】口服。一次 2 粒，一日 3 次；或遵医嘱。

【规格】每粒装 0.5g。

【贮藏】密封。

⁎补肾丸　Bushen Wan

【处方】

牛睾丸 375g	马睾丸 375g	羊睾丸 375g	鹿鞭 375g
驴鞭 375g	手参 562.5g	黄精 562.5g	枸杞 750g
甘草 750g			

【性状】本品为黄褐色的大蜜丸；气微腥，味酸甜、苦、涩。

【功能与主治】补肾强身。用于神衰倦怠，头晕心悸，眼花耳聋。

【用法用量】一次 1 丸，一日 1 次，睡前开水冲服。

【规格】每丸重 9g。

【贮藏】密封，置阴凉干燥处。

⁎松石散　Songshi San

【处方】

松石 10g	冰片 7.5g	丁香 7.5g	檀香 15g
熊胆 7.5g	麝香 2.5g	波棱瓜子 10g	葡萄 10g

【性状】本品为黑色粉末；气微香，味甘、涩。

【功能与主治】清热解毒，舒肝利胆。用于肝郁气滞血瘀及热性肝病。

【用法用量】口服。一次 1.5g，一日 2 次。

【规格】每袋装 15g。

【贮藏】密闭，置阴凉干燥处。

青美玉杰丸　Qingmei Yujie Wan

【处方】

光明盐 40g	紫硇砂 40g	干姜 100g	荜茇 100g
胡椒 100g	诃子(去核)200g	肉桂 100g	芒硝 100g
酸藤果 140g			

【性状】本品为棕黄色水丸；气微，味咸、辛。

【功能与主治】消食导滞。用于萎缩性胃炎，浅表性胃炎，积食不化，下泻逆行，死胎，胎盘不下等。

【用法用量】嚼碎吞服。一次 1 丸，一日 2 次。

【规格】每丸重 1g。

【贮藏】密封，置阴凉干燥处。

茂南宁保交杰丸 Maonan Ningbao Jiaojie Wan

【处方】

西红花 10g	人工牛黄 30g	熊胆粉 10g	水牛角 10g
人工麝香 5g	红花 60g	丁香 60g	朱砂(炒)60g
檀香 50g	唐古特乌头 10g	大托叶云实 10g	木香 50g
诃子(去核)50g	毛诃子(去核)50g	余甘子(去核)50g	紫草茸 50g
藏茜草 50g	藏紫草 50g	山矾叶 50g	小檗皮 50g
小叶莲 50g			

【性状】本品为浅黄色水丸；气微香，味苦。

【功能与主治】清热，湿肾利尿。用于肾热，尿频，尿急，尿痛，肝热，妇女血病等症状。

【用法用量】温开水送服。一次 2 丸，一日 3 次。

【规格】每丸重 1g。

【贮藏】密封，置阴凉干燥处。

杰才南杰丸 Jiecai Nanjie Wan

【处方】

茜草 30g	紫草茸 30g	紫草 30g	苣苔 20g
榜嘎 50g	止泻木子 30g	力嘎都 30g	熊胆粉 10g
藏木通 30g	波棱瓜子 20g		

【性状】本品为棕色水丸；气微香，味苦、微涩。

【功能与主治】清热止泻。用于大肠等腑脏热症，腹痛，痢病，胃肠，溃疡，便血，阑尾炎等疾病。

【用法用量】研碎温开水送服。一次 1～2 丸，一日 2～3 次。

【规格】每丸重 1g。

【贮藏】密封，置阴凉干燥处。

旺拉松顿丸　Wangla Songdun Wan

【处方】

草豆蔻 150g	手参(奶制)300g	寒水石(热制)300g	石榴子 300g
肉桂 90g	荜茇 120g	迷果芹(制)135g	山柰 90g
黄精(制)120g	天门冬 120g	蒺藜(炒)90g	葡萄 300g
肉豆蔻 90g	丁香 30g	沉香 90g	草果 60g
广枣 60g	杜鹃花 90g	紫硇砂 60g	阿魏 30g
香樟 90g	胡椒 90g	诃子(去核)300g	槟榔 150g
蜀葵花 90g	小米辣 60g	羌活鱼 30g	黑冰片 150g
渣驯膏 150g	蜂蜜 600g	喜马拉雅紫茉莉(制)90g	

【性状】本品为棕黑色蜜丸；气香，味苦。

【功能与主治】祛寒，壮阳，强身，补肾，补气，燥“协日乌苏”。用于肾寒肾虚，浮肿，耳鸣头昏，腰酸腿痛，遗精阳痿，胃寒消化不良，肺虚咳嗽，痰多，痔疮，疮疡。

【用法用量】温开水送服。一次 1 丸，一日 1～2 次。

【规格】每丸重 9g。

【贮藏】密封，置阴凉干燥处。

旺拉居瓦丸　Wangla Juwa Wan

【处方】

手参 10g	(奶制)刀豆(制)50g	石榴子 50g	熊胆粉 5g
豆蔻 100g	荜茇 50g	桂皮 10g	天冬(制)50g
红花 50g	人工麝香 5g		

【性状】本品为浅黄棕色水丸；气芳香，味甘、酸、苦。

【功能与主治】补肾，固精。用于肾虚，遗精，阳痿。

【用法用量】一次 1～1.2g，一日 3～4 次。

【规格】每丸重 0.3g、0.35g、0.5g。

【贮藏】密闭，置阴凉干燥处。

旺拉索顿丸 Wangla Suodun Wan

【处方】

手参 100g	石榴子 100g	寒水石(热制)100g	肉桂 50g
豆蔻 50g	荜茇 40g	干姜 30g	迷果芹(制)45g
黄精(制)40g	天冬(制)40g	紫硇砂 20g	黑芝麻 200g
阿魏 10g	诃子(去核)100g	香樟 30g	胡椒 30g
刀豆(制)50g	冬葵果 30g	小米辣 20g	冬虫夏草 10g
黑冰片 50g	蒺藜(炒)30g	肉豆蔻 30g	丁香 10g
沉香 30g	草果 20g	广枣 20g	烈香杜鹃 30g
渣驯膏 50g	葡萄 100g	红糖 100g	蜂蜜 200g
蔗糖 500g	喜马拉雅紫茉莉(制)30g		

【性状】本品为浅黄棕色水蜜丸；气芳香，味甘、酸、苦。

【功能与主治】温肾滋补，益气助阳。用于肾寒肾虚，浮肿，痔疮，宫颈疾病，经路不利，脾胃不和，也用于阳痿早泄，延缓衰老等。

【用法用量】温开水送服。一次 1～2 丸，一日 2～3 次。

【规格】每瓶装 30 丸。

【贮藏】密封，置阴凉处。

果耶格瓦散 Guoye Gewa San

【处方】

槟榔 60g	渣驯膏 30g	大托叶云实 30g	芒果核 30g
蒲桃 30g	菥蓂子 20g	党参 20g	刀豆(制)30g
豆蔻 30g			

【性状】本品为浅褐色粉末；气微香，味苦。

【功能与主治】滋补，疗肾，壮阳，添精。用于肾虚，肾寒，肾脏疾病等。

【用法用量】温开水送服。一次 2g，一日 3 次。

【规格】每瓶装 30g。

【贮藏】密封，置阴凉干燥处。

果若扎那散　Guoruo Zhana San

【处方】

人工牛黄 16g　波棱瓜子 26g　红花 44g　西红花 4g

绿绒蒿 48g　藏木通 38g　渣驯膏 48g　巴夏嘎 32g

木香 32g　印度獐牙菜 32g

【性状】本品为浅黄色粉末；气微，味苦、辛。

【功能与主治】清肝热。用于肝大，肝区疼痛，恶心，目赤，肝炎，“培根木布”病。

【用法用量】温开水送服。一次 1～2g，一日 1～2 次。

【规格】每瓶装 16g。

【贮藏】密封，置阴凉处。

昂日几瓦散　Angri Jiwa San

【处方】

手参 30g　豆蔻 20g　天冬(制)10g　刀豆(制)10g

荜茇 10g　红花 5g　党参 10g　黄芪 10g

石榴子 10g　桂皮 10g

【性状】本品为黄色粉末；气微香，味苦。

【功能与主治】补肾益气，生津润肺。用于肺病，遗精阳痿等。

【用法用量】温开水送服。一次 2g，一日 3 次。

【规格】每瓶装 30g。

【贮藏】密闭，置阴凉干燥处。

昂乐吉哇丸　Angle Jiwa Wan

【处方】

黄芩 10g　党参 10g　肉桂 10g　石榴子 10g

红花 5g　荜茇 10g　刀豆(制)10g　天冬(制)10g

草豆蔻 20g　　手参 30g

【性状】本品为棕黄色水丸；气芳香，味甘、酸、苦。

【功能与主治】滋补壮阳，温中和血。用于肾虚，遗精，阳痿。

【用法用量】温开水泡服。一次 1g，一日 3 次。

【规格】每丸重 1g。

【贮藏】密闭，置阴凉干燥处。

凯汤格瓦散　Kaitang Gewa San

【处方】

槟榔 37g	豆蔻 37g	桃核 45g	高良姜 23g
藏木香 1g	草果 23g	广枣 25g	香樟 25g

大托叶云实(炒)20g

【性状】本品为棕色粉末；味微苦、微涩。

【功能与主治】滋阴补肾。用于腰膝酸软，尿痛，关节僵硬变形等。

【用法用量】一次 1g，一日 2 次。

【规格】每袋装 5g。

【贮藏】密闭，置阴凉干燥处。

竺黄安宁丸　Zhuhuang Anning Wan

【处方】

天竺黄 250g	西红花 7.5g	丁香 20g	绿绒蒿 100g
石榴子 75g	荜茇 75g	肉桂 75g	白糖 1000g

【性状】本品为黄绿色至褐色水丸；气微香，味辛辣、甜。

【功能与主治】健脾开胃，调和寒热。用于脾胃不合，食欲不振，调和胃寒和胃热。

【用法用量】一次 2～3 丸，一日 1 次。

【规格】每丸重 1g。

【贮藏】密闭，置阴凉干燥处。

＊金刚丸 Jingang Wan

【处方】

肉苁蓉 800g　　猪腰子 500g　　绵萆薢 800g　　菟丝子 800g
杜仲(炒)800g

【性状】本品为棕色的小粒水蜜丸；味甜而带涩。

【功能与主治】生精补肾。用于肾虚精亏引起的筋骨痿软，腰膝酸痛，四肢乏力。

【用法用量】口服。一次 9g，一日 2 次，饭前服用。

【规格】每丸重 0.5g。

【贮藏】密闭，防潮。

金色蒂达丸 Jinse Dida Wan

【处方】

木香 50g　　诃子(去核)150g　　波棱瓜子 70g　　苦荬菜 70g
石榴子 120g　　洪连 60g　　黑冰片 100g　　角茴香 60g
渣驯膏 50g　　小檗皮 60g　　印度獐牙菜 100g　　金腰草 50g
榜嘎 60g

【性状】本品为灰黑色水丸；气微香，味酸、苦。

【功能与主治】清热利胆，消食。用于黄疸型肝炎，肝区痛，胃痛，恶心呕吐，口苦。

【用法用量】一次 0.5～1g，一日 1～2 次。

【规格】每丸重 0.25g、1g。

【贮藏】密闭，置阴凉干燥处。

＊金黄利胆胶囊 Jinhuang Lidan Jiaonang

【处方】

川西獐牙菜 900g　　金钱草 600g　　大黄 90g

【性状】本品为硬胶囊，内容物为棕黄色的粉末；味微苦。

【功能与主治】舒肝利胆，清热解毒。用于急、慢性胆囊炎属肝胆湿热证者。

【用法用量】口服。一次 2～3 粒，一日 3 次。

【规格】每粒装 0.3g。

【贮藏】密封。

肺炎十八味檀香散　Feiyan Shibawei Tanxiang San

【处方】

檀香 30g	丁香 7g	毛诃子(去核)10g	红花 15g
人工牛黄 10g	石灰华 15g	余甘子(去核)10g	渣驯膏 10g
力嘎都 10g	诃子(去核)10g	龙胆花 15g	紫沉香 10g
沙棘膏 20g	高山辣根菜 10g	木鳖子 10g	甘草 30g
葡萄 10g	木香 15g		

【性状】本品为黄色粉末；气微香，味苦。

【功能与主治】润肺滋肺，镇咳化痰，补脾健胃。用于咳嗽，咳血，哮喘，慢性支气管炎，肺热咳嗽，痰多痰黄，不易咳出以及肺血增盛等。

【用法用量】温开水送服。一次 2g，一日 3 次。

【规格】每瓶装 30g。

【贮藏】密封，置阴凉干燥处。

肺宝丸　Feibao Wan

【处方】

红景天 100g	沙棘膏(制)10g	毛诃子(去核)50g	檀香 10g
降香 10g	白花龙胆 10g	诃子(去核)200g	红花 10g
朱砂(制)2g	葡萄 50g	甘草 100g	丛菔 10g
藏木香 10g	芫荽果 10g	余甘子(去核)50g	干姜 10g
石榴子 10g			

【性状】本品为红棕色至黑色水丸；气微香，味苦、甘。

【功能与主治】清热，止咳。用于各种肺炎、肺结核等肺病的治疗。

【用法用量】嚼服或研碎后温开水送服。一次 1～2 丸，一日 1～3 次。

【规格】每丸重 1g。

【贮藏】密闭，置阴凉干燥处。

*洁白丸 Jiebai Wan

【处方】

诃子(煨)370g	南寒水石 210g	翼首草 85g	沉香 19g
土木香 26g	石榴子 26g	五灵脂膏 178g	木瓜 26g
丁香 20g	石灰华 13g	红花 6g	肉豆蔻 13g
草豆蔻 13g	草果仁 13g		

辅料：蜂蜜

【性状】本品为暗褐色的水蜜丸；气香，味涩、苦、辛。

【功能与主治】健脾和胃，止痛止吐，分清泌浊。用于胸腹胀满，胃脘疼痛，消化不良，呕逆泄泻，小便不利。

【用法用量】嚼碎吞服。一次 1 丸，一日 2～3 次。

【规格】每丸重 0.8g。

【贮藏】密封。

珀吉更德丸 Poji Gengde Wan

【处方】

土木香 150g	诃子(去核)150g	渣驯膏 200g	山沉香 150g
天竺黄 150g	红花 150g	丁香 150g	肉豆蔻 150g
草果 150g	豆蔻 150g	印度獐牙菜 150g	木瓜 150g
石榴子 150g	穆库尔没药 150g	寒水石(制)200g	

【性状】本品为棕黄色水丸；味苦、涩。

【功能与主治】健胃，清热，止酸，止痛。用于消化不良，胃溃疡及新旧肝病，呕逆泄泻等急慢性胃肠炎。

【用法用量】一次 8～10 丸，一日 2 次。

【规格】每丸重 0.2g。

【贮藏】密闭，置阴凉干燥处。

茜次肝姜丸 Qianci Ganjiang Wan

本品为由松石、天竺黄、西红花等药味加工制成的丸剂。

【性状】本品为棕黄色水丸；气微香，味酸、涩、微麻。

【功能与主治】舒肝利胆，活血化瘀，清热利湿解毒，健脾开胃。用于急性肝炎或慢性肝炎活动期，口苦，心烦，右胁胀痛，体乏无力，厌油食少，小便短赤，腹胀，亦可用治肝硬化等。酗酒过多者可服此药且有保肝作用。

【用法用量】研碎温开水送服或泡服。一次 1 丸，一日 3 次。

【规格】每丸重 1g。

【贮藏】密闭，置干燥处。

茜草丸　Qiancao Wan

【处方】

渣驯膏 50g　藏茜草 200g　穆库尔没药 50g　紫草茸 120g
藏菖蒲 130g　山矾叶 100g　铁棒锤(制)50g　人工麝香 1g
圆柏膏 50g

【性状】本品为红棕色水丸；味苦、辛、涩。

【功能与主治】清肾热，消炎止痛。用于肾病，胯腰疼痛。

【用法用量】嚼碎吞服。一次 2～4 丸，一日 1～2 次。

【规格】每丸重 0.25g。

【贮藏】密闭，置阴凉干燥处。

茜草散　Qiancao San

【处方】

渣驯膏 50g　藏茜草 200g　穆库尔没药 50g　紫草茸 120g
藏菖蒲 130g　山矾叶 100g　铁棒锤(制)50g　人工麝香 1g
圆柏膏 50g

【性状】本品为红棕色粉末；味苦、辛、涩。

【功能与主治】清肾热，消炎止痛。用于肾病，胯腰疼痛。

【用法用量】温开水送服。一次 1～2g，一日 1～2 次或遵医嘱。

【规格】每袋装 15g、30g。

【贮藏】密闭，置阴凉干燥处。

*前列宁胶囊 Qianliening Jiaonang

【处方】

菥蓂子 58.7g	石韦 41.2g	蒲公英 41.2g	刺柏 29.3g
诃子 29.3g	刀豆 22.8g	芒果核 17.5g	蒲桃 17.5g
豆蔻 5.9g	紫草茸 11.4g	藏茜草 17.5g	红花 11.4g
大托叶云实 17.5g			

【性状】本品为硬胶囊，内容物为灰褐色的粉末；气香，味苦、涩、辛。

【功能与主治】清热解毒，化瘀通淋。用于热毒瘀阻所引起的尿频，尿急，尿痛属中医淋证者。

【用法用量】口服。一次 3 粒，一日 2 次。

【规格】每粒装 0.3g。

【贮藏】密封。

南木杰森巴散 Nanmu Jiesenba San

【处方】

诃子(去核)2g	寒水石(制)2g	藏木香 2g

【性状】本品为浅白色粉末；气微香，味苦、涩。

【功能与主治】清热解毒。用于黄疸型肝炎，慢性胃炎，胃溃疡等症状。

【用法用量】温开水送服。一次 2g，一日 3 次。

【规格】每瓶装 30g。

【贮藏】密闭，置阴凉干燥处。

查交涩芝杰巴散 Chajiao Sezhi Jieba San

【处方】

石榴子 20g	桂皮 20g	豆蔻 10g	荜茇 10g
硇砂(炒)10g	紫硇砂 10g	胡椒 10g	干姜 10g

【性状】本品为黄色粉末；气微香，味苦、咸、辣。

【功能与主治】祛“隆”及“培根”。用于肝胃“培根”病和“隆”病、心脏痞瘤、寒热引起的腹痛、腹泻等。

【用法用量】温开水送服。一次2g，一日3次。

【规格】每瓶装30g。

【贮藏】密闭，置阴凉干燥处。

查曼芒觉丸 Chaman MangJue Wan

【处方】

玛瑙(制)750g　珍珠(制)750g　珊瑚(制)51g　佐太25g
九眼珠(制)0.50g　人工牛黄2.50g　人工麝香25g　西红花25g

【性状】本品为棕红色水丸；气芳香，味甘、涩、苦。

【功能与主治】通经活络，安神镇惊，调血压。用于高血压，脑溢血，失忆，健忘，半身不遂，肢体麻木，中风等心脑血管及神经障碍疾病。

【用法用量】研碎服用。一次1丸，一日1次。

【规格】每丸重1g。

【贮藏】密闭，置阴凉干燥处。

查隆德协散 Chalong Dexie San

【处方】

三七50g　肉豆蔻30g　丹参50g

【性状】本品为黄色粉末；气微香，味苦。

【功能与主治】安神降压，调和心血。用于高原性心脏病，风湿性心脏病，心肌炎，高血压，四肢麻木等。

【用法用量】温开水送服。一次2g，一日3次。

【规格】每瓶装30g。

【贮藏】密封，置阴凉干燥处。

查腊赤泻丸 Chala Chixie Wan

【处方】

硇砂(制)40g　巴豆(制)28g　碱花(炒)20g　狼毒(制)60g

光明盐 15g	乌梢蛇(制)60g	荜茇 12g	贝齿灰 60g
沙棘膏 80g			

【性状】本品为棕黄色水丸；气香，味咸、辛。

【功能与主治】消炎利胆，泻下祛积。用于治疗急性胆囊炎、胆管炎。

【用法用量】一次 1～3 丸，一日 1 次。

【规格】每丸重 0.3g。

【贮藏】密闭，置阴凉干燥处。

哇洛尼阿丸　Waluo Ni'a Wan

【处方】

人工牛黄 1g	檀香 100g	天竺黄 250g	红花 150g
巴夏嘎 150g	洪连 150g	印度獐牙菜 150g	榜嘎 150g
木香 100g	悬钩木 100g	诃子(去核)100g	宽筋藤 100g
干姜 50g	沙棘膏 100g	余甘子(去核)100g	甘草 100g
力嘎都 100g	龙胆花 100g	毛诃子(去核)100g	蚤缀 150g
狐肺(干)250g	香旱芹 100g	铁棒锤幼苗 25g	肉果草 100g
葡萄 100g			

【性状】本品为棕褐色水丸；气香，味甘、苦、涩。

【功能与主治】清肺热，止咳，平喘，化痰，消炎。用于肺病，热邪着于肺咳嗽难止，呼吸急促，痰多，上体热而沉重，肺热痛，肺充血等。

【用法用量】嚼碎吞服。一次 4 丸，一日 2～3 次。

【规格】每丸重 0.3g。

【贮藏】密闭，置阴凉干燥处。

哇洛尼阿散　Waluo Ni'a San

【处方】

人工牛黄 1g	檀香 100g	天竺黄 250g	红花 150g
巴夏嘎 150g	洪连 150g	印度獐牙菜 150g	榜嘎 150g
木香 100g	悬钩木 100g	诃子(去核)100g	宽筋藤 100g
干姜 50g	沙棘膏 100g	余甘子(去核)100g	甘草 100g
力嘎都 100g	龙胆花 100g	毛诃子(去核)100g	蚤缀 150g

狐肺(干)250g　香旱芹 100g　铁棒锤幼苗 25g　肉果草 100g
葡萄 100g

【性状】本品为黄褐色至棕褐色粉末；气微香，味甘、苦、涩。

【功能与主治】清肺热，止咳，平喘，化痰，消炎。用于肺病，热邪着于肺咳嗽难止，呼吸急促，痰多，上体热而沉重，肺热痛，肺充血等。

【用法用量】温开水送服。一次 1～2g，一日 2～3 次。

【规格】每瓶装 16g、20g。

【贮藏】密闭，置阴凉干燥处。

胃肠宁丸　Weichangning Wan

【处方】

石榴子 50g　红花 10g　石灰华 10g　丁香 10g
肉豆蔻 10g　草果 10g　豆蔻 10g　荜茇 10g
干姜 10g　硇砂 10g　光明盐 10g　火硝 1g
紫贝齿(制)5g　肉桂 20g　短尾铁线莲 5g　紫硇砂 5g
藏木香 10g　诃子(去核)100g　印度獐牙菜 10g　葫芦 5g
木香 50g　毛诃子(去核)10g　余甘子(去核)10g

【性状】本品为棕色至棕紫色水丸；气微香，味苦、涩。

【功能与主治】温胃。用于消化不良，胃寒引起的寒性胃病。

【用法用量】嚼服或研碎后温开水送服。一次 1～2 丸，一日 1～3 次。

【规格】每丸重 1g。

【贮藏】密闭，置阴凉干燥处。

胃胆利丸　Weidanli Wan

【处方】

木瓜 200g　止泻木子 30g　波棱瓜子(制)10g　石斛 100g

【性状】本品为黄棕色水丸；气香，味微苦、涩。

【功能与主治】抗溃疡，利胆。用于治疗胃病，胆汁反流性胃炎。

【用法用量】嚼服或研碎后，温开水送服。一次 1～2 丸，一日 1～3 次。

【规格】每丸重 1g。

【贮藏】密闭，置阴凉干燥处。

胃病宁丸 Weibingning Wan

【处方】

延胡索 200g　蒲公英 100g　珍珠母 100g　甘草 100g
木香 200g　黄精(制)100g

【性状】本品为红棕色的水丸；气微香，味微涩。

【功能与主治】止酸，止血，生肌。用于胃酸过多，上消化道出血及浅表性胃炎、萎缩性胃炎、胃及十二指肠溃疡。

【用法用量】嚼服或研碎后温开水送服。一次 1～2 丸，一日 1～3 次。

【规格】每丸重 1g。

【贮藏】密闭，置阴凉干燥处。

∗复方手参丸 Fufang Shoushen Wan

【处方】

手参 197.3g　黄精 133.3g　西藏棱子芹 98g　天冬 133.3g
冬虫夏草 32.7g　锁阳 98g　蒺藜 32.7g　马尿泡 13.6g
诃子 163.3g　喜马拉雅紫茉莉 98g

【性状】本品为棕褐色的水丸；气香，味微酸、涩、苦。

【功能与主治】温肾助阳。用于肾阳不足，阴精亏虚，阳痿遗精，或有失眠健忘。

【用法用量】嚼碎服用。一次 1.5g，一日 2 次；用温牛奶或温开水送服。

【规格】每 10 丸重 3g。

【贮藏】密封。

∗复方蒂达胶囊 Fufang Dida Jiaonang

【处方】

藏茵陈 630g　金钱草 630g　大黄 315g　唐古特青兰 190g

【性状】本品为硬胶囊，内容物为褐色的粉末；气清香，味苦。

【功能与主治】清热利湿，舒肝利胆。用于肝胆湿热所致的急慢性肝炎。

【用法用量】口服。一次 2～4 粒，一日 3 次；温开水送服。

【规格】每粒装 0.35g。

【贮藏】密封。

钦格涩芝阿瓦散 Qinge Sezhi Awa San

【处方】

石榴皮 100g	阿魏 50g	紫硇砂 50g	干姜 50g
沙棘膏 50g			

【性状】本品为浅黄色粉末；气香，味涩、微苦。

【功能与主治】保肝，活血化瘀。用于高血脂，脂肪肝，早期肝硬化。

【用法用量】温开水送服。一次 1～2g，一日 1～2 次。

【规格】每袋装 30g。

【贮藏】密闭，置阴凉干燥处。

叟曼尼阿散 Souman Ni'a San

【处方】

豆蔻 50g	蒲桃 20g	大托叶云实 20g	干姜 30g
荜茇 20g	螃蟹(制)20g	冬葵果 20g	芒果核 20g
刀豆(制)20g	渣驯膏 20g	刺柏 20g	诃子(去核)20g
藏茜草 10g	紫草茸 10g	余甘子(去核)20g	石榴子 10g
草乌(制)10g	菥蓂子 10g	毛诃子(去核)20g	山矾叶 20g
木香 20g	红花 10g	丁香 10g	肉豆蔻 10g
草果 10g			

【性状】本品为浅黄色粉末；气微香，味苦、涩。

【功能与主治】温补，益肾。用于慢性肾炎，肾盂肾炎，肾虚等。

【用法用量】温开水送服。一次 2g，一日 3 次。

【规格】每瓶装 30g。

【贮藏】密闭，置阴凉干燥处。

蒂达尼阿散　Dida Ni'a San

【处方】

印度獐牙菜 5g	木鳖子(去皮)10g	小檗皮 10g	止泻木子 10g
榜嘎 10g	肉豆蔻 5g	木香 10g	蒲桃 10g
石灰华 10g	甘草 10g	红花 10g	渣驯膏 10g
巴夏嘎 8g	蚤缀 2g	丁香 10g	洪连 20g
石榴子 50g	豆蔻 5g	荜茇 2g	草果 2g
刺柏 2g	小伞虎耳草 20g	诃子(去核)10g	秦艽花 10g

【性状】本品为黄色粉末；气微香，味苦、辣、涩。

【功能与主治】行气，降血压，化瘀止痛。用于气血上壅高血压，胸背疼痛，头晕，足肿，耳鸣等。

【用法用量】温开水送服。一次 2g，一日 3 次。

【规格】每瓶装 30g。

【贮藏】密闭，置阴凉干燥处。

养身日轮散　Yangshen Rilun San

【处方】

石榴子 50g	迷果芹(制)30g	豆蔻 30g	黄精(制)30g
桂皮 20g	天门冬 20g	蒺藜(炒)20g	荜茇 20g
红花 20g	喜马拉雅紫茉莉(制)20g		

【性状】本品为棕黄色粉末；气微香，味苦。

【功能与主治】益肾固精，消肿利尿。用于消化不良，寒性肿瘤，肾虚，遗精，膀胱疾病等。

【用法用量】温开水送服。一次 2g，一日 3 次。

【规格】每瓶装 30g。

【贮藏】密闭，置阴凉干燥处。

养肝宝丸 Yanggan Bao Wan

【处方】

羚羊角(制)67g 祖母绿(制)67g 碧玉(制)33.5g 珊瑚(制)33.5g
动物宝 6.25g 炉甘石(制)33.5g 人工牛黄 33.5g 西红花 13.4g
朱砂 13.5g 印度獐牙菜 46.9g 甘草膏 20.1g 葡萄 33.5g
檀香 33.5g 紫檀香 33.5g 藏木通 20.1g 紫草茸 26.8g
糖茶藨 33.5g 木棉花 26.8g 绿松石(制)46.9g 榜嘎 46.9g
杉叶藻 20.1g 壁衣 20.1g 波棱瓜子 20.1g 绿绒蒿 33.5g
熊胆粉 6.7g 佐太(制)6.7g 唐古特虎耳草 46.9g 渣驯膏 46.9g
金诃子(去核)46.9g 毛诃子(去核)46.9g 余甘子(去核)46.9g

【性状】本品为棕褐色水丸；气微，味甘、苦。

【功能与主治】清热解毒，活血化瘀，滋肾养肝。用于湿热瘀结所致的急性黄疸性肝炎，乙型肝炎，慢性肝炎，早期肝硬化，急慢性胆囊炎等。

【用法用量】温开水送服。一次 1 丸，一日 3 次。

【规格】每丸重 1g。

【贮藏】密闭，置阴凉干燥处。

*枸杞消渴胶囊 Gouqi Xiaoke Jiaonang

【处方】

鲜沙棘 110g 鲜枸杞子 160g 地骨皮 125g 山楂 50g
山药 135g 麦芽 65g 黄芪 115g

【性状】本品为胶囊剂，内容物为棕褐色的粉末；气芳香，味微甘、苦。

【功能与主治】益气养阴，生津止渴。用于气阴两虚所致消渴，Ⅱ型糖尿病见上述证候者。

【用法用量】口服。一次 3 粒，一日 3 次。

【规格】每粒装 0.3g。

【贮藏】密封。

祛梓尼阿散　Quzi Ni'a San

【处方】

水苦荬 30g	红芪 20g	黄芪 20g	马先蒿 20g
冬葵果 10g	甘青青兰 20g	蓝花绿绒蒿 2g	红花 20g
螃蟹（制）20g	海金沙 20g	蒺藜（炒）20g	穗序大黄 10g
芫荽果 10g	石榴子 10g	荜茇 10g	田螺（制）10g
大托叶云实 1g	豆蔻 1g	铁粉 1g	石灰华 10g
甘草 10g	高山辣根菜 5g	车前草 20g	杜仲 20g
余甘子（去核）20g			

【性状】本品为浅黄色粉末；气微香，味苦、涩。

【功能与主治】活血化瘀，壮腰益肾，清热利尿。用于肾脏扩散伤热，腰部疼痛，下肢瘫痪，小便不利，肾热症等。

【用法用量】一次 2g，一日 3 次。

【规格】每瓶装 30g。

【贮藏】密闭，置阴凉干燥处。

祛霉德梓森皎散　Qumei Dezi Senjiao San

【处方】

枸杞子 20g	人参 20g	玛卡 20g

【性状】本品为浅黄色粉末；气微香，味甜、涩。

【功能与主治】滋补，疗肾，壮阳，添精。用于肾虚，肾寒，肾脏疾病等。

【用法用量】温开水送服。一次 2g，一日 3 次。

【规格】每瓶装 30g。

【贮藏】密闭，置阴凉干燥处。

格耿居舟散　Gegeng Juzhou San

【处方】

红花 30g	石灰华 30g	人工牛黄 30g	藏木通 10g
巴夏嘎 10g	檀香 5g	雪花硬石膏 30g	麻黄 15g

朱砂(制)1g　　印度獐牙菜 5g　　余甘子(去核)30g　　洪连 15g
藏木香 1g　　诃子(去核)30g　　蓝花绿绒蒿 20g

【性状】本品为黄色粉末；气微香，味苦。

【功能与主治】清热解毒，活血化瘀。用于脂肪肝，肝炎，早期肝硬化等。

【用法用量】温开水送服。一次 2g，一日 3 次。

【规格】每瓶装 30g。

【贮藏】密闭，置阴凉干燥处。

格耿祛檗散　Gegeng Qubo San

【处方】

红花 20g　　豆蔻 30g　　石榴子 30g　　桂皮 20g
荜茇 20g　　车前草 30g　　硫黄(制)30g

【性状】本品为浅黄色粉末；气微香，味苦、涩。

【功能与主治】活血化瘀，壮腰益肾，清热利尿。用于肾脏扩散伤热，腰部疼痛，下肢瘫痪，小便不利，肾热症等。

【用法用量】温开水送服。一次 2g，一日 3 次。

【规格】每瓶装 30g。

【贮藏】密闭，置阴凉干燥处。

索麦松汤散　Suomai Song Tangsan

【处方】

红景天 70g　　沙棘膏 10g　　黄精(制)20g

【性状】本品为浅黄色粉末；味苦、涩、甜。

【功能与主治】益气活血，通脉平喘。用于水土不服，神疲乏力，滋养肺阴，心颤身抖，急躁不安，失眠等。

【用法用量】水煎服。一次 1～3g，一日 1～3 次或遵医嘱。

【规格】每袋装 15g。

【贮藏】密闭，置阴凉干燥处。

索玛居顿散 Suoma Judun San

【处方】

丁香 5.95g	红景天 22.4g	北沙参 22.4g	力嘎都 22.4g
杜鹃花 5.95g	甘草 5.95g	螃蟹(制)5.95g	冬葵果 5.95g
石榴皮 22.4g	肉桂 2.7g	草豆蔻 2.7g	荜茇 2.7g
红花 2.7g	天竺黄 2.7g	肉豆蔻 2.7g	丹参 11.45g
檀香 11.45g			

【性状】本品为浅黄色粉末；味苦、涩、甜。

【功能与主治】行气活血，化瘀清肺，止咳利尿。用于治疗慢性气管炎，肺气肿，肺心病所致的胸闷气促、咳嗽痰多等。

【用法用量】温开水送服。一次 1～2g，一日 1～2 次。

【规格】每袋装 30g。

【贮藏】密封。

索隆皎道散 Suolong Jiaodao San

【处方】

党参 30g	紫沉香 20g	丁香 20g	肉豆蔻 20g
广枣 30g	木香 30g	木棉花 30g	乳香 30g
檀香 5g	石灰华 10g	藏菖蒲 10g	人工麝香 10g
印度獐牙菜 10g	干姜 10g	荜茇 20g	大青盐 20g

【性状】本品为浅黄色粉末；气微香，味苦、涩。

【功能与主治】活血化瘀，养心安神。用于“隆”失调引起的风入命脉，神经官能症，神昏谵语，多梦，耳鸣，心悸颤抖，颠狂，冠心病，胸闷，胸痹，心悸，气短等。

【用法用量】温开水送服。一次 2g，一日 3 次。

【规格】每瓶装 30g。

【贮藏】密封，置阴凉干燥处。

索曾诺布散 Suozeng Nuobu San

【处方】

沉香 60g　　檀香 30g　　天竺黄 30g　　乳香 30g
木棉花 42g　　兔心 42g　　丁香 15g　　铁棒锤(叶)30g
诃子(去核)30g　　丛菔 30g　　人工牛黄 30g　　洪连 30g
马钱子(制)30g　　安息香 30g　　肉豆蔻 30g　　打箭菊 30g
力嘎都 30g　　木香 30g

【性状】本品为灰褐色粉末；气香，味辛。

【功能与主治】镇惊，安神，行气。用于心慌气短，心神不安，血气瘀滞，胸肋刺痛。

【用法用量】温开水送服。一次 1～2g，一日 1～2 次。

【规格】每袋装 30g。

【贮藏】密闭，置阴凉干燥处。

贾蒂桑汤散 Jiadi Sang Tangsan

【处方】

印度獐牙菜 50g　　栀子 50g　　大黄 50g

【性状】本品为浅褐色粉末；气微香，味苦、涩。

【功能与主治】消炎，利胆。用于治疗急性胆囊炎，慢性胆囊炎，胆结石等。

【用法用量】水煎服。一次 2g，一日 3 次。

【规格】每瓶装 30g。

【贮藏】密封，置阴凉干燥处。

涩芝尼吉散 Sezhi Niji San

【处方】

手参 10g　　枸杞子 10g　　人参 2g　　红参 2g
豆蔻 6g　　桂皮 5g　　胡椒 2g　　黄芪 10g
党参 10g　　螃蟹甲 5g

【性状】本品为浅黄色粉末；气微香，味苦、涩。

【功能与主治】清热解毒。用于消化不良，寒性肿瘤，肾虚，膀胱炎等。

【用法用量】温开水送服。一次 2g，一日 3 次。

【规格】每瓶装 30g。

【贮藏】密封，置阴凉干燥处。

娘南吉交散 Niangnan Jijiao San

【处方】

广枣 100g	冰片 10g	石灰华 10g	肉豆蔻 25g
白木香 100g	红花 25g	五味子 25g	藏菖蒲 100g

【性状】本品为黄棕色粉末；气微香，味辛、微涩。

【功能与主治】养心安神。用于各种心脏病，急躁不安，胸闷。

【用法用量】温开水送服。一次 1～2g，一日 1～3 次。

【规格】每瓶装 30g。

【贮藏】密闭，置阴凉干燥处。

*能安均宁胶囊 Neng'an Junning Jiaonang

【处方】

天竺黄 10g	石榴子 33g	北寒水石(制)110g	红花 10g
丁香 10g	肉豆蔻 7g	豆蔻 7g	草果 7g
诃子 10g	肉桂 4g	烈香杜鹃 33g	炉甘石 33g
山奈 3g	荜茇 3g	胡椒 3g	硼砂 6g
萝卜 6g	土木香 6g		

【性状】本品为胶囊剂，内容物为灰白色粉末；气微香，味辣、涩。

【功能与主治】温运脾胃，除痰化湿。用于脾胃不和所致的消化不良，胃痛腹胀。

【用法用量】口服，一次 5 粒，一日 1～2 次。

【规格】每粒装 0.3g(相当于饮片 0.3g)。

【贮藏】密封。

能消青鹏丸 Nengxiao Qingpeng Wan

【处方】

土木香 40g	干姜 70g	诃子(去核)250g	大黄 120g
寒水石(制)150g	碱花(制)180g	木香 120g	藏菖蒲 150g
穆库尔没药 40g	铁棒锤(制)60g	人工麝香 1g	

【性状】本品为棕灰色水丸；味酸、苦。

【功能与主治】解痉止痛。用于消化不良引起的腹胀，腹痛，大便秘结。

【用法用量】嚼碎吞服。一次 1～2 丸，一日 2～3 次或遵医嘱。

【规格】每丸重 0.5g。

【贮藏】密闭，置阴凉干燥处。

能消蒂达丸 Nengxiao Dida Wan

【处方】

藏木香 40g	干姜 70g	诃子(去核)120g	大黄 130g
寒水石(制)150g	碱花(制)180g	印度獐牙菜 120g	波棱瓜子 40g
榜嘎 80g	苦荬菜 100g	角茴香 80g	洪连 80g
小檗皮 80g	金腰草 100g	木香 80g	

【性状】本品为灰黑色水丸；味香、酸。

【功能与主治】开胃消食。用于食欲不振，恶心欲吐，口苦头痛，腹胀，亦用于妊娠反应等。

【用法用量】嚼碎吞服。一次 1～2 丸，一日 2～3 次。

【规格】每丸重 0.5g。

【贮藏】置阴凉干燥处。

桑久益瓦丸 Sangjiu Yiwa Wan

本品为由天竺黄、石榴子、肉桂等药味加工制成的丸剂。【性状】本品为黑色水丸；气微，味酸、涩、麻。

【功能与主治】清热利胆，消食养胃，杀虫消积。用于胆囊炎、慢性肠胃炎、蛔虫、绦虫等多种肠寄生虫病或腹痛。

【用法用量】研碎温水送服或泡服。成人一次 2 丸，15 岁以下小儿一次 1 丸，一日 1～3 次。

【规格】每丸重 1g。

【贮藏】密闭，置干燥处。

桑塔尼阿丸　Sangta Ni'a Wan

【处方】

水牛角 3g	铜灰(烧)60g	鹿茸 5g	石灰华 30g
红花 30g	丁香 20g	肉豆蔻 10g	豆蔻 10g
草果 10g	檀香 30g	紫檀香 30g	木棉花 30g
木香 30g	人工麝香 1.5g	人工牛黄 10g	力嘎都 30g
香旱芹 20g	诃子(去核)20g	高山辣根菜 40g	榜嘎 15g
蓝花绿绒蒿 13g	细叶亚菊 30g	白花龙胆 24g	熊胆粉 1g

【性状】本品为黄色水丸；气微香，味苦。

【功能与主治】养肺，排脓。用于陈旧性肺病，肺脓疡，咳嗽，气喘，咯脓血，肺结核，结核性胸膜炎等。

【用法用量】温开水送服。一次 2 丸，一日 3 次。

【规格】每丸重 1g。

【贮藏】密封，置阴凉干燥处。

* 黄花杜鹃油胶丸　Huanghua Dujuanyou Jiaowan

【处方】

黄花杜鹃油 50g

【性状】本品为胶丸，内容物为淡黄色至黄色的油状液体；具特异香气。

【功能与主治】藏医：化培根粘液，补肺虚。

中医：止咳祛痰，平喘。用于慢性气管炎咳嗽。

【用法用量】口服。一次 1～2 粒，一日 3 次；饭后服。

【规格】每丸重 0.19g(含黄花杜鹃油 50mg)。

【贮藏】密封。

*鹿精培元胶囊 Lujing Peiyuan Jiaonang

【处方】

手掌参 112g　黄精 112g　烈香杜鹃 70g　迷果芹 70g
天冬 112g　蒺藜 70g　冬虫夏草 70g　枸杞子 70g
鹿茸 7g　喜马拉雅紫茉莉 70g

【性状】本品为胶囊剂，内容物为褐色的粉末及颗粒；气香，味微甘、苦。

【功能与主治】滋补肝肾，益精培元。用于精血亏虚所致的腰膝酸痛、畏寒肢冷、心悸烦热、头痛失眠、夜尿频。

【用法用量】口服。一次 1～2 粒，一日 2 次。

【规格】每粒装 0.3g。

【贮藏】密封。

*鹿精培元酒 Lujing Peiyuan Jiu

【处方】

手掌参 112g　烈香杜鹃 70g　黄精 112g　迷果芹 70g
天冬 112g　蒺藜 70g　冬虫夏草 70g　鹿茸 7g
枸杞子 70g　喜马拉雅紫莉 70g

【性状】本品为棕黄色澄清液体，有少量沉淀；气香，味辛、甘、微苦。

【功能与主治】滋补肝肾，益精培元。用于精血亏虚所致的疲劳综合症，腰膝酸痛、畏寒肢冷、心悸烦热、头痛失眠、消渴、夜尿频。

【用法用量】口服。一次 10mL，一日 2 次。

【规格】每瓶装 100mL。

【贮藏】密封。

培根健胃药酒 Peigen Jianwei Yaojiu

本品为由白胡椒等药味加工制成的酒剂。

【性状】本品为半透明色液体；味辣，气微，有酒精芳香味。

【功能与主治】温胃益火，健胃消食。用于胃胀，腹泻等消化疾病。

【用法用量】一日 3 次，一次 20～30mL，饭后服用或遵医嘱。

【规格】每瓶 480mL。

【贮藏】密闭，防潮。

勒协舟巴散 Lexie Zhouba San

【处方】

丁香 30g	木香 20g	石灰华 30g	甘草 20g
龙胆花 30g	诃子(去核)20g		

【性状】本品为浅黄色粉末；气微香，味甜。

【功能与主治】清热解毒，消炎止咳。用于肺炎，咽喉肿痛，声音嘶哑，咳嗽等。

【用法用量】温开水送服。一次 2g，一日 3 次。

【规格】每瓶装 30g。

【贮藏】密闭，置阴凉干燥处。

萝速丸 Luosu Wan

【处方】

红景天 100g	黄芪 50g	甘草 50g	百部 70g
诃子(去核)50g			

【性状】本品为棕褐色的水丸；气微香，味甘。

【功能与主治】消炎止咳，利水消肿。用于上呼吸道感染，肺炎，慢性支气管炎，高原性肺水肿，急性高原反应。

【用法用量】嚼服或研碎后用温开水送服。一次 3～6 丸，一日 1～3 次。

【规格】每丸重 0.35g。

【贮藏】密封。

曼那杰巴散 Manna Jieba San

【处方】

黑冰片 30g	草乌(制)10g	诃子(去核)10g	木香 30g
角茴香 10g	印度獐牙菜 10g	余甘子(去核)30g	渣驯膏 30g

【性状】本品为黑色粉末；气微香，味苦、咸。

【功能与主治】消炎，利胆。用于治疗急性胆囊炎，慢性胆囊炎等。

【用法用量】温开水送服。一次 2g，一日 3 次。

【规格】每瓶装 30g。

【贮藏】密封，置阴凉干燥处。

章尖木德孜丸　Zhangjian Mudezi Wan

【处方】

诃子(去核)10g	小叶莲 10g	石榴子 20g	肉桂 10g
豆蔻 10g	胡椒 10g	大托叶云实 10g	红花 10g

【性状】本品为棕色水丸；气香，味辛、苦。

【功能与主治】温肾，固精，调经通淋。用于寒性肾病引起的腰髋关节疼痛，睾丸肿胀，遗精，妇女带下，月经不调。

【用法用量】一次 3～5 丸，一日 2～3 次。

【规格】每丸重 0.5g。

【贮藏】密闭，置干燥处。

隆吉德协散　Longji Dexie San

【处方】

石榴子 40g	干姜 20g	肉豆蔻 20g	豆蔻 20g
草果 20g	荜茇 20g	肉桂 10g	红花 10g
黑种草子 10g	诃子(去核)20g	光明盐(制)10g	紫硇砂 10g

【性状】本品为棕色粉末；气香，味辣、酸。

【功能与主治】止泻，温胃，健脾。用于急慢性腹泻，腹痛，完谷不化等。

【用法用量】温开水送服。一次 1～3g，一日 1～3 次或遵医嘱。

【规格】每袋装 12g。

【贮藏】密闭，置阴凉干燥处。

巢龙得吉额丸　Chaolong Deji'e Wan

本品为由木香、肉豆蔻、丁香等药味加工制成的丸剂。

【性状】本品为红棕色水丸；气香，味苦、涩。

【功能与主治】舒筋通络，补气调血，益心健脑，活血化瘀，抗缺氧。用于气血运行不畅、背部及胁肋胀痛、头晕目眩、失眠多梦、神志不宁、高血压等病，脑血栓、脑动脉硬化以及心率失常等心脑血管疾病。

【用法用量】研碎温开水送服或泡服。成人一次 2 丸，15 岁以下小儿一次 1 丸，一日 1～3 次。

【规格】每丸重 1g。

【贮藏】密闭，置干燥处。

蒂达芒觉丸　Dida Mangjue Wan

【处方】

巴夏嘎 100g	印度獐牙菜 130g	丁香 50g	洪连 100g
诃子(去核)220g	小伞虎耳草 50g	木香 130g	湿生扁蕾 200g
止泻木子 85g	红花 135g	秦艽花 130g	甘草 85g
天竺黄 100g	波棱瓜子 80g	肉豆蔻 35g	豆蔻 35g
草果 50g	黑冰片 35g	荜茇 50g	葡萄 65g
石榴子 120g	小檗皮 125g	渣驯膏 50g	榜嘎 125g
刺柏 20g	点地梅 110g		

【性状】本品为黄色水丸；气微，味苦。

【功能与主治】清热利胆。用于“赤巴”病，慢性胆囊炎等。

【用法用量】研碎温开水送服或泡服。一次 1～2 丸，一日 1～2 次。

【规格】每丸重 0.7g。

【贮藏】密闭，置阴凉干燥处。

蒂达周觉丸　Dida Zhoujue Wan

【处方】

青木香 350g	印度獐牙菜 550g	广木香 200g	苦瓜 400g

决明子 250g　　　　诃子(去核)480g

【性状】本品为黄绿色水丸；气香，味苦。

【功能与主治】消脂利胆，消炎止痛，排便美容。用于便秘，急慢性胆囊炎，脂肪肝，面部雀斑，痤疮及病毒性皮炎。

【用法用量】一次 2 丸，一日 2 次。

【规格】每丸重 0.7g。

【贮藏】密闭，置阴凉干燥处。

雅吉尼阿散　Yaji Ni'a San

【处方】

金腰草 8g	巴夏嘎 8g	大叶碎米荠 8g	骨碎补 8g
菥蓂子 8g	榜嘎 8g	藏木通 10g	波棱瓜子 10g
矮丛风毛菊 10g	木鳖子(去皮)10g	小檗皮 8g	诃子(去核)10g
余甘子(去核)8g	藏菖蒲 8g	甘松 8g	止泻木子 4g
蔷薇花 4g	水柏枝 4g	秦艽花 4g	角茴香 4g
大黄 4g	印度獐牙菜 4g	渣驯膏 4g	熊胆粉 0.4g
毛诃子(去核)10g			

【性状】本品为灰红色水丸；味苦、涩。

【功能与主治】清热解毒。用于头痛，吐黄水，胆囊炎，慢性胆囊炎，急性胆囊炎，黄疸型肝炎等。

【用法用量】温开水送服。一次 2g，一日 3 次。

【规格】每瓶装 30g。

【贮藏】密封，置阴凉干燥处。

景天清肺药酒　Jingtian Qingfei Yaojiu

本品为由丛菔、红景天、青稞等药味加工制成的酒剂。

【性状】本品为淡黄色液体；气香，味酸、辛。

【功能与主治】祛隆清热，利肺止咳。用于隆性肺热引起的咯痰不利、短咳频作、胸闷气短等。

【用法用量】一次 10～15mL，一日 2 次，早晚服用或遵医嘱。

【规格】每瓶 480mL。

【贮藏】密闭，防潮。

鲁曼德孜努玛终金丸 Luman Dezi Numa Zhongjin Wan

【处方】

檀香 8g　紫檀香 10g　藏紫草 10g　葡萄 10g
香旱芹 8g　广枣 6g　甘草 12g　木香 10g
紫草茸 10g　高山辣根菜 12g　渣驯膏 6g　力嘎都 10g
蚤缀 15g

【性状】本品为红棕色水丸；味苦、辛。

【功能与主治】清肺，止咳，平喘，消炎。用于胸闷胁痛，久咳咯血及支气管炎咳嗽。

【用法用量】开水嚼碎送服。一次 1～2 丸，一日 1～2 次或遵医嘱。

【规格】每丸重 1g。

【贮藏】密闭，置阴凉干燥处。

普若德协丸 Puruo Dexie Wan

【处方】

石榴子 75g　肉桂 75g　甘青青兰 57.5g　麻黄 75g
干姜 75g　绿绒蒿 57g　余甘子(去核)67g　渣驯膏 57g
烈香杜鹃 57g　巴夏嘎 57g　红花 57g　寒水石(制)11g
人工麝香 10g　佐太 25g　毛诃子(去核)57g

【性状】本品为棕褐色的水丸；气芳香，味苦、甘。

【功能与主治】舒肝健胃，清热，愈溃疡。用于萎缩性胃炎引起的消化不良，便秘，胃胀，胃烧泛酸，胃肝不适。

【用法用量】一次 2～3 丸，一日 1～2 次。

【规格】每丸重 0.5g。

【贮藏】密封，置阴凉干燥处。

塞日尼阿丸 Sairi Ni'a Wan

【处方】

水牛角 15g　羚羊角 15g　鹿茸 20g　石灰华 50g

红花 140g	丁香 20g	肉豆蔻 15g	豆蔻 15g
草果 15g	檀香 100g	紫檀香 50g	木棉花 40g
木香 10g	乳香 25g	决明子 25g	黄葵子 25g
香旱芹 25g	诃子(去核)40g	毛诃子(去核)20g	佐太 15g
巴夏嘎 40g	力嘎都 70g	人工牛黄 50g	沙棘膏 50g
余甘子(去核)50g	蓝花绿绒蒿 60g		

【性状】本品为浅黄色水丸；气微香，味苦。

【功能与主治】养肺，去腐。用于陈旧性肺病，肺脓疡，咳嗽，气喘，咯脓血，肺结核，结核性胸膜炎等。

【用法用量】温开水送服。一次 2g，一日 3 次。

【规格】每丸重 1g。

【贮藏】密封，置阴凉干燥处。

塞顿甲吧丸　Saidun Jiaba Wan

【处方】

诃子(去核)80g	小檗皮 10g	止泻木子 80g	红花 40g
印度獐牙菜 60g	波棱瓜子 60g	石灰华 400g	黑冰片 12g
木香 12g	人工牛黄 10g		

【性状】本品为黑色水丸；气微香，味苦、涩。

【功能与主治】清热解毒。用于肝胆湿热引起的口苦、胁痛、急慢性胆囊炎等。

【用法用量】温开水送服。一次 2 丸，一日 3 次。

【规格】每丸重 1g。

【贮藏】密封，置阴凉干燥处。

嘎那居久散　Ga'na Jujiu San

【处方】

秘粪 20g	黑冰片 20g	唐古特乌头 10g	贝齿灰 80g
藏木通 10g	秦艽花 10g	熊胆粉 1g	沙棘膏 80g
洪连 10g	硇砂 10g	止泻木子 20g	

【性状】本品为黑色粉末；味苦。

【功能与主治】消炎利胆，活血化瘀。用于治疗胆结石，胆囊息肉，肠瘤，妇科囊肿等。

【用法用量】一次 1～2g，一日 2 次。

【规格】每袋装 2g。

【贮藏】密闭，置阴凉干燥处。

嘎宝雅宅散 Gabao Yazhai San

【处方】

高山辣根菜 30g	龙胆花 30g	檀香 20g	紫檀香 20g
香旱芹 10g	石灰华 30g	人工牛黄 20g	红花 20g
蓝花绿绒蒿 20g	细叶亚菊 10g	沙棘膏 30g	甘草 30g

【性状】本品为浅黄色粉末；气微香，味苦、涩。

【功能与主治】清热解毒，利肺，化痰，止咳，平喘。用于感冒引起的肺炎、咳嗽、咳痰等。

【用法用量】温开水送服。一次 2g，一日 3 次。

【规格】每瓶装 30g。

【贮藏】密封，置阴凉干燥处。

赛日西散 Sairixi San

【处方】

诃子(去核)66g	石榴子 16g	木鳖子(制)7g	黑冰片 51.5g
渣驯膏 18.5g	山柰 45g	大黄 40g	光明盐 25g
藏木香 25g	碱花 25g		

【性状】本品为浅黑色粉末；气香，味苦。

【功能与主治】清肝热。用于胆囊炎。

【用法用量】温开水送服。一次 1～2g，一日 3 次。

【规格】每袋装 20g。

【贮藏】密闭，置干燥处。

赛玛舟巴散 Saima Zhouba San

【处方】

蒺藜(炒)70g	姜黄 50g	余甘子(去核)60g	菥蓂子 50g
小檗皮 50g	山矾叶 50g		

【性状】本品为浅黄色粉末；气微香，味苦、辣、涩。

【功能与主治】清热解毒，固精补肾。用于肾虚，肾寒及肾脏疾病等。

【用法用量】温开水送服。一次 2g，一日 3 次。

【规格】每瓶装 30g。

【贮藏】密封，置阴凉干燥处。

缪谢苏协丸 Miuxie Suxie Wan

【处方】

小米辣 166g	诃子(去核)500g	土木香 318g	佐太 55.2g
石榴子 402g	决明子 306g	豆蔻 324g	骨碎补 272g
草果 383g	阿魏 430g	高良姜 385g	大黄 487g
宽筋藤 268g	西红花 44.2g	黄葵子 305g	乳香 444g
渣驯膏 166g	贝齿粉 500g	碱花 528g	胡椒 462g
藏萝卜 405g	硇砂 357g	光明盐 445g	紫硇砂 306g
鹫粪 735g	藏木通 328g	肉豆蔻 475g	寒水石(制)1157g
铁棒锤(制)44.2g			

【性状】本品为灰黑色水丸；气微香，味涩。

【功能与主治】疏肝，健胃，愈溃疡，养荣强壮。用于胃脘嘈杂，灼痛，肝热痛，消化不良，黄水病，脏腑痞瘤，食道、胃、肠等部位的溃疡。

【用法用量】研碎温开水送服。一次 3g，一日 1～3 次。

【规格】每袋装 2g。

【贮藏】密闭，置阴凉干燥处。

德协茑木旦散 Dexie Niaomudan San

【处方】

寒水石(制)400g	石榴子 120g	天竺黄 36g	红花 36g
丁香 36g	肉豆蔻 24g	豆蔻 24g	草果 4g
诃子(去核)36g	肉桂 16g	烈香杜鹃 120g	炉甘石 120g
山柰 120g	荜茇 120g	胡椒 120g	硼砂 120g
萝卜(炭)20g	木香 20g		

【性状】本品为白色粉末；气微香，味辣、涩。

【功能与主治】湿运脾胃，除痰化湿。用于“培根”的合并症和混合症，消化不良，胃痛腹胀等。

【用法用量】温开水送服。一次 1～2g，一日 1～2 次。

【规格】每瓶装 30g。

【贮藏】密封。

德孜多丹热功丸 Dezi Duodan Regong Wan

【处方】

手参(制)25g	迷果芹(制)12.5g	黄精(制)12.5g	天冬(制)12.5g
蒺藜(炒)7.5g	决明子 12.5g	绵羊睾丸(制)12.5g	螃蟹甲 7.5g
绣线菊 12.5g	天麻 12.5g	冬虫夏草(制)1g	芝麻 12.5g
喜马拉雅紫茉莉(制)12.5g			

【性状】本品为黄褐色水丸；气微腥，味酸甜、苦、涩。

【功能与主治】温补肾阳，养心安神。用于肾虚，肾功能衰退引起的精液不足，阳痿，前列腺炎，神疲乏力及妇女肾阴虚引起的腰膝酸痛。

【用法用量】温开水嚼碎送服。一次 1～2g，一日 1～2 次或遵医嘱。

【规格】每丸重 1g。

【贮藏】密闭，置阴凉干燥处。

德孜杰巴丸　Dezi Jieba Wan

【处方】

黑冰片 20g	甘青青兰 30g	唐古特铁线莲(制)20g	荜茇 20g
光明盐(制)30g	紫硇砂 20g	寒水石(制)60g	烈香杜鹃(制)20g

【性状】本品为棕黄色水丸；味微苦。

【功能与主治】消炎，驱寒。用于慢性萎缩性胃炎，食欲不振，胸腹胀痛等。

【用法用量】温开水嚼碎送服。一次 1～2 丸，一日 1～3 次或遵医嘱。

【规格】每丸重 1g。

【贮藏】密闭，置阴凉干燥处。

德孜章君丸　Dezi Zhangjun Wan

【处方】

石榴皮 300g	肉桂 100g	草豆蔻 100g	荜茇 100g
白胡椒 100g	黄精(制)100g	天冬(制)100g	硇砂 100g
迷果芹(制)100g	槟榔 100g	肉豆蔻 100g	红花 100g
喜马拉雅紫茉莉(制)300g			

【性状】本品为深黄色水丸；气香，味辣、微苦。

【功能与主治】补气温肾，消食利尿。用于治疗肾虚腰痛，小便不利，消化不良，气虚浮肿及“隆”病、“培根”病所致的寒性病证。

【用法用量】研碎温开水送服或泡服。一次 2～3 丸，一日 1～2 次。

【规格】每丸重 0.6g。

【贮藏】密闭，置干燥处。

德孜蒂觉丸　Dezi Dijue Wan

【处方】

印度獐牙菜 30g	波棱瓜子 24g	榜嘎 24g	木香 15g
洪连 15g	小檗皮 10.5g	褐毛风毛菊 24g	角茴香 12g

【性状】本品为黄褐色水丸；味苦、辛。

【功能与主治】清血攻毒，舒肝能淤，消炎退黄，养肝健脾。用于急慢性肝炎，乙型肝炎，肝硬化，肝腹水，酒精肝，药物性肝炎，胆囊炎等。

【用法用量】温开水嚼碎送服。一次1～2丸，一日1～2次或遵医嘱。

【规格】每丸重1g。

【贮藏】密闭，置阴凉干燥处。

赞丹居瓦散　Zandan Juwa San

【处方】

白檀香 10g	石灰华 10g	红花 20g	丁香 5g
甘草 30g	龙胆花 20g	高山辣根菜 20g	葡萄 20g
力嘎都 20g	木香 20g		

【性状】本品为棕色粉末；气微香，味苦、涩。

【功能与主治】清热解毒，滋阴润喉，化脓血。用于咳嗽，咳痰，肺炎，肺脓，寒战，高热，呼吸困难，咯血，肺结核等。

【用法用量】温开水送服。一次2g，一日3次。

【规格】每袋装2g。

【贮藏】密封，置阴凉干燥处。

赞丹桑汤散　Zandan Sang Tangsan

【处方】

紫檀香 50g	肉豆蔻 20g	广枣 10g

【性状】本品为浅黄色粉末；气微香，味苦、涩。

【功能与主治】清热解毒，凉血。用于血热证，心热证等。

【用法用量】温开水送服。一次2g，一日3次。

【规格】每瓶装30g。

【贮藏】密封，置阴凉干燥处。

赞旦尼久散 Zandan Nijiu San

【处方】

檀香 2.5g	紫檀香 25g	高山辣根菜 12.5g	蚤缀 17.5g
天竺黄 17.5g	葡萄 17.5g	甘草 12.5g	肉果草 12.5g
人工牛黄 10g	红花 10g	力嘎都 12.5g	棘豆 12.5g
藏紫草 12.5g	洪连 12.5g	绿绒蒿 12.5g	巴夏嘎 12.5g
木香 12.5g	丁香 7.5g	穆库尔没药 12.5g	香旱芹 12.5g
人工麝香 0.1g			

【性状】本品为棕黄色粉末；气微香，味甘。

【功能与主治】清肺热，化脓血。用于肺热，肺脓肿，咯血，肺结核。

【用法用量】温开水送服。一次 1～3g，一日 1～3 次或遵医嘱。

【规格】每袋装 15g。

【贮藏】密闭，置阴凉干燥处。

* 藏茵陈片 Zangyinchen Pian

【处方】

藏茵陈 1120g

【性状】本品为糖衣片或薄膜衣片，除去包衣显褐色或绿褐色；味苦。

【功能与主治】清热解毒，舒肝利胆。用于急性肝炎、慢性肝炎、慢性胆囊炎属肝胆湿热证者。

【用法用量】口服。一次 5～6 片，一日 3 次。

【规格】基片重 0.25g。

【贮藏】密封。

* 藏茵陈胶囊 Zangyinchen Jiaonang

【处方】

藏茵陈 1947g

【性状】本品为硬胶囊，内容物为绿褐色至褐色的颗粒或粉末；味苦。

【功能与主治】清热解毒，舒肝利胆，退黄。用于急慢性肝炎、慢性胆囊炎。

【用法用量】口服，一次 2～3 粒，一日 3 次。

【规格】每丸重 0.35g。

【贮藏】密封。

藏梨川贝膏　Zangli Chuanbei Gao

本品为由藏梨、葡萄、石灰华等药味加工制成的煎膏剂。

【性状】本品为深棕色的稠厚半流体；味甜。

【功能与主治】清肺热，化痰，润燥止咳。用于干咳，止咳。

【用法用量】一次 1～2 勺，温开水冲服。也可直接根据口感调配饮用。

【规格】每瓶装 250mL。

【贮藏】密闭，防潮。

第六章

阴病用药

＊八味小檗皮胶囊 Bawei Xiaobopi Jiaonang

【处方】

小檗皮 101.3g	荜茇 13.5g	余甘子 84.4g	红花 50.6g
甘草 33.8g	熊胆粉 4.1g	人工麝香 4.1g	京墨 8.2g

【性状】本品为硬胶囊，内容物为棕黄色的粉末；具特异香气，味苦。

【功能与主治】消炎止痛，固精止血。用于尿道感染，尿痛，白浊，血尿，滑精等。

【用法用量】口服。一次 3～4 粒，一日 2 次。

【规格】每粒装 0.3g。

【贮藏】密封。

十三味马蔺丸 Shisanwei Malin Wan

【处方】

马蔺子 50g	藏茜草 25g	紫草茸 25g	山矾叶 25g
螃蟹(制)25g	马尿泡 30g	巴夏嘎 40g	刀豆(制)25g
芒果核 25g	蒲桃 25g	大托叶云实 25g	金礞石 15g
硇砂 10g			

【性状】本品为紫红色水丸；气微香，味辣、苦。

【功能与主治】消炎利尿。用于睾丸肿大等。

【用法用量】嚼碎吞服。一次 4 丸，一日 2 次。

【规格】每丸重 0.3g。

【贮藏】密闭，置阴凉干燥处。

十三味马蔺散 Shisanwei Malin San

【处方】

马蔺子 50g	藏茜草 25g	紫草茸 25g	山矾叶 25g
螃蟹(制)25g	马尿泡 30g	巴夏嘎 40g	刀豆(制)25g

芒果核 25g　　蒲桃 25g　　大托叶云实 25g　　金礞石 15g
硇砂 10g

【性状】本品为紫红色粉末；气微香，味辣、苦。

【功能与主治】消炎利尿。用于睾丸肿大等。

【用法用量】温开水送服。一次 1～2g，一日 1～2 次。

【规格】每袋(瓶)装 2g、16g、30g。

【贮藏】密闭，置阴凉干燥处。

第七章

杂病用药

二十一味生等丸 Ershiyiwei Shengdeng Wan

【处方】

生等膏 50g	诃子(去核)100g	毛诃子(去核)100g	人工麝香 0.7g
小檗皮 80g	洪连 70g	秦艽花 80g	檀香 40g
降香 80g	藏木通 80g	石灰华 70g	巴夏嘎 80g
红花 80g	香旱芹 50g	黑种草子 50g	乳香 50g
决明子 50g	黄葵子 50g	安息香 40g	石韦 70g
余甘子(去核)150g			

【性状】本品为褐色至棕黑色水丸；气芳香，味苦、涩。

【功能与主治】祛风除痹，消炎止痛。用于痛风，关节炎，关节肿痛、变形，四肢活动不利；对肾脏疼痛，黄水病亦有效。

【用法用量】一次 2～3 丸，一日 2～3 次。

【规格】每丸重 0.5g。

【贮藏】密闭，置阴凉干燥处。

二十一味诃子散 Ershiyiwei Hezi San

【处方】

诃子(去核)90g	红花 90g	豆蔻 30g	渣驯膏 60g
湿生扁蕾 60g	刀豆(制)210g	枇杷叶 51g	茜草 90g
刺柏 90g	手参 30g	姜黄 90g	地锦草 30g
蒺藜(炒)210g	栀子 60g	豌豆花 30g	瞿麦 30g
人工牛黄 60g	黄柏 90g	朱砂(制)30g	熊胆粉 22g
海金沙 30g			

【性状】本品为棕红色粉末；气香，味甘、微涩。

【功能与主治】祛寒。用于尿频，尿急，遗精。

【用法用量】温开水送服。一次 1.5～3g，一日 1～2 次。

【规格】每袋装 20g。

【贮藏】密闭，置阴凉干燥处。

二十三味文冠木散 Ershisanwei Wenguanmu San

【处方】

人工麝香 5g 文冠木 200g 诃子(去核)200g 川楝子 200g
栀子 200g 黄柏 200g 穆库尔没药 200g 安息香 200g
洪连 200g 秦艽花 200g 紫檀香 200g 檀香 200g
木通 200g 婆婆纳 200g 红花 200g 山药 200g
白芝麻 200g 黑芝麻 200g 人工牛黄 200g 决明子 200g
黄葵子 200g 乳香 200g 甘松 200g

【性状】本品为棕黄色粉末；气微，味苦。

【功能与主治】除湿祛寒，温补。用于痛风，湿痹，腰痛，肾寒症，遗精。

【用法用量】温开水送服。一次 1～2g，一日 2～3 次。

【规格】每袋装 20g。

【贮藏】密闭，置阴凉干燥处。

二十三味乳鹏丸 Ershisanwei Rupeng Wan

【处方】

珀嘎 100g 诃子(去核)50g 决明子 50g 黄葵子 50g
木香 50g 宽筋藤 50g 渣驯膏 25g 巴夏嘎 50g
人工麝香 5g 生等膏 50g 铁棒锤(制)50g 藏菖蒲 50g
穆库尔没药 30g 红花 70g 蓝花棘豆 50g 刺柏叶膏 25g
冬葵果 30g 石榴子 50g 螃蟹(制)50g 棘豆 50g
党参 50g 毛诃子(去核)50g 余甘子(去核)50g

【性状】本品为棕灰色水丸；气微香，味苦。

【功能与主治】消炎止痛，干黄水。用于痛风，关节炎，黄水病，“冈巴”病，水肿等。

【用法用量】嚼碎吞服。一次 3～4 丸，一日 1～2 次或遵医嘱。

【规格】每丸重 0.35g。

【贮藏】密闭，防潮。

* 二十五味儿茶丸 Ershiwuwei Ercha Wan

【处方】

儿茶 100g	诃子 100g	毛诃子 125g	余甘子 100g
黄精 40g	天冬 40g	西藏棱子芹 50g	水牛角 15g
蒺藜 30g	乳香 50g	扁刺蔷薇 50g	黄葵子 35g
宽筋藤 100g	荜茇 30g	铁粉(制)15g	渣驯膏 50g
铁棒锤 40g	人工麝香 1g	藏菖蒲 50g	木香 50g
珍珠母 25g	甘肃棘豆 40g	秦艽花 30g	决明子 50g
喜马拉雅紫茉莉 25g			

【性状】本品为黄色水丸；气芳香，味苦、涩。

【功能与主治】祛风除痹，消炎止痛，干黄水。用于“白脉”病，痛风，风湿性关节炎，关节肿痛变形，四肢僵硬，黄水病，“冈巴”病等。

【用法用量】口服。一次 4～5 丸，一日 2～3 次。

【规格】每丸重 0.3g。

【贮藏】密闭，置阴凉干燥处。

二十五味达志丸 Ershiwuwei Dazhi Wan

【处方】

五味子 100g	高山绣线菊 50g	葫芦 50g	止泻木子 50g
波棱瓜子 50g	渣驯膏 50g	榜嘎 50g	青杠果 50g
展毛翠雀 50g	网眼瓦韦 50g	翼首草 50g	萝蒂 50g
诃子(去核)50g	红花 50g	人工麝香 3g	叉分蓼 50g
藏茜草 50g	力嘎都 50g	车前子 50g	熊胆粉 5g
土木香 50g	香附 50g	宽筋藤 50g	悬钩木 50g
川西獐牙菜 50g			

【性状】本品为黑褐色水丸；味苦、微涩。

【功能与主治】止泻。用于热泻，赤泻，大小肠陈旧热，瘟疫，肠绞痛，“木布”下泻等肠病和腹泻。

【用法用量】嚼碎吞服。一次 2～3 丸，一日 2 次。

【规格】每丸重 0.5g。

【贮藏】密闭，置阴凉干燥处。

二十五味诃子丸 Ershiwuwei Hezi Wan

【处方】

木香 50g	红花 7g	诃子(去核)10g	丁香 7g
肉豆蔻 10g	余甘子(去核)10g	草豆蔻 7g	紫檀香 80g
毛诃子(去核)7g	檀香 6g	草果 2g	人工麝香 0.5g
甘草 8g	荜茇 7g	石灰华(制)2g	紫草茸 50g
香旱芹 7g	人工牛黄 10g	海金沙 7g	蒺藜(炒)50g
短穗兔耳草 8g	冬葵果 50g	渣驯膏 25g	狍角(制)10g
螃蟹(制)7g			

【性状】本品为灰褐色水丸；味苦、微咸。

【功能与主治】舒筋，益肾。用于“白脉”病，肾脏疾病。

【用法用量】嚼碎吞服。一次 3～4 丸，一日 2～3 次。

【规格】每丸重 0.35g。

【贮藏】密闭，防潮。

* 二十五味驴血丸 Ershiwuwei Lüxue Wan

【处方】

驴血 50g	生等膏 30g	降香 80g	檀香 50g
毛诃子 80g	诃子 150g	石灰华 100g	余甘子 100g
肉豆蔻 30g	丁香 30g	草果 30g	豆蔻 30g
决明子 50g	乳香 50g	木棉花 30g	黄葵子 50g
翼首草 70g	龙胆草 80g	巴夏嘎 70g	牛黄 1g
宽筋藤 100g	秦皮 80g	麝香 1g	西红花 10g
莲座虎耳草 70g			

【性状】本品为棕褐色水丸；气芳香，味酸、辛。

【功能与主治】祛风，除湿，干黄水。用于关节炎，类风湿性关节炎，痛风，痹病引起的四肢关节肿大疼痛，变形，黄水积聚等。

【用法用量】口服。一次 3 丸，一日 2～3 次。

【规格】每丸重 0.25g。

【贮藏】密闭，置阴凉干燥处。

二十五味秦艽膏 Ershiwuwei Qinjiao Gao

本品为由秦艽花、藏菖蒲、瑞香狼毒等药味加工制成的软膏剂。

【性状】本品为黄棕色软膏；气微。

【功能与主治】止痒。用于瘙痒性皮肤疾病。

【用法用量】外用。取本品适量涂于患处，一日 1 次。

【规格】每盒装 30g。

【贮藏】密闭，防潮。

二十五味莪大夏丸 Ershiwuwei Edaxia Wan

【处方】

莪大夏膏 100g	诃子(去核)150g	安息香 80g	小檗皮 80g
藏菖蒲 80g	圆柏枝 80g	龙胆花 70g	铁棒锤(制)50g
秦艽花 60g	翼首草 80g	打箭菊 50g	洪连 50g
角茴香 50g	白芥子 50g	马尿泡膏 40g	雌黄(制)20g
雪莲花 100g	木香 80g	多刺绿绒蒿 70g	甘松 50g
雄黄(制)20g	唐松草 50g	人工麝香 1.5g	垂头菊 50g
铁棒锤幼苗(制)50g			

【性状】本品为灰色水丸；味酸、苦、辣。

【功能与主治】消炎，消肿。用于白喉，喉炎，炭疽，疖子，伤口久不愈合等。

【用法用量】一次 1～3 丸，一日 2～3 次。

【规格】每丸重 0.5g。

【贮藏】密闭，置阴凉干燥处。

二十五味短穗兔耳草丸 Ershiwuwei Duansuitu'ercao Wan

本品为由珍珠、石灰华、西红花等药味加工制成的丸剂。

【性状】本品为棕褐色水丸；气微香，味苦。

【功能与主治】舒筋通络。用于“白脉”病，筋病和脉病。

【用法用量】嚼碎吞服。一次 3～4 丸，一日 2～3 次。

【规格】每丸重 0.35g。

【贮藏】密闭，防潮。

＊二十味沉香丸 Ershiwei Chenxiang Wan

【处方】

沉香 200g	丁香 40g	木瓜 50g	肉豆蔻 40g
红花 130g	广枣 60g	藏木香 100g	石灰华 100g
鹿角 30g	乳香 50g	珍珠母 50g	木香 100g
马钱子 40g	诃子 150g	短穗兔耳草 100g	木棉花 60g
余甘子 100g	降香 150g	兔心 20g	牛黄 1g

【性状】本品为深棕色水丸；气微香，味苦。

【功能与主治】调和气血，安神镇静。用于偏瘫，高血压，神志紊乱，口眼歪斜，肢体麻木，失眠。

【用法用量】一次 3～4g，一日 2 次。

【规格】每 10 丸重 5.6g。

【贮藏】密闭，置阴凉干燥处。

二十味金汤丸 Ershiwei Jintang Wan

【处方】

诃子(去核)50g	毛诃子(去核)35g	余甘子(去核)50g	藏木香 50g
悬钩木 75g	宽筋藤 50g	山柰 25g	降香 70g
沉香 40g	木香 40g	肉豆蔻 10g	丁香 10g
生等 50g	马钱子(制)25g	多刺绿绒蒿 50g	藏茜草 40g
乳香 25g	安息香 25g	鬼箭锦鸡儿 70g	紫草茸 25g

【性状】本品为紫红色水丸；气微香，味苦、辣。

【功能与主治】调合“隆”“赤巴”“培根”平衡，燥湿，消炎镇痛。用于“冈巴”病，血病和赤巴疾病，青腿牙疳，上体疼痛，呼吸急促，喘气。

【用法用量】嚼碎吞服。一次 1 丸，一日 2～3 次。

【规格】每丸重 1g。

【贮藏】密闭，置阴凉干燥处。

二十味金汤散 Ershiwei Jintang San

【处方】

诃子(去核)50g	毛诃子(去核)35g	余甘子(去核)50g	藏木香 50g
悬钩木 75g	宽筋藤 50g	山柰 25g	降香 70g
沉香 40g	木香 40g	肉豆蔻 10g	丁香 10g
生等 50g	马钱子(制)25g	多刺绿绒蒿 50g	藏茜草 40g
乳香 25g	安息香 25g	鬼箭锦鸡儿 70g	紫草茸 25g

【性状】本品为紫红色粗粉；气微香，味苦、辣。

【功能与主治】调合“隆”“赤巴”“培根”平衡，燥湿，消炎镇痛。用于“冈巴”病，血病和赤巴疾病，青腿牙疳，上体疼痛，呼吸急促，喘气。

【用法用量】水煎服。一次 1 袋，一日 2 次或遵医嘱。

【规格】每袋装 3g。

【贮藏】密闭，防潮。

丁香血病丸 Dingxiang Xuebing Wan

【处方】

丁香 30g	石灰华 100g	甘草 80g	龙胆花 70g
木香 70g	诃子(去核)150g	藏紫草 100g	寒水石(制)60g
巴夏嘎 70g	藏木香 70g	余甘子(去核)120g	

【性状】本品为棕褐色水丸；味辣、苦、微甘。

【功能与主治】消炎，止痛。用于血病引起的音哑，喉干，喉痛，咳嗽。

【用法用量】温开水服用或泡服。一次 1～2 丸，一日 1～2 次。

【规格】每丸重 0.3g、1g。

【贮藏】密封，置阴凉干燥处。

丁鹏丸 Dingpeng Wan

【处方】

丁香 25g	石灰华 150g	诃子(去核)200g	藏菖蒲 45g
甘草 70g	安息香 30g	白花龙胆 100g	木香 8g

草乌（制）35g　　人工麝香 1g

【性状】本品为棕灰色水丸；具丁香气，味甜、微辛。

【功能与主治】清热消炎。用于咽喉炎，咽干疼痛，咳嗽，音哑。

【用法用量】嚼碎吞服。一次 1～2 丸，一日 2 次或遵医嘱。

【规格】每丸重 0.5g。

【贮藏】密闭，置阴凉干燥处。

＊十八味诃子利尿丸　Shibawei Hezi Liniao Wan

【处方】

诃子 200g　红花 100g　豆蔻 40g　渣驯膏 60g
山矾叶 80g　紫草茸 80g　藏茜草 80g　余甘子 150g
姜黄 100g　小檗皮 100g　蒺藜 100g　金礞石 30g
刺柏膏 100g　小伞虎耳草 80g　巴夏嘎 80g　刀豆 60g
熊胆 2g　人工牛黄 1g

【性状】本品为深黄色水丸；味苦、涩。

【功能与主治】益肾固精，利尿。用于肾病，腰肾疼痛，尿频，小便混浊，糖尿病，遗精。

【用法用量】口服。一次 4～6 丸，一日 2 次。

【规格】每丸重 0.25g。

【贮藏】密闭，置阴凉干燥处。

＊十八味诃子利尿胶囊　Shibawei Hezi Liniao Jiaonang

【处方】

诃子 200g　红花 100g　豆蔻 40g　岩精膏 60g
山矾叶 80g　紫草茸 80g　藏茜草 80g　余甘子 150g
姜黄 100g　小檗皮 100g　蒺藜 100g　金礞石 30g
刺柏 100g　小伞虎耳草 80g　塞北紫堇 80g　刀豆 60g
熊胆粉 2g　人工牛黄 1g

【性状】本品为硬胶囊，内容物为棕褐色的粉末；气香，味微苦。

【功能与主治】益肾固精，利尿。用于肾病，腰肾疼痛，尿频，小便混浊，糖尿病，遗精。

【用法用量】口服。一次 2～3 粒，一日 2 次。

【规格】每粒装 0.5g。

【贮藏】密封，置干燥处。

*十八味党参丸　Shibawei Dangshen Wan

【处方】

藏党参 150g	川贝 300g	决明子 80g	高山紫堇 10g
渣驯膏 10g	藏菖蒲 40g	宽筋藤 70g	诃子 50g
手参 7.5g	毛诃子 8.5g	人工麝香 5g	乳香 70g
黄葵子 70g	安息香 50g	儿茶 70g	巴夏嘎 70g
余甘子 70g	木香 75g		

【性状】本品为棕褐色水丸；气微香，味苦。

【功能与主治】消炎止痛，愈疮疡，除黄水。用于痹病，“冈巴”病，四肢关节红肿疼痛，伸屈不利，湿疹，牛皮癣，陷蚀癣，疠痛，亚玛虫病及麻风病。

【用法用量】口服。每丸重 0.25g；一次 12 丸，一日 3 次。

口服。每丸重 1g；一次 3 丸，一日 3 次。

【规格】每丸重 0.25g、1g。

【贮藏】密闭，置阴凉干燥处。

十八味润僵汤散　Shibawei Runjiang Tangsan

【处方】

木香 33g	槟榔(制)23g	草果 17g	力嘎都 17g
高良姜 17g	藏锦鸡儿 67g	土木香 10g	诃子(去核)23g
黄连 17g	甘草 10g	绿豆(炒)10g	短叶锦鸡儿 3g
大黄(制)17g	小叶莲 17g	琥珀(制)23g	一点血 23g
草豆蔻 17g	肉豆蔻 7g		

【性状】本品为灰褐色粗粉；味苦、微甘。

【功能与主治】愈疮，舒筋。用于新旧疮伤，月经不调，闭经，白脉症。

【用法用量】水煎服。一次 1 袋，一日 1～2 次或遵医嘱。

【规格】每袋装 3g。

【贮藏】密闭，防潮。

十八味檀香血药散　Shibawei Tanxiang Xueyao San

【处方】

紫檀香 120g	天竺黄 70g	西红花 80g	丁香 20g
肉豆蔻 15g	豆蔻(制)1.5g	诃子(去核)100g	草果 1.5g
川木香 50g	甘青青兰 70g	茜草 80g	人工牛黄 0.1g
紫草 100g	洪连 70g	唐古特虎耳草 60g	巴夏嘎 70g

【性状】本品为褐色粉末；味苦。

【功能与主治】止泻，止痢，止吐，止痛。用于肋骨侧痛和胸前疼痛，头疼眼花，咽喉干燥，肝胆不适，胃肠疼痛等病症。

【用法用量】一次 1g，一日 2～3 次或遵医嘱。

【规格】每瓶装 20g。

【贮藏】密闭，防潮。

十三味益痹汤丸　Shisanwei Yibi Tangwan

【处方】

牛尾蒿 100g	宽筋藤 90g	安息香 60g	生等 90g
棘豆 80g	鹿茸 60g	熏倒牛 50g	藏党参 50g
唐松草 30g	草决明 70g	茜草 100g	人工麝香 20g
藏菖蒲 60g			

【性状】本品为灰绿色水丸；气香，味微苦、涩。

【功能与主治】活血，燥湿。用于风湿引起的恶寒，肌肉关节疼痛，筋腱僵硬等。

【用法用量】打碎水煎服。一次 2～3 丸，一日 2 次。

【规格】每丸重 1g。

【贮藏】密闭，置阴凉干燥处。

十三味喉阻龙胆丸　Shisanwei Houzu Longdan Wan

【处方】

白花龙胆 300g	洪连 70g	石灰华 70g	矮紫堇 90g

红花 70g	石榴子 70g	甘青青兰 40g	丁香 70g
秦皮 80g	木香 60g	甘草 60g	渣驯膏 50g
诃子(去核)90g			

【性状】本品为灰绿色水丸；气香，味微苦、涩。

【功能与主治】清热解毒。用于咽喉灼痛，吞咽困难。

【用法用量】嚼碎吞服。一次 1 丸，一日 1～2 次。

【规格】每丸重 1g。

【贮藏】密闭，置阴凉干燥处。

十三味喉阻龙胆散　Shisanwei Houzu Longdan San

【处方】

白花龙胆 300g	洪连 70g	石灰华 70g	矮紫堇 90g
红花 70g	石榴子 70g	甘青青兰 40g	丁香 70g
秦皮 80g	木香 60g	甘草 60g	渣驯膏 50g
诃子(去核)90g			

【性状】本品为灰绿色粉末；气香，味微苦、涩。

【功能与主治】清热解毒。用于咽喉灼痛，吞咽困难。

【用法用量】一次 1～2g，一日 1 次。

【规格】每袋装 2g。

【贮藏】密闭，置阴凉干燥处。

十三味镇痹丸　Shisanwei Zhenbi Wan

【处方】

诃子(去核)300g	茜草 70g	红花 100g	紫草茸 70g
豆蔻 90g	圆柏叶 60g	渣驯膏 80g	驴血 60g
印度獐牙菜 80g	鼠李 70g	刀豆(制)80g	宽筋藤 60g
山矾叶 70g			

【性状】本品为紫灰色水丸；气香，味微苦、稍涩。

【功能与主治】燥湿，止痛。用于痹病引起的恶寒，头及胯腰疼痛，筋腱僵硬疼痛。

【用法用量】嚼碎吞服。一次 2～3 丸，一日 2 次。

【规格】每丸重 1g。

【贮藏】密闭，置阴凉干燥处。

十味木香丸 Shiwei Muxiang Wan

【处方】

木香 50g	余甘子(去核)20g	石榴子 20g	巴夏嘎 20g
豆蔻 14g	荜茇 15g	马尿泡(制)10g	酸藤果 20g
人工牛黄 15g	诃子(去核)20g		

【性状】本品为褐色水丸；气芳香，味微涩、辛。

【功能与主治】驱虫，止痛。用于“年”及虫引起的急性腹痛。

【用法用量】嚼碎吞服。一次 2～3 丸，一日 2 次。

【规格】每丸重 0.5g。

【贮藏】密闭，置阴凉干燥处。

十味木香胶囊 Shiwei Muxiang Jiaonang

【处方】

木香 50g	余甘子(去核)20g	石榴子 20g	巴夏嘎 20g
豆蔻 14g	荜茇 15g	马尿泡(制)10g	酸藤果 20g
人工牛黄 15g	诃子(去核)20g		

【性状】本品为硬胶囊，内容物为褐色粉末；气芳香，味微涩、辛。

【功能与主治】驱虫，止痛。用于“年”及虫引起的急性腹痛。

【用法用量】一次 3～4 粒，一日 1～2 次或遵医嘱。

【规格】每粒装 0.25g。

【贮藏】密闭，防潮。

十味安息香丸 Shiwei Anxixiang Wan

【处方】

安息香 100g	决明子 50g	余甘子(去核)50g	木香 50g
巴夏嘎 50g	诃子(去核)50g	宽筋藤 50g	渣驯膏 50g

黄葵子 50g　　毛诃子(去核)50g

【性状】本品为灰绿色水丸；气香，味苦、涩。

【功能与主治】祛风湿，止痛。用于四肢关节肿胀、酸痛、积液及局部疼痛，皮肤出现红紫斑。

【用法用量】嚼碎吞服。一次 2～3 丸，一日 2～3 次。

【规格】每丸重 0.5g。

【贮藏】密闭，置阴凉干燥处。

十味阵采丸　Shiwei Zhencai Wan

【处方】

驴血 80g　　宽筋藤 60g　　诃子(去核)100g　　决明子 60g

黄葵子 60g　　生等膏 60g　　毛诃子(去核)80g　　珀嘎 60g

印度獐牙菜 60g　　余甘子(去核)80g

【性状】本品为棕色水丸；气微，味微苦。

【功能与主治】止痛，除湿。用于痹症，风湿性关节炎。

【用法用量】嚼碎吞服。一次 3～4 丸，一日 1～2 次或遵医嘱。

【规格】每丸重 0.35g。

【贮藏】密闭，防潮。

*十味乳香胶囊　Shiwei Ruxiang Jiaonang

【处方】

宽筋藤 100g　　诃子 150g　　毛诃子 100g　　决明子 80g

黄葵子 80g　　余甘子 120g　　木香 85g　　乳香 100g

巴夏嘎 80g　　渣驯膏 50g

【性状】本品为硬胶囊，内容物为棕褐色的粉末；气微香，味苦。

【功能与主治】干黄水。用于四肢关节肿痛及湿疹。

【用法用量】口服，一次 2～3 粒，一日 3 次。

【规格】每粒装 0.3g。

【贮藏】密封。

※七十味珍珠丸　Qishiwei Zhenzhu Wan

本品系藏族验方。为由珍珠、檀香、降香、九眼石、西红花、牛黄、麝香等药味加工制成的丸剂。

【性状】本品为黑色的水丸；气芳香，味甘、涩、苦。

【功能与主治】安神，镇静，通经活络，调和气血，醒脑开窍。用于“黑白脉病”“隆血”不调；中风、瘫痪、半身不遂、癫痫、脑溢血、脑震荡、心脏病、高血压及神经性障碍。

【用法用量】研碎后开水送服。重病人一日1g，每隔3～7日1g。

【规格】每丸重1g。

【贮藏】密封。

七味小檗皮丸　Qiwei Xiaobopi Wan

【处方】

黄柏10g　黄芪60g　黄芩30g　黄精(制)50g
姜黄10g　猪胆粉5g　余甘子(去核)10g

【性状】本品为黄棕色至棕褐色的水丸；气微腥，味苦。

【功能与主治】滋阴降火。用于糖尿病引起的多尿、消瘦、口干等。

【用法用量】嚼服或研碎开水送服。一次6～7丸，一日2～3次。

【规格】每丸重0.35g。

【贮藏】密封。

七味兔耳草丸　Qiwei Tu’ercao Wan

【处方】

诃子(去核)100g　短穗兔耳草100g　熊胆粉30g　朱砂(制)50g
姜黄50g　红花50g　手参50g

【性状】本品为红棕色水丸；气香，味苦、微甜。

【功能与主治】补肾，涩精。用于遗精，遗尿。

【用法用量】嚼碎吞服。一次3～4丸，一日3次或遵医嘱。

【规格】每丸重0.3g。

【贮藏】密闭，置阴凉干燥处。

七味兔耳草散　Qiwei Tu'ercao San

【处方】

诃子(去核)100g	短穗兔耳草 100g	熊胆粉 30g	朱砂(制)50g
姜黄 50g	红花 50g	手参 50g	

【性状】本品为红棕色粉末；气香，味苦、微甜。

【功能与主治】补肾，涩精。用于遗精，遗尿。

【用法用量】一次 0.9～1.5g，一日 3 次。

【规格】每袋(瓶)装 3g、20g。

【贮藏】密闭，置阴凉干燥处。

七味黑冰片散　Qiwei Heibingpian San

【处方】

黑冰片(制)200g	西红花 20g	渣驯膏 100g	火硝 100g
印度獐牙菜 100g	硼砂 100g	诃子(去核)100g	

【性状】本品为黄色粉末；气微香，味苦、微咸。

【功能与主治】杀虫止痛，止泻。用于赤巴引起的虫病，头痛，大小肠疾病，胆结石，赤泻。

【用法用量】一次 1～2 袋，一日 1～2 次。

【规格】每袋装 1.0g。

【贮藏】密闭，置阴凉干燥处。

八味金礞石丸　Bawei Jinmengshi Wan

【处方】

金礞石 15g	螃蟹(制)20g	蒺藜(炒)15g	冬葵果 20g
喜马拉雅紫茉莉(制)20g	硇砂 15g	豆蔻 15g	田螺 20g

【性状】本品为灰色的水丸；气微香，味苦、涩。

【功能与主治】利尿，排结石。用于寒热性尿闭，膀胱结石。

【用法用量】嚼碎吞服。一次 3 丸，一日 2～3 次。

【规格】每丸重 0.35g。

【贮藏】密封，置阴凉干燥处。

八味金礞石散 Bawei Jinmengshi San

【处方】

金礞石 15g　螃蟹(制)20g　蒺藜(炒)15g　冬葵果 20g

喜马拉雅紫茉莉(制)20g　硇砂 15g　豆蔻 15g　田螺 20g

【性状】本品为灰色粉末；气微香，味苦、涩。

【功能与主治】利尿，排结石。用于寒热性尿闭，膀胱结石。

【用法用量】温开水送服。一次 1～3g，一日 1～3 次或遵医嘱。

【规格】每袋(瓶)装 2g、3g、15g、16g、20g、30g。

【贮藏】密封，置阴凉干燥处。

九味狼毒散 Jiuwei Langdu San

【处方】

大黄 200g　酸模 100g　棘豆 100g　黄精(制)100g

石菖蒲 100g　姜黄 100g　天冬(制)100g　草乌(制)100g

瑞香狼毒(制)100g

【性状】本品为黄绿色粉末；气微，味苦。

【功能与主治】清热利湿，消肿止痛。用于湿疹、疥疮等所致的水肿、疼痛。

【用法用量】外用。取本品适量用酥油调成软膏涂于患处，一日 1～2 次。

【规格】每袋装 20g。

【贮藏】密闭，置干燥处。

三味大黄汤丸 Sanwei Dahuang Tangwan

【处方】

大黄 25g　诃子(去核)50g　碱花(制)25g

【性状】本品为黄灰色水丸；气微香，味辛、涩。

【功能与主治】通便。用于便秘。

【用法用量】打碎水煎服。一次 2～3 丸，一日 2 次。

【规格】每丸重 1g。

【贮藏】密闭，置阴凉干燥处。

三味逆洛汤丸　Sanwei Niluo Tangwan

【处方】

叉分蓼 100g　　榜嘎 70g　　藏茜草 80g

【性状】本品为棕红色水丸；气微，味苦、涩。

【功能与主治】消炎止泻。用于肠炎腹泻，发烧口渴。

【用法用量】打碎水煎服。一次 2～3 丸，一日 2～3 次。

【规格】每丸重 1g。

【贮藏】密闭，置阴凉干燥处。

三味黄水散　Sanwei Huangshui San

【处方】

决明子 50g　　乳香 50g　　黄葵子 50g

【性状】本品为黄白色至黄灰色粉末；气香，味苦。

【功能与主治】祛风燥湿，干黄水。用于湿疹，类风湿性关节炎，痛风等风湿痹证。

【用法用量】外用。取本品适量加水调和涂于患处，一日 2～3 次。

【规格】每袋装 20g、50g。

【贮藏】密闭，置干燥处。

三味蒺藜汤丸　Sanwei Jili Tangwan

【处方】

蒺藜(炒)100g　　冬葵果 80g　　螃蟹(制)70g

【性状】本品为浅灰黄色水丸；气微腥，味微苦、咸。

【功能与主治】利尿。用于尿闭和肾炎。

【用法用量】打碎水煎服。一次 3～4 丸，一日 2～3 次。

【规格】每丸重 0.3g。

【贮藏】密闭，置阴凉干燥处。

三味蒺藜汤散 Sanwei Jili Tangsan

【处方】

蒺藜(炒)100g 冬葵果 80g 螃蟹(制)70g

【性状】本品为浅黄色至浅灰黄色的粗粉；气微腥，味微苦、咸。

【功能与主治】利尿。用于尿闭和肾炎。

【用法用量】水煎服。一次 1～3g，一日 1～3 次。

【规格】每袋(瓶)装 5g、15g、16g、20g、30g。

【贮藏】密闭，防潮。

三锐利尿汤散 Sanrui Liniao Tangsan

【处方】

硇砂 20g 海金沙 30g 螃蟹(制)40g

【性状】本品为深棕色粗粉；气芳香，味微苦。

【功能与主治】利尿。用于尿闭。

【用法用量】水煎服。一次 1 袋，一日 1～3 次。

【规格】每袋装 0.2g。

【贮藏】密闭，防潮。

么藤更君丸 Meteng Gengjun Wan

【处方】

穆库尔没药 8g 白狼毒(制)25g 大狼毒(制)25g 木香 10g

藏菖蒲 10g 长喙诃子 20g 铁棒锤(制)2.5g 渣驯膏 10g

巴豆(制)8g 碱花(炒)10g 人工麝香 0.20g

【性状】本品为浅黄色水丸；味苦。

【功能与主治】散结，逐水，消肿。用于积食腹胀，消化障碍，急慢性胃肠炎，急慢性肝胆胰腺炎，不完全性肠梗阻等消化道疾病。

【用法用量】一次 1～2g，一日 2 次。

【规格】每丸重 0.3g。

【贮藏】密封，置阴凉干燥处。

⁎五味甘露药浴汤散 Wuwei Ganlu Yaoyu Tangsan

【处方】

刺柏 100g 烈香杜鹃 100g 大籽蒿 100g 麻黄 100g

水柏枝 100g

【性状】本品为褐棕色汤散剂；气香。

【功能与主治】发汗，消炎，止痛，平黄水，活血通络。用于痹病即风湿性关节炎、类风湿性关节炎、痛风、偏瘫、皮肤病、妇女产后疾病等。

【用法用量】将上述粗粉煎汤倒入浴盆，并根据病情，配好加味药，与主药同时注入浴盆。水温 40℃，浸泡全身或患病部位，每日 2 次，每次 15～20 分钟，浴后卧热炕发汗。浴疗 3 个疗程，每个疗程 7 日。

【规格】每袋装 25g、50g、500g。

【贮藏】密闭，置阴凉干燥处。

⁎五味甘露药浴颗粒 Wuwei Ganlu Yaoyu Keli

【处方】

刺柏 1000g 烈香杜鹃 1000g 大籽蒿 1000g 麻黄 1000g

水柏枝 1000g

【性状】本品为棕褐色的颗粒；气清香。

【功能与主治】解表发汗、消炎止痛、平黄水、活血通络。用于各种皮肤病及风湿、类风湿性关节炎，痛风，偏瘫，妇女产后疾病。软组织扭伤等。

【用法用量】浸泡全身或患病部位，一次 1～2 袋，一日 1 次，7 日为一疗程；将本品颗粒直接倒入浴盆，水温控制 40℃，一次 15～20 分钟；浴后发汗效果更佳。

【规格】每袋装 25g、50g。

【贮藏】密封。

⁎五味甘露药浴洗剂 Wuwei Ganlu Yaoyu Xiji

【处方】

刺柏 200g 水柏枝 200g 麻黄 200g 烈香杜鹃 200g

大籽蒿 200g

【性状】本品为淡棕色的澄清液体；气清香。

【功能与主治】清热祛风，除湿通痹。用于风湿热邪、痹阻经络所致的关节红肿热痛，屈伸不利；风湿性关节炎、类风湿性关节炎、骨关节炎见上述证候者。

【用法用量】外洗。一次500mL，一日或隔日1次。取本品2瓶倒入浴盆，加适量温水(38～40℃)，患者全身浸泡后反复揉搓关节等疼痛处，洗浴时间不要超过30分钟。出浴后注意保温身体，切勿受凉。

【规格】每瓶装250mL。

【贮藏】密闭。

五味勒哲汤丸 Wuwei Lezhe Tangwan

【处方】

宽筋藤 100g　余甘子(去核)80g　诃子(去核)100g　印度獐牙菜 50g
毛诃子(去核)70g

【性状】本品为淡黄色水丸；气微香，味微苦。

【功能与主治】干黄水，消炎。用于风湿性关节炎。

【用法用量】打碎水煎服。一次3～5丸，一日1～2次。

【规格】每丸重1g。

【贮藏】密闭，置阴凉干燥处。

五味勒哲汤散 Wuwei Lezhe Tangsan

【处方】

宽筋藤 100g　余甘子(去核)80g　诃子(去核)100g　印度獐牙菜 50g
毛诃子(去核)70g

【性状】本品为淡黄色粗粉；现木质纤维；气微香，味微苦。

【功能与主治】干黄水，消炎。用于风湿性关节炎。

【用法用量】水煎服。一次3～5g，一日1～2次。

【规格】每瓶装3g、5g、16g。

【贮藏】密闭，置干燥处。

五官皆清丸　Wuguan Jieqing Wan

【处方】

檀香 50g	朱砂(制)50g	紫檀香 100g	沉香 70g
丁香 30g	红花 100g	人工牛黄 1g	草果 40g
榜嘎 40g	木香 30g	毛诃子(去核)30g	豆蔻 40g
甘松 100g	芫荽果 50g	诃子(去核)30g	人工麝香 1g
余甘子(去核)30g			

【性状】本品为味黑褐色水丸；气微香，味苦。

【功能与主治】杀虫，止痛。用于虫病，鼻塞头痛，视觉模糊，耳鸣。

【用法用量】一次 1～丸，一日 1～2 次。

【规格】每丸重 1g。

【贮藏】密封，置阴凉干燥处。

＊五根胶囊　Wugen Jiaonang

【处方】

西藏棱子芹 60g	喜马拉雅紫茉莉(奶制)60g	蒺藜(炒)60g
黄精(奶制)60g	天冬(奶制)60g	

【性状】本品为胶囊剂，内容物为灰白色或淡黄色的粉末；气微，味微甘。

【功能与主治】干黄水。用于寒性黄水病，关节肿胀。

【用法用量】口服。一次 2～3 粒，一日 2～3 次。

【规格】每粒装 0.3g。

【贮藏】密封。

＊五根散　Wugen San

【处方】

西藏棱子芹 100g	喜马拉雅紫茉莉 100g	蒺藜 100g
黄精 100g	天冬 100g	

【性状】本品为灰白色粉末；气芳香，味微甜。

【功能与主治】干黄水。用于寒性黄水病，关节肿胀。

【用法用量】口服。一次 2g，一日 2～3 次。

【规格】每袋装 20g。

【贮藏】密闭，置阴凉干燥处。

比琼角阿丸　Biqiong Jiao'a Wan

【处方】

琥珀 150g	宽筋藤 150g	决明子 120g	渣驯膏 75g
黄葵子 120g	藏菖蒲 120g	诃子(去核)150g	松生等 75g
木香 150g	人工麝香 1.5g	余甘子(去核)150g	没药 60g
铁棒锤(制)75g	巴夏嘎 110g		

【性状】本品为棕黄色水丸；气微香，味苦。

【功能与主治】消炎止痛，干黄水。用于关节红肿、疼痛、发痒，痛风，“黄水”积聚等。

【用法用量】温开水服用或泡服。一日 1～2 次，一次 1～2 丸。

【规格】每丸重 1g。

【贮藏】密封，置阴凉干燥处。

日木格瓦散　Rimu Gewa San

【处方】

无患子 30g	姜黄 30g	小檗皮 30g	蒺藜(炒)30g
熊胆粉 1.5g	手参 50g	余甘子(去核)30g	红花 30g

【性状】本品为黄色粉末；气微香，味苦、辣、涩。

【功能与主治】温补，利尿，固精。用于肾虚，尿急，尿频，遗精等。

【用法用量】一次 2g，一日 3 次。

【规格】每瓶装 30g。

【贮藏】密封，置阴凉干燥处。

日达尼汤散　Rida Ni Tangsan

【处方】

木香 100g	诃子(去核)150g

【性状】本品为浅棕色粉末；气微香，味甘、涩。

【功能与主治】干脓，止痛。用于耳脓，耳鸣等耳病。

【用法用量】水煎服。一次 2g，一日 1～2 次。

【规格】每瓶装 30g。

【贮藏】密封。

仓扬日布丸　Cangyang Ribu Wan

【处方】

红花 30g	丁香 10g	诃子(去核)30g	石榴子 15g
草豆蔻 20g	毛诃子(去核)10g	甘草 10g	葡萄 10g
印度獐牙菜 15g	白花龙胆 20g	石灰华(制)20g	木香 10g
人工牛黄 10g	余甘子(去核)10g	硼砂(制)10g	巴夏嘎 10g

【性状】本品为灰色水丸；味苦、涩。

【功能与主治】清喉润肺。用于咳嗽，音哑及咽喉部疾病。

【用法用量】嚼碎吞服。一次 3～4 丸，一日 1～3 次或遵医嘱。

【规格】每丸重 0.25g。

【贮藏】密闭，防潮。

* 六味丁香片　Liuwei Dingxiang Pian

【处方】

丁香 26.3g	土木香 52.6g	石灰华 105.3g	甘草 52.6g
白花龙胆 105.3g	诃子 157.9g		

【性状】本品为褐色的片，具丁香特异香气；味微苦、甜。

【功能与主治】清热解毒。用于咽喉肿痛，声音嘶哑，咳嗽。

【用法用量】口服。一次 1～3 片，一日 2～3 次。

【规格】每片重 0.52g(相当于饮片 0.5g)。

【贮藏】密封。

六味止泻木丸 Liuwei Zhixiemu Wan

【处方】

止泻木子 100g 黄连 100g 诃子(去核)100g 红花 80g

渣驯膏 40g 人工麝香 0.5g

【性状】本品为红褐色水丸；气微香，味苦。

【功能与主治】消炎，止泻，止痛。用于胃肠炎，久泻腹痛，胆偏盛引起的厌食等。

【用法用量】嚼碎吞服。一次 1 丸，一日 2～3 次。

【规格】每丸重 1g。

【贮藏】密闭，置阴凉干燥处。

六味甘草丸 Liuwei Gancao Wan

【处方】

甘草 50g 木瓜 40g 酸藤果 25g 藏茴香 20g

芫荽果 35g 炒大米 40g

【性状】本品为黄棕色至棕色水丸；气微香，味甘、酸、微辛。

【功能与主治】和胃止吐。用于恶心呕吐。

【用法用量】一次 0.8～3g，一日 1～3 次。

【规格】每丸重 0.5g、0.8g、1g。

【贮藏】密闭，置阴凉干燥处。

六味甘草散 Liuwei Gancao San

【处方】

甘草 50g 木瓜 40g 酸藤果 25g 藏茴香 20g

芫荽果 35g 炒大米 40g

【性状】本品为黄棕色至棕色粉末；气微香，味甘、酸、微辛。

【功能与主治】和胃止吐。用于恶心呕吐。

【用法用量】温开水泡服。一次 2～3g，一日 3 次。

【规格】每袋(瓶)装 3g、16g、20g、30g。

【贮藏】密闭，置阴凉干燥处。

六味决明子汤丸　Liuwei Juemingzi Tangwan

【处方】

决明子 250g　蓝钟花 150g　高山大戟 150g　亚大黄 200g
沙棘膏 100g　印度獐牙菜 150g

【性状】本品为灰黄色水丸；气微，味苦、酸、微甘。

【功能与主治】燥湿，止痒。用于疱疹，皮肤瘙痒，灼痛。

【用法用量】打碎水煎服。一次 2～3 丸，一日 2 次。

【规格】每丸重 1g。

【贮藏】密闭，置阴凉干燥处。

六味花椒胶囊　Liuwei Huajiao Jiaonang

【处方】

花椒 52g　蒺藜(炒)45g　冬葵果 45g　硇砂 22g
螃蟹(制)45g　余甘子(去核)45g

【性状】本品为硬胶囊，内容物为灰色粉末；味苦、咸。

【功能与主治】利尿。用于尿闭症。

【用法用量】一次 3～4 粒，一日 1～2 次或遵医嘱。

【规格】每粒装 0.25g。

【贮藏】密闭，防潮。

六味藏红花丸　Liuwei Zanghonghua Wan

【处方】

西红花 200g　檀香 180g　天竺黄 180g　丁香 90g
龙胆花 240g　甘草 120g

【性状】本品为褐红色水丸；气微香，味甜、甘。

【功能与主治】清热解毒，消肿化瘀。用于咽喉疼痛症，肺炎，支气管炎，嗓哑等。

【用法用量】一次 3 丸，一日 3 次或遵医嘱。

【规格】每丸重 0.8g。

【贮藏】密闭，置阴凉处保存。

*风湿止痛丸 Fengshi Zhitong Wan

【处方】

西红花 10g	豆蔻 18.5g	诃子(去核)25g	渣驯膏 10g
獐牙菜 10g	刀豆 10g	山矾叶 10g	藏茜草 10g
紫草茸 10g	刺柏 10g	冰片 3g	天竺黄 10g
丁香 6.5g	肉豆蔻 6g	草果 8.5g	沉香 5g
檀香 9g	降香 6.5g	绿绒蒿 5.5g	木棉花 6g
木香 9g	香旱芹 9g	木香马兜铃 5g	肉桂 9g
螺厣 6.5g	石斛 6.5g	甘松 8g	石花 14g
花苜蓿 5g			

【性状】本品为棕色水丸；气微香，味苦。

【功能与主治】消肿，止痛。用于寒性痹症，风湿性关节炎等。

【用法用量】口服。一次 4 丸，一日 2 次。

【规格】每丸重 0.25g。

【贮藏】密闭，置阴凉干燥处。

*风湿塞隆胶囊 Fengshi Sailong Jiaonang

【处方】

塞龙骨 3.2g	诃子 36.3g	红花 21.1g	豆蔻 28.5g
岩精膏 10.6g	印度獐牙菜 10.6g	刀豆 10.6g	山矾叶 10.6g
藏茜草 10.6g	紫草茸 10.6g	刺柏 10.6g	冰片 3.2g
天竺黄 10.6g	丁香 4.2g	肉豆蔻 6.3g	草果 9g
沉香 5.3g	檀香 9.5g	紫檀香 6.1g	绿绒蒿 6.1g
木棉花 9.5g	木香 9.5g	木香马兜铃 5.3g	香旱芹 9.5g
肉桂 9.5g	螺靡 6.1g	石斛 6.1g	甘松 8.2g
石花 14.7g	花苜蓿 5.3g	毛诃子 5.3g	余甘子 6.3g

【性状】本品为胶囊剂，内容物为淡红棕色的粉末；气微，味苦。

【功能与主治】祛风，散寒，除湿。用于类风湿性关节炎引起的四肢关节疼痛，肿胀，屈伸不利，肌肤麻木，腰膝酸软。

【用法用量】口服。一次 3～4 粒，一日 2 次。

【规格】每粒装 0.3g。

【贮藏】密封。

＊四味止泻木汤散　Siwei Zhixiemu Tangsan

【处方】

止泻木子 240g　　榜嘎 200g　　力嘎都 200g　　木香马兜铃 200g

【性状】本品为灰黄色粗粉；气微，味苦。

【功能与主治】清热止泻。用于肠炎，胃炎，腹痛，泄泻，痢疾。

【用法用量】一次 3g，一日 2 次。水煎服。

【规格】每袋装 12g。

【贮藏】密闭，防潮。

四味风湿止痛散　Siwei Fengshi Zhitong San

【处方】

竹沥 3g　　党参 3g　　天麻 3g　　荜茇 1g

【性状】本品为黄色粉末；气微香，味苦。

【功能与主治】祛风除湿，通经活络，散寒止痛。用于风湿性关节炎，类风湿性关节炎，风寒湿痹，肢体麻木，肌肉疼痛等。

【用法用量】温开水服用。一次 2g，一日 3 次。

【规格】每瓶装 30g。

【贮藏】密封，阴凉干燥处保存。

四味甘草汤丸　Siwei Gancao Tangwan

【处方】

甘草 320g　　降香 280g　　力嘎都 280g　　人工麝香 1g

【性状】本品为灰黄色水丸；气香，味甜。

【功能与主治】活血化瘀，疏通筋脉。用于筋脉肿胀，疼痛，筋脉拘挛。

【用法用量】打碎水煎服。一次 5 丸，一日 2～3 次。

【规格】每丸重 0.5g。

【贮藏】密闭，置阴凉干燥处。

四味甘草汤散　Siwei Gancao Tangsan

【处方】

甘草 320g　　降香 280g　　力嘎都 280g　　人工麝香 1g

【性状】本品为红棕色粗粉；气香，味甜。

【功能与主治】活血化瘀，疏通筋脉。用于筋脉肿胀，疼痛，筋脉拘挛。

【用法用量】水煎服。一次一袋，一日 2～3 次或遵医嘱。

【规格】每袋装 3g。

【贮藏】密闭，防潮。

四味蒺藜汤散　Siwei Jili Tangsan

【处方】

蒺藜(炒)20g　　冬葵果 20g　　螃蟹(制)20g　　硇砂 20g

【性状】本品为浅黄色粉末；气香，味苦。

【功能与主治】利尿。用于尿闭，水肿，肾热。

【用法用量】水煎服。一次 1.5～3g，一日 1～2 次。

【规格】每袋装 20g。

【贮藏】密闭，置干燥处。

四味榜嘎汤丸　Siwei Bangga Tangwan

【处方】

榜嘎 500g　　白花龙胆 450g　　甘草 400g　　石灰华 400g

【性状】本品为灰色水丸；有较多的木质纤维；气微香，味微甘、苦。

【功能与主治】清热，消炎，止咳。用于咽喉炎，咽喉疼痛，干咳。

【用法用量】打碎水煎服。一次 3～6 丸，一日 2～3 次。

【规格】每丸重 1g。

【贮藏】密闭，置阴凉干燥处。

四味榜嘎汤散 Siwei Bangga Tangsan

【处方】

榜嘎 500g　白花龙胆 450g　甘草 400g　石灰华 400g

【性状】本品为灰色粗粉；气微香，味微甘、苦。

【功能与主治】清热，消炎，止咳。用于咽喉炎，咽喉疼痛，干咳。

【用法用量】水煎服。一次 1 袋，一日 1～3 次或遵医嘱。

【规格】每袋装 3g。

【贮藏】密闭，防潮。

甲纳丸 Jiana Wan

【处方】

白芥子 500g　铁棒锤(制)165g　人工麝香 0.1g　圆柏叶 100g

【性状】本品为暗灰绿色水丸；具麝香气，味苦涩、麻。

【功能与主治】清热止痛。用于风湿痛，神经痛，腰痛，头痛等。

【用法用量】嚼碎吞服。一次 2 丸，一日 2 次。

【规格】每丸重 0.3g。

【贮藏】密闭，置阴凉干燥处。

永嘎顿觉散 Yongga Dunjue San

本品为由白芥子、藏菖蒲、光明盐等药味加工制成的散剂。

【性状】本品为深黄棕色粉末；气微香，味甘、涩。

【功能与主治】润肤，驱虫。用于皮肤干燥，痤疮。

【用法用量】外用。一次取适量用水调和后涂于患处或遵医嘱。

【规格】每袋装 15g。

【贮藏】密闭，防潮。

皮炎康涂剂 Piyankang Tuji

本品为由黑硫黄、铁棒锤、诃子等药味加工制成的软膏剂。

【性状】本品为灰棕色软膏；气辛。

【功能与主治】消炎，止痛。用于牛皮癣，湿疹，过敏性皮炎等皮肤炎症。

【用法用量】外用。取本品适量涂于患处，一日 2 次或遵医嘱。

【规格】每支装 30g。

【贮藏】密闭，防潮。

皮癣软膏　Pixuan Ruangao

本品为由斑蝥、珀嘎、决明子等药味加工制成的软膏剂。

【性状】本品为灰棕色软膏；气辛。

【功能与主治】消炎，润肤。用于牛皮癣，白癜风。

【用法用量】外用。取本品适量涂于患处，一日 2 次或遵医嘱。

【规格】每支装 30g。

【贮藏】密闭，防潮。

吉尼德谢丸　Jini Dexie Wan

【处方】

菥蓂子 35g	党参 70g	黄芪 14g	枸杞子 35g
人参 21g	红参 35g	小檗皮 35g	姜黄 35g
大黄 35g	西红花 7g	人工麝香 2.1g	珍珠(制)14g

【性状】本品为黄色水丸；气微香，味苦。

【功能与主治】滋肾养阴，益气生津。用于气阴两虚所致的消渴病。

【用法用量】温开水送服。一次 2 丸，一日 3 次。

【规格】每丸重 1g。

【贮藏】密封，置阴凉干燥处。

吉兴杰巴丸　Jixing Jieba Wan

【处方】

小檗皮 150g	荜茇 20g	余甘子(去核)125g	人工麝香 6g
熊胆粉 6g	甘草 50g	红花 75g	京墨 12g

【性状】本品为棕黄色水丸；气微，味微苦、涩。

【功能与主治】消炎止痛，固精止血。用于尿道感染引起的尿频、尿急、尿痛、血尿，亦可用于白浊，滑精。

【用法用量】温开水送服。一日1～2次，一次1～2丸。

【规格】每丸重1g。

【贮藏】密封，置阴凉干燥处。

亚森居瓦散　Yasen Juwa San

【处方】

诃子(去核)400g	木香140g	珀嘎140g	巴夏嘎300g
红花300g	酸藤果200g	棘豆200g	人工麝香3g
紫铆子200g	天仙子(制)160g		

【性状】本品为棕色粉末；味苦。

【功能与主治】清肝胆，利湿热。用于牙痛，头晕，目赤，耳肿疼痛，耳鸣耳聋等。

【用法用量】一次1g，一日2次。

【规格】每袋装2g。

【贮藏】密闭，置阴凉干燥处。

达日布居松散　Dari Buju Song San

【处方】

僵蚕(制)20g	天麻20g	全蝎(制)10g	珍珠(制)10g
素方花10g	蛇肉(制)10g	龙骨(制)10g	蜈蚣(制)20g
穿山甲(制)20g	琥珀1g	人工麝香10g	

【性状】本品为黄色粉末；气微香，味苦、涩。

【功能与主治】益气活血，化瘀通络。用于脑出血，脑梗死，改善脑供血不足，颅脑外伤引起的神经功能缺损，神经压迫，脑动脉硬化等。

【用法用量】温开水送服。一次2g，一日3次。

【规格】每瓶装30g。

【贮藏】密封，置阴凉干燥处。

曲珍秀曼散 Quzhen Xiuman San

【处方】

斑蝥 30g　硇砂 50g　大狼毒(制)50g　乳香 50g

铁线莲 50g　秦艽 50g

【性状】本品为棕色粉末；气微，味苦。

【功能与主治】消肿，干黄水。用于风湿性关节炎，疮疖痛肿，麻风病。

【用法用量】一次 1～2g，一日 2 次。

【规格】每袋装 2g。

【贮藏】密封，阴凉干燥处。

曲珍御汤散 Quzhen Yu Tangsan

【处方】

豆蔻 30g　车前草 30g　诃子(去核)30g　当归 25g

【性状】本品为黄绿色粉末；味苦、甘。

【功能与主治】消肿，引黄水，干黄水。用于风湿痹痛，跌打损伤，痈疽疮疡及各种水肿病。

【用法用量】一次 2～3g，一日 2 次。

【规格】每袋装 15g。

【贮藏】密闭，置干燥处。

曲赛甘木汤散 Qusai Ganmu Tangsan

【处方】

儿茶 15g　诃子(去核)20g　毛诃子(去核)15g　宽筋藤 20g

小檗皮 10g　乳香 8g　余甘子(去核)20g　决明子 8g

黄葵子 10g

【性状】本品为黄色粉末；味苦。

【功能与主治】祛风除痹，消炎止痛，干黄水。用于“白脉”病，痛风，风湿性关节炎，关节肿痛变形，四肢僵硬，黄水病，“冈巴”病等。

【用法用量】水煎服。一次 1～2g，一日 1～2 次。

【规格】每袋装 30g。
【贮藏】密闭，置阴凉干燥处。

向安周巴散　Xiangan Zhouba San

【处方】

甘草 83g	木瓜 66g	酸藤果 41g	藏茴香 33g
芫荽果 58g	炒大米 66g		

【性状】本品为黄色粉末；气微香，味涩。
【功能与主治】和胃止吐。用于恶心呕吐。
【用法用量】水煎服。一次 3～4g，一日 3 次。
【规格】每袋装 20g。
【贮藏】密闭，置干燥处。

杂君那赛汤散　Zajun Nasai Tangsan

【处方】

豆蔻 50g	螃蟹(制)50g	敦盛草 50g	冬葵叶 50g

【性状】本品为浅黄色粉末；味辛。
【功能与主治】破积，逐水，催泻。用于寒、热性疾病的脉泻，催泄。
【用法用量】一次 1～2g，一日 1 次。
【规格】每袋装 5g。
【贮藏】密封，置阴凉干燥处。

关节公药丸　Guanjie Gongyao Wan

【处方】

垂头菊 200g	打箭菊 100g	诃子(去核)150g	棘豆 100g
铁棒锤(制)20g	藏菖蒲 50g	石菖蒲 50g	硫黄(制)50g
人工麝香 50g	宽筋藤 50g	驴血 100g	儿茶 150g

【性状】本品为灰褐色水丸；气微香，味苦、涩。
【功能与主治】消肿止痛。用于各种风湿性、类风湿性关节疾病。
【用法用量】嚼碎吞服。一次 1 丸，一日 1～2 次。

【规格】每丸重 1g。

【贮藏】密闭，置阴凉干燥处。

宇妥驱虫散 Yutuo Quchong San

【处方】

天仙子 200g	红花 100g	硫黄 50g	细叶草乌 50g
广木香 100g	菖蒲 50g	诃子(去核)100g	阿魏 50g
人工麝香 15g	毛诃子(去核)100g	沉香 50g	山莨菪子 50g

【性状】本品为浅褐色粉末；具阿魏特异气味，味涩。

【功能与主治】祛虫。用于头虫，牙虫，体内寄生虫，蛲虫，皮肤虫等。

【用法用量】一次 1 袋，一日 1～2 次。

【规格】每袋装 1g。

【贮藏】密闭，防潮。

红丸药丸 Hongwanyao Wan

【处方】

铁棒锤(制)40g	诃子(去核)20g	藏红糖 30g	穆库尔没药 20g

【性状】本品为紫红色的水丸；气微，味甘。

【功能与主治】消炎，止痛。用于痈疽肿痛，急性喉炎，发冷发烧，全身疼痛。

【用法用量】嚼碎吞服。一次 2 丸，一日 1 次或遵医嘱。

【规格】每丸重 0.2g。

【贮藏】密闭，置阴凉干燥处，避光。

* 安儿宁颗粒 An’erning Keli

【处方】

天竺黄 66.7g	红花 53.3g	人工牛黄 5.3g	岩白菜 53.3g
甘草 53.3g	高山辣根菜 53.3g	洪连 66.7g	檀香 66.7g
唐古特乌头 66.7g			

【性状】本品为黄色至棕黄色的颗粒；味甜、苦。

【功能与主治】清热祛风，化痰止咳。用于小儿风热感冒，咳嗽有痰，发热咽痛，上呼吸道感染见上述证候者。

【用法用量】开水冲服。周岁以内一次 1.5g，一至五岁一次 3g，五岁以上一次 6g，一日 3 次。

【规格】每袋装 3g，每 1g 相当于饮片 0.49g。

【贮藏】密封。

*如意珍宝丸　Ruyi Zhenbao Wan

【处方】

珍珠母 100g	沉香 100g	石灰华 100g	金礞石 30g
红花 100g	螃蟹 50g	毛诃子(去核)100g	丁香 40g
肉豆蔻 40g	豆蔻 40g	余甘子 130g	草果 30g
香旱芹 40g	檀香 80g	黑种草子 40g	降香 330g
荜茇 30g	诃子 130g	高良姜 80g	甘草膏 40g
肉桂 50g	乳香 60g	木香 80g	决明子 60g
水牛角 40g	黄葵子 50g	短穗兔耳草 150g	藏木香 80g
人工麝香 2g	牛黄 2g		

【性状】本品为棕色水丸；气微香，味苦、甘。

【功能与主治】清热，醒脑开窍，舒筋通络，干黄水。用于瘟热、陈旧热症、白脉病，四肢麻木，瘫痪，口眼歪斜，神志不清，痹证，痛风，肢体强直，关节不利。对白脉病有良效。

【用法用量】口服。每丸重 0.25g；一次 8～10 丸，一日 2 次。

口服。每丸重 0.5g；一次 4～5 丸，一日 2 次。

【规格】每丸重 0.25g、0.5g。

【贮藏】密闭，置阴凉干燥处。

秀巴班玛嘎布散　Xiuba Banma Gabu San

【处方】

芥子 900g	藏菖蒲 400g	光明盐 400g	山矾叶 400g
藏茜草 900g	姜黄 200g	珍珠(制)1000g	苦杏仁 350g

【性状】本品为棕色粉末；气微，味苦、微辛。

【功能与主治】祛除色斑，色素沉着。适用于雀斑、黄褐斑、妊娠斑等各种皮肤色斑。

【用法用量】外用。一日 1 次，取本品 20g 加入适量牛奶中，搅均后均匀涂于脸部，放置 15～20 分钟，清洁脸部即可。

【规格】每袋装 50g。

【贮藏】密闭，防潮。

秀琼玛保散 Xiuqiong Mabao San

【处方】

诃子(灰)120g	铁棒锤(制)15g	决明子 50g	黄葵子 50g
苦杏仁 50g	毛诃子(灰)120g	珀嘎 50g	钟乳石(制)20g
阳起石(制)100g	褐铁矿(制)150g	蛇纹石(制)15g	

【性状】本品为浅黄色粉末；气微，味苦、甘。

【功能与主治】止痛消肿。用于痛风、湿痹、“冈巴”“黄水”病等引起的肿痛发烧，疱疹，瘟疠发烧等。

【用法用量】外用。取本品适量用猪油或酥油调匀后涂于患处，一日 2 次或遵医嘱。

【规格】每袋装 10g。

【贮藏】密封，防潮。

驱蛔丸 Quhui Wan

【处方】

土木香 50g	木香 100g	干姜 80g	藏菖蒲 150g
大黄 200g	诃子(去核)300g	铁棒锤(制)100g	波棱瓜子 60g
马尿泡 60g	寒水石(制)250g	荜茇 50g	紫铆子 70g
结血蒿膏 100g	酸藤果 100g	鹫粪(制)200g	碱花(制)30g
夏至草膏 100g	光明盐(制)50g	穆库尔没药 50g	人工麝香 2g

【性状】本品为褐色水丸；气香，味涩。

【功能与主治】消炎杀虫，止痛。用于蛔虫引起的腹部剧痛，阵发性刺痛，出冷汗等。

【用法用量】嚼碎吞服。一次 1～2.5g，一日 2～3 次或遵医嘱。

【规格】每丸重 0.35g、0.5g。

【贮藏】密封，置阴凉干燥处。

苟巴卡杰散 Gouba Kajie San

【处方】

紫沉香 50g	肉豆蔻 30g	石灰华 30g	红花 30g
丁香 30g	木香 30g	木棉花 30g	广枣 30g
乳香 30g	人工牛黄 30g	花椒 20g	冬葵果 30g
诃子(去核)30g	芫荽果 30g	斑唇马先蒿 30g	红马先蒿 30g
檀香 30g	天麻 20g	毛诃子(去核)30g	党参 20g

【性状】本品为黄色粉末；气微香，味苦、涩。

【功能与主治】舒筋通络。用于瘟热，白脉病，瘫痪，坐骨神经，口眼歪斜，神志不清，痹证，痛风等。

【用法用量】温开水送服。一次 2g，一日 3 次。

【规格】每瓶装 30g。

【贮藏】密封，置阴凉干燥处。

奇霉桑塞散 Qimei Sangsai San

【处方】

草乌(制)20g	诃子(去核)40g	木香 40g	藏菖蒲 40g
酸藤果 40g	人工麝香 5g		

【性状】本品为黄色粉末；气微香，味苦、涩。

【功能与主治】驱虫，杀虫。用于头痛，牙疼，痔疮等。

【用法用量】温开水送服。一次 2g，一日 3 次。

【规格】每瓶装 30g。

【贮藏】密封，置阴凉干燥处。

咏瓦西汤散 Yongwa Xi Tangsan

【处方】

姜黄 50g	小檗皮 30g	余甘子(去核)30g	蒺藜(炒)30g

【性状】本品为浅黄色粉末；气微香，味苦、辣、涩。

【功能与主治】清热，利尿。用于尿闭，尿频，尿急，瘟热等。

【用法用量】水煎服。一次 2g，一日 3 次。

【规格】每瓶装 30g。

【贮藏】密闭，置阴凉干燥处。

金尼吉曼散 Jinni Jiman San

【处方】

菥蓂子 50g	姜黄 50g	余甘子(去核)60g	小檗皮 50g
蒺藜(炒)70g			

【性状】本品为浅黄色的粉末；味苦、辛。

【功能与主治】益肾消渴。用于糖尿病引起的多饮、多尿、多食、消瘦、体乏、腰痛等。

【用法用量】一次 1g，一日 2 次。

【规格】每袋装 2g。

【贮藏】密闭，置阴凉干燥处。

金尼来却散 Jinni Laique San

【处方】

红花 2000g	西红花 50g	大蒜(炭)2000g	熊胆粉 200g

【性状】本品为黑色粉末；味苦。

【功能与主治】清肾热，消炎。用于尿道感染，肾病引起的腰疼，糖尿病等。

【用法用量】温开水送服。一次 1～3g，一日 1～3 次或遵医嘱。

【规格】每袋装 15g。

【贮藏】密闭，置阴凉干燥处。

金尼南杰散 Jinni Nanjie San

【处方】

姜黄 30g	小檗皮 30g	余甘子(去核)40g	蒺藜(炒)30g
枸杞子 50g	玄参 30g	天竺黄 30g	忍冬藤 10g
黄精(制)30g	五味子 30g	天门冬 40g	手参 30g
地黄 30g	诃子(去核)30g	知母 10g	葛根 20g

【性状】本品为深黄色粉末；气微香，味苦、略甜。

【功能与主治】益肾固精，利尿。用于肾病，尿频，小便浑浊，糖尿病，遗精。

【用法用量】温开水送服。一次 2～3g，一日 2～3 次。

【规格】每袋装 20g。

【贮藏】密闭，置阴凉干燥处。

金尼德协丸 Jinni Dexie Wan

【处方】

渣驯膏 60g	红花 100g	诃子(去核)200g	豆蔻 40g
山矾叶 80g	紫草茸 80g	余甘子(去核)150g	藏茜草 80g
姜黄 100g	小檗皮 100g	印度獐牙菜 80g	海金沙 30g
刺柏膏 100g	巴夏嘎 80g	刀豆(制)60g	黄精(制)80g
天冬(制)80g	蒺藜(炒)60g	迷果芹(制)80g	石榴子 100g
荜茇 60g	肉桂 60g	人工牛黄 1g	熊胆粉 2g

喜马拉雅紫茉莉(制)80g

【性状】本品为棕色水丸；味苦、涩。

【功能与主治】益肾固精，利尿。用于肾病，腰肾酸痛，尿频，小便浑浊，糖尿病，遗精。

【用法用量】一次 1～2 丸，一日 2 次。

【规格】每丸重 1g。

【贮藏】密闭，置阴凉干燥处。

金皎丸 Jinjiao Wan

【处方】

木香 20g	草乌(制)8g	硇砂(制)2g	骨碎补 20g
红花 15g	诃子(去核)100g	藏菖蒲 16g	栀子 12g
人工麝香 5g	熊胆粉 2g	人工牛黄 100g	甘松 14g

卷丝苦苣苔 3g

【性状】本品为浅黄色水丸；气微香，味苦、涩。

【功能与主治】清热止痛，利尿，除湿。用于热症，咽喉症，肠绞痛，“亚麻”虫病，便秘，闭尿，黄水病，杀虫，通便，麻风等。

【用法用量】温开水送服。一次 2 丸，一日 3 次。

【规格】每丸重 1g。

【贮藏】密闭，置阴凉干燥处。

念秀散 Nianxiu San

【处方】

沉香 100g	檀香 300g	多刺绿绒蒿 300g	肉豆蔻 500g
丁香 300g	天竺黄 500g	铁棒锤(制)500g	豆蔻 300g
藏木香 440g	悬钩木 240g	印度獐牙菜 240g	宽筋藤 740g
洪连 300g	干姜 300g	穆库尔没药 340g	巴夏嘎 240g
木香 200g	打箭菊 300g	毛诃子(去核)350g	石榴子 300g
垂头菊 300g	藏菖蒲 240g	诃子(去核)350g	人工麝香 20g
棘豆 400g	木棉花 240g	余甘子(去核)350g	广枣 300g
草果 300g	红花 300g	马钱子(制)340g	紫檀香 500g

【性状】本品为棕黄色的粉末；气微，味微苦。

【功能与主治】消炎止痛，通经活络，祛风止痒。用于感染及病毒所致皮肤病及关节肿胀、僵硬、增生等。

【用法用量】外用。每天 1～2 次。取 50g 药物加入陈旧酥油或猪油 100g 内，加热搅均，涂于患处，适当加热 15～30 分钟或遵医嘱。

【规格】每袋装 50g。

【贮藏】密闭，置阴凉干燥处。

宝石丸 Baoshi Wan

【处方】

姜黄 200g	藏茴香 200g	天冬(制)100g	肉豆蔻 100g
荜茇 100g	蒺藜(炒)100g	西藏棱子芹 100g	丁香 100g
宽筋藤 100g	喜马拉雅紫茉莉(制)100g	红花 100g	黄精(制)100g

【性状】本品为棕黄色水丸；气微香，味辛、涩。

【功能与主治】舒经活络。用于神经痛，拘挛，僵直，抽风等。

【用法用量】嚼碎吞服。一次 2～3 丸，一日 2 次。

【规格】每丸重 1g。

【贮藏】密闭，置阴凉干燥处。

宝石散 Baoshi San

【处方】

姜黄 200g	藏茴香 200g	天冬(制)100g	肉豆蔻 100g
荜茇 100g	蒺藜(炒)100g	西藏棱子芹 100g	丁香 100g
宽筋藤 100g	喜马拉雅紫茉莉(制)100g	红花 100g	黄精(制)100g

【性状】本品为灰黄色至黄色粉末；气微香，味辛、涩。

【功能与主治】舒经活络。用于神经痛，拘挛，僵直，抽风等。

【用法用量】温开水送服。一次 1～3g，一日 1～2 次。

【规格】每袋装 2g、15g、20g。

【贮藏】密闭，置阴凉干燥处。

郎太丸 Langtai Wan

【处方】

榜嘎 15g	诃子(去核)30g	西青果 15g	波棱瓜子 4.5g
渣驯膏 45g	穆库尔没药 30g	止泻木子 3g	荜茇 30g
藏木通 3g	迭裂黄堇 3g	印度獐牙菜 9g	地鳖 3g
斑蝥(制)0.05g			

【性状】本品为黑色水丸；味苦、涩。

【功能与主治】止痛，消炎。用于腹胀，便秘，消化不良，脾胃虚弱，寒凝食滞。

【用法用量】温开水送服。一次 1 丸，一日 1～2 次或遵医嘱。

【规格】每丸重 1g。

【贮藏】密闭，置阴凉干燥处。

降参德谢丸 Jiangcan Dexie Wan

【处方】

酸藤果 50g	荜茇 10g	豆子叶 60g	马尿泡 50g
天仙子 70g	甘青瑞香 30g	紫铆子 70g	蒲公英 20g
田螺 20g	大蒜(炭)20g	臭蒿 70g	

【性状】本品为黑色水丸；气微，味苦。

【功能与主治】驱虫，消炎，杀虫止痛。用于驱肠道寄生虫，蛲虫，蛔虫，痔疮，头虫，牙虫，胃虫，直肠虫，皮肤虫等各种寒热症虫病以及瘟虫绞痛。

【用法用量】温开水服用或泡服。一日 1～2 次，一次 1～2 丸。

【规格】每丸重 1g。

【贮藏】密闭，置阴凉干燥处。

* 青鹏软膏　Qingpeng Ruangao

【处方】

棘豆 100g	亚大黄 50g	铁棒锤 75g	诃子(去核)100g
毛诃子 100g	余甘子 100g	安息香 35g	宽筋藤 150g
人工麝香 25g			

【性状】本品为浅黄色至棕色软膏，气微，味苦、甘。

【功能与主治】藏医：活血化瘀，消炎止痛。用于痛风、风湿、类风湿关节炎，热性“冈巴”、“黄水”病变引起的关节肿痛、扭挫伤肿痛、皮肤瘙痒、湿疹。

中医：活血化瘀，消肿止痛。用于风湿性关节炎、类风湿性关节炎、骨关节炎、痛风、急慢性扭挫伤、肩周炎引起的关节、肌肉肿胀疼痛及皮肤瘙痒、湿疹。

【用法用量】外用。取本品适量涂于患处，一日 2 次。

【规格】每 1g 相当于饮片 0.15g。

【贮藏】密封，置阴凉处。

南吉赛尔泻丸　Nanji Sai'erxie Wan

【处方】

欧曲(制)215g	硫黄(制)215g	斑蝥(制)300g	硇砂 500g
白狼毒(制)600g	铁棒锤(制)200g	翼首草 350g	红花 200g
西红花 130g	刺柏膏 400g	滑石粉 200g	碱花(炒)300g
人工麝香 1g			

【性状】本品为棕黄色的水丸；气微，味苦、辛。

【功能与主治】祛风除痹，干黄水。用于黄水病，麻风病，关节炎，四肢关节红肿疼痛、屈伸不利，亚玛虫病及皮肤病。

【用法与用量】一次 3～11 丸，一日 3～5 次。

【规格】每丸重 0.3g。

【贮藏】密闭，置阴凉干燥处。

药浴消肿颗粒　Yaoyu Xiaozhong Keli

本品为由刺柏、烈香杜鹃、大籽蒿等药味加工制成的颗粒剂。

【性状】本品为棕褐色颗粒；气微，味酸、甜、微辣。

【功能与主治】消肿止痛，活血化瘀，促进循环。用于下肢关节肿胀疼痛、疮伤不愈、扭伤、冰冷，“冈巴”引起的小腿肿胀、肤色暗淡、静脉曲张等。

【用法用量】外用。取本品适量倒入温水中，搅匀后将患处泡于药液当中，泡后对适用部位进行按摩效果更佳。

【规格】每袋装 10g。

【贮藏】密闭，置阴凉干燥处。

查真加兰散　Chazhen Jialan San

【处方】

棘豆 100g	秦艽花 50g	短穗兔耳草 50g	党参 50g
洪连 50g	冰片 100g	儿茶 100g	紫檀香 100g
姜黄 150g			

【性状】本品为棕黄色的粉末；气微香，味苦。

【功能与主治】干黄水，舒经活络。用于治疗关节炎。

【用法用量】外用。取本品 50g 加入陈旧酥油 100g 内，加热搅匀，涂于患处，适当加热 15～30 分钟或遵医嘱，一日 1～2 次。

【规格】每袋装 50g。

【贮藏】密闭，置阴凉干燥处。

香阿舟巴散　Xiang'a Zhouba San

【处方】

甘草 50g	大米 30g	木瓜 30g	马钱子(制)30g
香樟 30g	芫荽果 30g		

【性状】本品为黄色粉末；气微香，味甜、涩。

【功能与主治】和胃止吐。用于恶心，呕吐，“培根木布”病等。

【用法用量】温开水送服。一次 2g，一日 3 次。

【规格】每瓶装 30g。
【贮藏】密闭，置阴凉干燥处。

音王散　Yinwang San

【处方】

人工牛黄 50g	红花 50g	天竺黄 50g	丁香 50g
豆蔻 50g	甘草 50g	迷果芹(制)50g	诃子(去核)50g
木香 100g	沙棘膏 100g	寒水石(平制)50g	白花龙胆 100g

【性状】本品为淡黄色粉末；气微香，味微苦。
【功能与主治】清热解毒。用于音哑。
【用法用量】早晨空腹时用白糖水送服。一次 1～2g，一日 1 次。
【规格】每瓶装 15g。
【贮藏】密闭，置阴凉干燥处。

养喉丸　Yanghou Wan

【处方】

人工牛黄 10g	红花 50g	石灰华 20g	丁香 50g
甘草 50g	红景天 100g	诃子(去核)100g	寒水石 10g
豆蔻 30g			

【性状】本品为棕褐色的水丸；气微香，味甘、微辛。
【功能与主治】养喉，美声。用于各种失音症，咽喉症。
【用法用量】嚼服或研碎后用温开水送服。一次 3～6 丸，一日 1～3 次。
【规格】每丸重 0.35g。
【贮藏】密闭，置阴凉干燥处。

陡巴格瓦散　Douba Gewa San

【处方】

全蝎(制)10g	蜈蚣 10g	木橘 10g	秦艽花 20g
藏菖蒲 50g	磁石(制)30g	乌梢蛇 10g	天麻 50g
甘草 50g	珍珠母 50g	五味子 50g	

【性状】本品为浅黄色粉末；气微香，味苦、涩。

【功能与主治】醒脑开窍，舒筋通络。用于瘟热、瘫痪，坐骨神经痛，口眼歪斜，神志不清，麻痹等。

【用法用量】温开水送服。一次 2g，一日 3 次。

【规格】每瓶装 30g。

【贮藏】密闭，置阴凉干燥处。

夏琼西热丸 Xiaqiong Xire Wan

【处方】

珊瑚(制)500g	珍珠(制)360g	手参 360g	人工麝香 100g
木香 360g	藏菖蒲 460g	铁棒锤(制)100g	丁香 140g
肉豆蔻 520g	白花洋丁香 360g	甘草 560g	禹余粮 176g
萝蒂 140g	石棉 600g	穆库尔没药 700g	芥子 700g
党参 700g	珀嘎 700g	唐古特乌头 60g	银朱(制)80g
火硝(制)200g	香樟 50g		

【性状】本品为棕色水丸；气微，味甘、微苦。

【功能与主治】消炎止痛，通经活络，醒脑开窍。用于中风、白脉病引起的口眼歪斜、麻木瘫痪、脉管炎、腱鞘炎，骨质增生、四肢关节活动受限、坐骨神经痛、风湿性关节炎以及风湿性心脏病等。

【用法用量】一次 1～2 丸，一日 2 次。

【规格】每丸重 0.5g。

【贮藏】密封，置阴凉干燥处。

消痒止痛膏 Xiaoyang Zhitong Gao

本品为由小大黄、印度獐牙菜、黑硫黄等药味加工制成的软膏剂。

【性状】本品为黄棕色的软膏；气特异。

【功能与主治】消炎止痒，止痛，干黄水。用于各种皮肤病引起的顽固性瘙痒及疼痛。

【用法用量】外用。取本品适量涂于患处，一日 2 次或遵医嘱。

【规格】每支装 30g。

【贮藏】密闭，防潮。

桑当杰巴散　Sangdang Jieba San

【处方】

儿茶 50g　乳香 25g　决明子 25g　黄葵子 25g
水柏枝 25g　酸藤果 20g　穆库尔没药 25g　硫黄 5g

【性状】本品为浅棕色粉末；味苦、甘。

【功能与主治】清热，消炎。用于关节炎，类风湿性关节炎等。

【用法用量】一次 1g，一日 2～3 次。

【规格】每袋装 15g。

【贮藏】密闭，置干燥处。

桑培杰巴散　Sangpei Jieba San

【处方】

珍珠母 100g　天竺黄 50g　红花 50g　丁香 50g
肉豆蔻 50g　豆蔻 50g　草果 50g　甘草 50g
短穗兔耳草 50g　石榴子 25g

【性状】本品为浅棕色粉末；气微香，味甘、涩。

【功能与主治】舒筋通络。用于“白脉”病。

【用法用量】温开水送服。一次 1～2g，一日 1～2 次。

【规格】每瓶装 30g。

【贮藏】密封。

热泽曼羌散　Reze Manqiang San

【处方】

丹参 65g　独一味 65g　红花 65g　西红花 6g
人工麝香 2g　天麻 65g　全蝎(制)13g　蜈蚣(制)60g
秦艽花 20g　草乌(制)13g　黑冰片 13g　鹿茸 26g
宽叶羌活 20g

【性状】本品为浅红色粉末；气微香，味苦、涩。

【功能与主治】清热解毒，活血化瘀。用于关节炎、四肢麻木、骨质增生等。

【用法用量】外用涂抹。取本品 2g，用温水浸泡 5 分钟后涂于患处，一日 3 次。

【规格】每瓶装 30g。

【贮藏】密闭，置阴凉干燥处。

曼乾消痛贴　Manqian Xiaotong Tie

本品为由棘豆、亚大黄、铁棒锤等药味加工制成的贴膏剂。

【性状】本品为黑色的片状橡胶膏；气特异。

【功能与主治】活血化瘀，消炎止痛，消肿。用于急慢性扭伤，颈腰椎疼痛，骨质增生，风湿及类风湿关节炎疼痛，肩周疼痛，腰肌劳损等。

【用法用量】外用。将药贴背衬层揭除，敷于患处，轻压周边使胶布粘实，每贴 48 小时。

【规格】每袋装 2 贴。

【贮藏】密闭，防潮。

曼乾消痛液　Manqian Xiaotong Ye

本品为由铁棒锤、垂头菊、打箭菊等药味加工制成的酊剂。

【性状】本品为棕黄色液体；气微，有酒精芳香味。

【功能与主治】活血化瘀，消肿止痛，祛风除湿。用于风湿性关节炎，跌打损伤，关节疼痛，肌肉肿痛等。

【用法用量】外用。适量喷于患处，一日 3～4 次或遵医嘱。

【规格】每瓶装 100mL。

【贮藏】密闭，防潮。

* 萨热十三味鹏鸟丸　Sare Shisanwei Pengniao Wan

【处方】

人工麝香 7.5g	木香 500g	藏菖蒲 65g	铁棒锤 50g
诃子 100g	珊瑚 40g	珍珠 25g	丁香 20g
肉豆蔻 75.5g	沉香 50g	磁石 25g	甘草膏 40g
禹粮石 250g			

【性状】本品为红棕色水丸；气香，味涩、甘。

【功能与主治】消炎止痛，通经活络，醒脑开窍。用于中风，“白脉病”引起的口眼歪斜，麻木瘫痪，脉管炎，腱鞘炎，四肢关节不利，麻风等。

【用法用量】口服。每丸重 0.25g：一次 20～24 丸，一日 3 次。

口服。每丸重 1g：一次 5～6 丸，一日 3 次。

【规格】每丸重 0.25g；每丸重 1g。

【贮藏】密闭，置阴凉干燥处。

*棘豆消痒洗剂　Jidou Xiaoyang Xiji

【处方】

轮叶棘豆 150g	熊胆粉 2g	人工麝香 1g	儿茶 50g
岩精膏 50g	胆矾 30g	制硫黄 30g	蓖麻子 50g
川西千里光 10g	安息香 10g		

【性状】本品为含少量沉淀的棕色液体；气清香。

【功能与主治】藏医：局限在性病局部刺激症状、瘙痒及皮肤瘙痒症。中医：清热消毒，护肤止痒。用于皮肤瘙痒症。

【用法用量】外用。直接擦洗患处；或取本品 10mL 兑温水 100mL 浸洗患处，一次 15 分钟，一日 2 次。

【规格】每支装 10mL。

【贮藏】密闭。

智美仁钦闹宝丸　Zhimei Renqin Naobao Wan

【处方】

草果 10g	肉豆蔻 10g	天竺黄 12.5g	螃蟹(制)5g
干姜 12.5g	红花 10g	丁香 10g	豆蔻 10g
荜茇 10g	檀香 10g	沉香 10g	香樟 10g
白沉香 10g	高良姜 10g	香旱芹 10g	紫檀香 12.5g
甘草 15g	肉桂 10g	广枣 12.5g	珀嘎 10g
木香 12.5g	力嘎都 10g	迷果芹(制)10g	紫草茸 12.5g
藏茜草 12.5g	洪连 10g	藏紫草 12.5g	宽筋藤 10g
悬钩木 10g	高山辣根菜 10g	绿绒蒿 10g	打箭菊 10g

穆库尔没药 10g	毛诃子(去核)10g	珍珠母(制)20g	黑种草子 10g
硇砂(制)5g	木棉花 10g	人工牛黄 1g	大蒜(制)10g
石榴子 7.5g	马钱子(制)10g	阿魏 2.5g	诃子(去核)10g
朱砂(制)2.5g	珍珠(制)10g	珊瑚(制)5g	青金石(制)10g
土木香 10g	短穗兔耳草 12.5g	余甘子(去核)10g	

【性状】本品为红棕色水丸；味苦、辛。

【功能与主治】通筋活络，醒脑开窍，安神镇静，镇痛，降脑压。用于治疗白脉病，中风，癫痫，高血压，脑淤血，神经性头痛，心悸，心绞痛等。

【用法用量】一次 1 丸，一日 1 次或遵医嘱。

【规格】每丸重 1g。

【贮藏】密闭，置阴凉干燥处。

痛风汤丸　Tongfeng Tangwan

【处方】

宽筋藤 500g	渣驯膏 200g	诃子(去核)400g

【性状】本品为褐色水丸；气微，味苦、涩。

【功能与主治】消炎止痛。用于痛风，下肢关节红肿疼痛。

【用法用量】打碎水煎服。一次 3～5 丸，一日 2 次。

【规格】每丸重 1g。

【贮藏】密闭，置阴凉干燥处。

痛风汤散　Tongfeng Tangsan

【处方】

宽筋藤 500g	渣驯膏 200g	诃子(去核)400g

【性状】本品为黄褐色至褐色粉末；气微，味苦、涩。

【功能与主治】消炎止痛。用于痛风，下肢关节红肿疼痛。

【用法用量】水煎服。一次 3～5g，一日 1～3 次。

【规格】每袋装 3g、5g、15g、20g。

【贮藏】密闭，置阴凉干燥处。

*塞雪风湿胶囊 Saixue Fengshi Jiaonang

【处方】

塞龙骨 333g　雪莲花 100g　秦艽 160g　桂枝 160g

独活 200g　川芎 200g　蒺藜 200g　防风 160g

【性状】本品为硬胶囊，内容物为棕褐色的粉末；气香，味苦。

【功能与主治】祛风除湿，散寒止痛。用于风寒湿邪痹阻经络所致的关节肿痛，肢体麻木。

【用法用量】口服。一次 2～4 粒，一日 3 次。

【规格】每粒装 0.4g。

【贮藏】密封。

赛保达顿丸 Saibao Dadun Wan

【处方】

黄连 150g　黄柏 150g　黄芪 150g

【性状】本品为黄色水丸；气微香，味苦。

【功能与主治】止痛，杀虫。用于胆结石，胃肠炎，蛔虫等引起的腹部绞痛。

【用法用量】嚼服或研碎后温开水送服。一次 1～2 丸，一日 1～3 次。

【规格】每丸重 1g。

【贮藏】密闭，防潮，置阴凉干燥处。

赛觉更攀丸 Saijue Gengpan Wan

【处方】

黄连 100g　蒲公英 300g　黄柏 100g　黄芪 100g

【性状】本品为绿褐色水丸；气微香，味苦、涩。

【功能与主治】利尿通淋。用于小便黄赤，尿频尿急，尿道灼热涩痛等。

【用法用量】嚼服或研碎后温开水送服。一次 1～2 丸，一日 1～3 次。

【规格】每丸重 1g。

【贮藏】密闭，置阴凉干燥处。

赛皎闹日丸 Saijiao Naori Wan

【处方】

石灰华 18g	红花 18g	诃子(去核)27g	肉豆蔻 9g
豆蔻 18g	草果 18g	珍珠母(制)4.5g	紫檀香 13.5g
雪花硬石膏 18g	香樟 18g	人工牛黄 4.5g	鹿茸 2.2g
高良姜 9g	香旱芹 9g	黑种草子 9g	丁香 18g
人工麝香 1.2g	硇砂 0.9g	螃蟹(制)18g	珍珠(制)18g
甘草 45g	桂皮 18g	洪连 27g	檀香 9g
冬葵果 9g	琥珀 18g	余甘子(去核)27g	人参 9g
三七 40g	毛诃子(去核)27g		

【性状】本品为黄色水丸；气微香，味苦、涩。

【功能与主治】舒筋通络。用于神经痛，拘挛，僵直，抽风等。

【用法用量】温开水送服。一次 2 丸，一日 3 次。

【规格】每丸重 1g。

【贮藏】密封，置阴凉干燥处。

镇汤散 Zhen Tangsan

【处方】

宽筋藤 300g	印度獐牙菜 200g	诃子(去核)300g	珀嘎 300g
儿茶 300g	毛诃子(去核)300g	余甘子(去核)300g	

【性状】本品为棕黄色的粉末；味苦、涩。

【功能与主治】抗炎，止痛。用于治疗关节炎，类风湿性关节炎，风湿性关节炎等。

【用法用量】水煎服。一次 1～2g，一日 2 次。

【规格】每袋装 5g。

【贮藏】密闭，置阴凉干燥处。

德孜色曼丸 Dezi Seman Wan

【处方】

硼砂(制)30g	火硝(制)30g	禹余粮 30g	明矾 30g
胆矾(制)30g	水银(制)10g		

【性状】本品为棕色的水丸；气芳香，味辛、辣、涩。

【功能与主治】清热解毒，祛风燥湿，杀疠除瘟。用于梅毒，牛皮癣等顽固性皮肤病。

【用法用量】研碎温开水服用。一次 2～3 丸，一日 2～3 次。

【规格】每丸重 0.3g。

【贮藏】密闭，置干燥处。

擦皎庆茂散 Cajiao Qingmao San

【处方】

石榴子 10g	桂皮 2g	豆蔻 10g	荜茇 5g
芒果核 5g	蒲桃 5g	大托叶云实 5g	迷果芹(制)5g
冬葵果 5g	香樟 5g	菥蓂子 5g	刺柏 5g
手参 10g	硇砂(制)10g	紫硇砂 10g	光明盐 5g
蒺藜(炒)5g	天冬(制)5g	火硝(制)10g	刀豆(制)5g
喜马拉雅紫茉莉(制)5g			

【性状】本品为浅黄色粉末；气微香，味苦、咸。

【功能与主治】利尿。用于尿闭证，膀胱结石，尿道结石等。

【用法用量】温开水送服。一次 2g，一日 3 次。

【规格】每瓶装 30g。

【贮藏】密封，置阴凉干燥处。

檀香止痒膏　Tanxiang Zhiyang Gao

本品为由刺柏、圆柏、藏紫草等药味加工制成的软膏剂。

【性状】本品为红棕色的软膏；气特异。

【功能与主治】消炎止痒。用于各种皮肤病引起的瘙痒。

【用法用量】外用。取本品适量涂于患处，一日 2 次或遵医嘱。

【规格】每盒装 25g。

【贮藏】密闭，防潮。

第八章

自生疮用药

香森德协痔疮栓 Xiangsen Dexie Zhichuang Shuan

本品为由酸藤果、荜茇、豌豆花等药味加工制成的栓剂。

【性状】本品为黑褐色的雷型栓剂；气香。

【功能与主治】用于治疗内痔，外痔，混合痔，肛裂等。

【用法用量】肛门给药。一次 1 粒，一日 1 次或遵医嘱，睡前使用。

【规格】每粒装 1.4g。

【贮藏】密闭，在 30℃以下保存。

*复方酸藤消痔胶囊 Fufang Suanteng Xiaozhi Jiaonang

【处方】

诃子 95g	酸藤果 47g	短尾铁线莲 47g	干姜 47g
止泻木子 47g	小米辣 47g		

【性状】本品为胶囊剂，内容物为淡黄色的粉末；气香，味辛、辣。

【功能与主治】清热解毒，凉血消肿。用于大肠湿热瘀阻所致的痔疮肿痛。

【用法用量】口服，一次 3 粒，一日 3 次。

【规格】每粒装 0.33g。

【贮藏】密封。

*复方藤果痔疮栓 Fufang Tengguo Zhichuang Shuan

【处方】

酸藤果 114g	荜茇 57g	姜黄 57g	碱花 57g	大青盐 57g

辅料：明胶、甘油

【性状】本品为深棕色的子弹型栓剂。

【功能与主治】清热解毒，凉血消肿。用于大肠湿热瘀阻所致的痔疮肿痛。

【用法用量】直肠给药，一次 1 粒，一日 2 次；塞入肛门。

【规格】每粒重 1.5g。

【贮藏】30℃以下密闭。

第九章

儿病用药

儿心广枣丸 Erxin Guangzao Wan

【处方】

广枣 374g　人工牛黄 0.25g　肉豆蔻 475g　红花 5g

天竺黄 464g

【性状】本品为浅灰褐色至浅黄褐色水蜜丸；具有特异香气，味微甜。

【功能与主治】消炎止痛，行气活血。用于肝炎，肺炎，皮肤病，“隆”病，皮肤炎症，心绞痛，儿童心脏病等。

【用法用量】研碎吞服或温开水泡服。一次 4～5 丸，一日 1～2 次。

【规格】每 10 丸重 0.5g。

【贮藏】密闭，置阴凉干燥处。

儿肝獐牙菜丸 Ergan Zhangyacai Wan

【处方】

绿绒蒿 233g　人工牛黄 0.25g　天竺黄 464g　红花 5g

印度獐牙菜 255g

【性状】本品为灰绿色至黄绿色水蜜丸；气微香，味苦、微甜。

【功能与主治】清热解毒，消炎退黄。用于肝炎，胆囊炎，肺炎，儿童肝病等。

【用法用量】研碎吞服或温开水泡服。一次 4～5 丸，一日 1～2 次。

【规格】每 10 丸重 0.5g。

【贮藏】密闭，置阴凉干燥处。

儿肠止泻木丸 Erchang Zhixiemu Wan

【处方】

檗皮 316g　止泻木子 294g　人工牛黄 0.25g　天竺黄 464g

红花 5g

【性状】本品为黄绿色水蜜丸；气微香，味微甜、苦。

【功能与主治】清热解毒，消炎止痒，干黄水。用于尿道感染，皮肤病，肺炎，肝炎，胆囊炎，儿童肠炎等。

【用法用量】研碎吞服或温开水泡服。一次 4～5 丸，一日 1～2 次。

【规格】每 10 丸重 0.5g。

【贮藏】密闭，置阴凉干燥处。

儿肾刺柏丸　Ershen Cibai Wan

【处方】

刺柏 311g　　槟榔 374g　　人工牛黄 0.25g　　天竺黄 464g

红花 5g

【性状】本品为灰棕色至黄棕色水蜜丸；具有特异香气，味微甜。

【功能与主治】消炎解毒，利尿。用于肺病，肝病，肾病，肠虫，皮肤炎症，儿童肾病，尿闭等。

【用法用量】研碎吞服或温开水泡服。一次 4～5 丸，一日 1～2 次。

【规格】每 10 丸重 0.5g。

【贮藏】密闭，置阴凉干燥处。

儿肺檀香丸　Erfei Tanxiang Wan

【处方】

天竺黄 464g　　人工牛黄 0.25g　　高山辣根菜 277g　　红花 5g

檀香 5g

【性状】本品为灰黄色水蜜丸；气微香，味微甜。

【功能与主治】清热止咳，消炎杀疠，干黄水。用于心脏病，肝病，皮肤病，儿童肺炎等。

【用法用量】研碎吞服或温开水泡服，一次 4～5 丸，一日 1～2 次。

【规格】每 10 丸重 0.5g。

【贮藏】密闭，置阴凉干燥处。

儿胃岩精丸 Erwei Yanjing Wan

【处方】

渣驯膏 500g 动物宝 0.25g 人工牛黄 0.25g 天竺黄 464g

红花 5g

【性状】本品为黑褐色水丸；具有特异香气，味微苦。

【功能与主治】清热解毒，消炎。用于胃病，肝病，肾炎，肺炎，儿童胃病等。

【用法用量】研碎吞服或温开水泡服，一次 4～5 丸，一日 1～2 次。

【规格】每袋装 1g。

【贮藏】密闭，置阴凉干燥处。

儿脑珍珠丸 Ernao Zhenzhu Wan

【处方】

珍珠 8g 动物宝 0.25g 人工牛黄 0.25g 天竺黄 464g

红花 5g

【性状】本品为黄白色水蜜丸；气微香，味微甜。

【功能与主治】清热解毒，消炎。用于胃病，肝病，肾炎，肺炎，儿童胃病等。

【用法用量】研碎吞服或温开水泡服。一次 4～5 丸，一日 1～2 次。

【规格】每 10 丸重 0.5g。

【贮藏】密闭，置阴凉干燥处。

儿脾草果丸 Erpi Caoguo Wan

【处方】

草果 354g 木香 340g 人工牛黄 0.25g 天竺黄 464g

红花 5g

【性状】本品为浅棕色至浅黄棕色水蜜丸；具有特异香气，味微甜。

【功能与主治】解毒，健脾，消炎。用于肺病，胃病，肝病，皮肤病，儿童脾脏病等。

【用法用量】研碎吞服或温开水泡服。一次 4～5 丸，一日 1～2 次。

【规格】每 10 丸重 0.5g。

【贮藏】密闭，置阴凉干燥处。

*三臣胶囊 Sanchen Jiaonang

【处方】

天竺黄 150g　　红花 50g　　人工牛黄 0.3g

【性状】本品为胶囊剂，内容物为浅棕红色的粉末；气微香，味甘、涩。

【功能与主治】清热。用于小儿肺热及热病。

【用法用量】口服。一次 3 粒，一日 2 次，或遵医嘱；小儿酌减，难以吞咽者可取出胶囊内容物冲服。

【规格】每粒装 0.2g(相当于饮片 0.2g)。

【贮藏】密封。

三味干姜丸 Sanwei Ganjiang Wan

【处方】

干姜 300g　　肉豆蔻 200g　　豆蔻 250g

【性状】本品为黄褐色水丸；气芳香，味苦、辛。

【功能与主治】性温。用于小儿肝炎，寒性肝病，肝肿大。

【用法用量】嚼碎吞服。一次 2～4 丸，一日 2 次或遵医嘱。

【规格】每丸重 1g。

【贮藏】密闭，置阴凉干燥处。

三味干姜散 Sanwei Ganjiang San

【处方】

干姜 300g　　肉豆蔻 200g　　豆蔻 250g

【性状】本品为黄褐色粉末；气芳香，味苦、辛。

【功能与主治】性温。用于小儿肝炎，寒性肝病，肝肿大。

【用法用量】温开水送服。一次 1.5～3g，一日 2～3 次。

【规格】每袋装 20g。

【贮藏】密闭，置干燥处。

四味石灰华丸 Siwei Shihuihua Wan

【处方】

石灰华 500g	诃子(去核)400g	人工牛黄 2g	红花 300g

【性状】本品为棕色水丸；味涩、苦。

【功能与主治】清热止痰。用于小儿发热，肝肿大，咳嗽，呼吸短促。

【用法用量】嚼碎吞服。一次 3～4 丸，一日 2～3 次。

【规格】每丸重 0.3g。

【贮藏】密闭，置阴凉干燥处。

志嘎汗丸 Zhigahan Wan

【处方】

冰片 100g	天竺黄 100g	红花 100g	丁香 100g
肉豆蔻 50g	檀香 100g	人工牛黄 25g	力嘎都 50g
石榴子 25g	蒲桃 25g	银朱 25g	葫芦巴 50g

【性状】本品为淡粉红色水丸；气香，味甜、涩。

【功能与主治】清热解毒，消炎。用于小儿流感，脑炎等瘟热疾病。

【用法用量】嚼碎吞服。一次 3～4 丸，一日 2 次。

【规格】每丸重 0.3g。

【贮藏】密闭，置阴凉干燥处。

志嘎汗散 Zhigahan San

【处方】

冰片 100g	天竺黄 100g	红花 100g	丁香 100g
肉豆蔻 50g	檀香 100g	人工牛黄 25g	力嘎都 50g
石榴子 25g	蒲桃 25g	银朱 25g	葫芦巴 50g

【性状】本品为淡粉红色至橘红色粉末；气香，味甜、涩。

【功能与主治】清热解毒，消炎。用于小儿流感，脑炎等瘟热疾病。

【用法用量】一次 1～2g，一日 2 次或遵医嘱。

【规格】每袋(瓶)装 1.5g、12g。

【贮藏】密闭，置阴凉干燥处。

透疹丸 Touzhen Wan

【处方】

诃子(去核)200g	大黄 200g	秦皮 200g

【性状】本品为黄棕色水丸；气芳香，味辛、苦、微涩。

【功能与主治】清热透疹。用于小儿麻疹不透。

【用法用量】砸碎糖水送服。一次 2～3 丸，一日 2～3 次。

【规格】每丸重 0.25g。

【贮藏】密闭，置阴凉干燥处。

第十章

妇女病用药

＊二十五味鬼臼丸　Ershiwuwei Guijiu Wan

【处方】

鬼臼 100g	藏茜草 50g	石榴子 70g	藏紫草 80g
肉桂 40g	矮紫堇 70g	巴夏嘎 60g	光明盐 20g
硇砂 20g	榜嘎 50g	藏木香 100g	诃子 100g
熊胆粉 2g	胡椒 30g	余甘子 80g	芫荽果 50g
山柰 50g	火硝 35g	花蛇肉(去毒)40g	降香 75g
沙棘膏 100g	沉香 50g	朱砂 20g	肉豆蔻 20g
枸杞 50g	紫草茸 50g	喜马拉雅紫茉莉 80g	

【性状】本品为红棕色水丸；气微香，味酸、辛、辣。

【功能与主治】祛风镇痛，调经血。用于妇女血症，风症，子宫虫病，下肢关节疼痛，小腹、肝、胆、上体疼痛，心烦血虚，月经不调。

【用法用量】口服。每丸重 0.2g；一次 1～2g(5～10 丸)，一日 2 次。

每丸重 0.25g；一次 4～8 丸(1～2g)，一日 2 次。

【规格】每丸重 0.2g、0.25g。

【贮藏】密闭，置阴凉干燥处。

＊二十六味通经胶囊　Ershiliuwei Tongjing Jiaonang

【处方】

降香 14.78g	藏木香 14.78g	藏茜草 11.82g	诃子 14.78g
紫草茸 11.82g	藏紫草 14.78g	朱砂 2.91g	羚羊角 5.91g
沙棘膏 14.78g	红花 14.78g	兔耳草 10.34g	余甘子 14.78g
鬼臼 14.78g	冬葵果 11.82g	巴夏嘎 11.82g	火硝 5.91g
毛诃子 7.39g	束花报春 7.39g	硼砂 7.39g	寒水石 10.34g
甘青青兰 11.82g	蒺藜 8.87g	鬼箭锦鸡儿 22.17g	山矾叶 7.39g
假耧斗菜 14.78g	小伞虎耳草 11.82g		

【性状】本品为硬胶剂，内容物为棕褐色的粉末；气微香，味辛、苦、涩。

【功能与主治】藏医：平和隆血，调经活络。用于月经不调、胸背下腹及腰疼痛。

中医：活血散瘀，调经止痛。用于瘀血阻络，月经不调，闭经，胸背下腹及腰部疼痛等。

【用法用量】口服。一次 3—4 粒，一日 2 次。

【规格】每粒装 0.3g。

【贮藏】密封。

*十一味能消胶囊　Shiyiwei Nengxiao Jiaonang

【处方】

土木香 20g	小叶莲 32g	野姜 26g	沙棘膏 23g
诃子 44g	蛇肉 15g	大黄 53g	方海 15g
寒水石 59g	硇砂 10g	碱花 73g	

【性状】本品为胶囊剂，内容物为黄褐色粉末；气微，味咸、微苦、涩。

【功能与主治】化瘀行血，通经催产。用于经闭，月经不调，难产，胎盘不下，产后瘀血腹痛。

【用法用量】口服。一次 2～3 粒，一日 2 次。

【规格】每粒装 0.3g。

【贮藏】密封。

十七味黄精丸　Shiqiwei Huangjing Wan

【处方】

黄精(制)100g	天冬(制)100g	迷果芹(制)100g	蒺藜(炒)100g
紫草茸 50g	山矾叶 50g	茜草 50g	巴夏嘎 50g
豌豆花 50g	熊胆粉 3g	马尾松木 50g	朱砂(制)50g
肉豆蔻 50g	光明盐 50g	干姜 50g	荜茇 50g

喜马拉雅紫茉莉(制)100g

【性状】本品为红黄色水丸；气微，味甘、辛。

【功能与主治】用于经闭，月经过多，经血凝聚，小腹疼痛，月经不调，子宫痞块，宫口紧闭或松弛，外阴灼痒，麻无知觉或奇痒难忍，带下脓汁或黏胶状物等。

【用法用量】嚼碎吞服。一次 1～1.5g，一日 2～3 次或遵医嘱。

【规格】每丸重 0.35g、0.5g。

【贮藏】密闭，置阴凉干燥处。

十九味沙棘散　Shijiuwei Shaji San

【处方】

沙棘膏 150g	木香 100g	硼硝 120g	干姜 130g
大黄 100g	硼砂 100g	碱花 100g	花椒 70g
光明盐 100g	香獐尾骨 100g	相思子 70g	硇砂 70g
朱砂(制)50g	枸杞子 150g	人工麝香 5g	葡萄 100g
藏木香 100g	诃子(去核)100g	黄毛翠雀花 100g	

【性状】本品为褐色粉末；气微香，味酸、苦。

【功能与主治】调经活血，散瘀止痛。用于妇女血症引起的下腹部胀痛、腰部疼痛，经闭，阴道滴虫病等。

【用法用量】一次 1g，一日 1～2 次。

【规格】每袋装 1g。

【贮藏】密闭，防潮。

十六味产妇降香丸　Shiliuwei Chanfu Jiangxiang Wan

【处方】

降香 50g	止泻木子 20g	檀香 30g	波棱瓜子 20g
诃子(去核)80g	葫芦 10g	毛诃子(去核)40g	肉豆蔻 10g
川木通 30g	木棉花蕾 30g	余甘子(去核)50g	洪连 40g
干姜 20g	角茴香 40g	豆蔻 10g	甘松 30g

【性状】本品为棕红色水丸；气香，味苦。

【功能与主治】清热，补气，调节人体功能。用于产后感染，恶寒发烧，咳嗽，头痛，胸背酸痛，失眠。

【用法用量】一次 4～5 丸，一日 3 次。

【规格】每丸重 0.6g。

【贮藏】密闭，置阴凉干燥处。

*十四味羚牛角丸　Shisiwei Linniujiao Wan

【处方】

羚牛角 100g	豆蔻 40g	水牛角 50g	紫草茸 100g
鹿角 100g	石榴子 150g	圆柏膏 50g	红花 150g
朱砂粉 30g	熊胆粉 2g	降香 100g	藏茜草 100g
肉豆蔻 40g	喜马拉雅紫茉莉 180g		

【性状】本品为棕红色水丸，气微，味微苦。

【功能与主治】活血化瘀，调经。用于子宫瘀血，月经不调，腰部酸痛，下腹痛。

【用法用量】口服，一次 2 丸，一日 2～3 次。

【规格】每丸重 0.3g。

【贮藏】密闭，置凉暗干燥处。

七味忍冬果胶囊　Qiwei Rendongguo Jiaonang

【处方】

沙棘膏 21g	木香 21g	硼硝(制)21g	干姜 21g
肉桂 21g	旁玛 128.1g	朱砂(制)21g	

【性状】本品为硬胶囊，内容物为灰褐色粉末；味苦、微辛。

【功能与主治】活血化瘀，调经止血。用于妇女血证。

【用法用量】一次 3～4 粒，一日 2～3 次或遵医嘱。

【规格】每粒装 0.25g。

【贮藏】密闭，防潮。

七味秦艽胶囊　Qiwei Qinjiao Jiaonang

【处方】

秦艽花 36g	生等膏 36g	诃子(去核)36g	毛诃子(去核)36g
巴夏嘎 36g	银露梅 36g	余甘子(去核)36g	

【性状】本品为硬胶囊，内容物为灰色粉末；味苦、微涩。

【功能与主治】消肿。用于乳房肿胀。

【用法用量】一次 3～4 粒，一日 2～3 次或遵医嘱。

【规格】每粒装 0.25g。

【贮藏】密闭，防潮。

七味紫茉莉胶囊　Qiwei Zimoli Jiaonang

【处方】

喜马拉雅紫茉莉(制)66g	火硝(制)33g	沙棘膏 33g	干姜 33g
乌梢蛇(制)13g	大黄(制)39g	碱花(制)33g	

【性状】本品为硬胶囊，内容物为红褐色粉末；味苦、微咸。

【功能与主治】祛风，调经血，破瘤。用于妇女血症，子宫肌瘤等妇科病。

【用法用量】一次 3～4 粒，一日 2～3 次或遵医嘱。

【规格】每粒装 0.25g。

【贮藏】密闭，防潮。

七味暖宫散　Qiwei Nuangong San

【处方】

砂仁 300g	天冬(制)50g	手参 50g	沉香 50g
黄精(制)50g	丁香 50g	肉豆蔻 50g	

【性状】本品为浅棕色至棕褐色粉末；气芳香，味辛、甘。

【功能与主治】调经养血，暖宫止带。用于心、肾“赫依”病，气带腰痛，小腹冷痛，月经不调，白带过多。

【用法用量】一次 1.5～3g，一日 1～2 次。

【规格】每袋装 20g。

【贮藏】密闭，置干燥处。

久西尼玛散　Jiuxi Nima San

【处方】

沉香 50g	丁香 50g	寒水石(平制)50g	蒺藜(炒)50g
黄葵子 50g	广枣 40g	肉豆蔻 40g	草果 40g

紫硇砂 40g　渣驯膏 40g　辣椒 30g　手参 30g
草豆蔻 30g　红花 30g　葡萄 30g　荜茇 20g
乌奴龙胆 20g　肉桂 20g　玉竹 10g　白及 10g
黄精(制)10g　天花粉 10g　石榴子 80g

【性状】本品为黄色粉末；气微香，味微苦、辣、涩。

【功能与主治】活血散瘀，消炎止痛。用于各种妇科病。

【用法用量】温开水送服。一次 1.5～3g，一日 1～2 次。

【规格】每袋装 20g。

【贮藏】密闭，置阴凉干燥处。

* 六味大托叶云实散　Liuwei Datuoyeyunshi San

【处方】

石榴子 90g　肉桂 5g　大托叶云实 90g　豆蔻 40g
荜茇 5g　红花 50g

【性状】本品为黄棕色粉末；气香，味甜、辛。

【功能与主治】温肾，滋阴。用于妇女白带病。

【用法用量】口服。一次 1.5g，一日 1～2 次。

【规格】每袋装 15g。

【贮藏】密闭，置阴凉干燥处。

六味石榴丸　Liuwei Shiliu Wan

【处方】

石榴子 100g　肉桂 50g　肉豆蔻 50g　胡椒 50g
红花 50g　大托叶云实 50g

【性状】本品为浅黄棕色水丸；气香，味微甘、涩、辣。

【功能与主治】温肾，暖腰膝。用于妇女白带病。

【用法用量】一次 2～3 丸，一日 3 次。

【规格】每丸重 0.5g。

【贮藏】密闭，置阴凉干燥处。

六味石榴散 Liuwei Shiliu San

【处方】

石榴子 100g　肉桂 50g　肉豆蔻 50g　胡椒 50g

红花 50g　大托叶云实 50g

【性状】本品为浅黄棕色粉末；气香，味微苦、涩、辣。

【功能与主治】温肾，暖腰膝。用于妇女白带病。

【用法用量】一次 1～1.5g，一日 3 次。

【规格】每袋装 15g。

【贮藏】密闭，防潮。

六味假耧斗散 Liuwei Jialoudou San

【处方】

假耧斗菜 200g　蒺藜(炒)150g　冬葵果 150g　乌梢蛇 150g

人工麝香 5g　喜马拉雅紫茉莉(制)150g

【性状】本品为土绿色粉末；味微苦。

【功能与主治】清热催产。用于阴道炎，胎儿和胎盘不下。

【用法用量】一次 1 袋，一日 1～2 次。

【规格】每袋装 1g。

【贮藏】密闭，防潮。

布增舟巴散 Buzeng Zhouba San

本品为由黄精、天冬、蒺藜等药味加工制成的散剂。

【性状】本品为棕褐色粉末；气微香，味苦。

【功能与主治】保胎，滋补，助孕。用于不孕症。

【用法用量】一次 1 袋，一日 2～3 次或遵医嘱。

【规格】每袋装 3g。

【贮藏】密闭，防潮。

白日多旦丸 Bairi Duodan Wan

【处方】

冬葵果 10g　红花 10g　蒺藜(炒)5g　豆蔻 5g
小檗皮 10g　余甘子(去核)5g　熊胆粉 1g　藏茜草 5g
紫草茸 5g　山矾叶 5g　刺柏 5g　渣驯膏 5g
刀豆(制)5g　菥蓂子 10g　草乌(制)5g　蒲公英 5g
党参 10g　石榴子 10g

【性状】本品为浅黄色水丸；气微香，味苦、涩。

【功能与主治】固精，调经，利尿。用于月经过多、尿道炎尿急、遗精等。

【用法用量】温开水送服。一次 2 丸，一日 3 次。

【规格】每丸重 1g。

【贮藏】密封，置阴凉干燥处。

白热丸 Baire Wan

【处方】

蜀葵花 150g　红花 130g　余甘子(去核)180g　豆蔻 50g
山矾叶 120g　紫草茸 120g　圆柏枝膏 150g　茜草 120g
渣驯膏 50g　刀豆(制)70g　小檗皮 150g　蒺藜(炒)130g
熊胆粉 0.5g

【性状】本品为棕褐色水丸；味苦、酸。

【功能与主治】补胃通淋。用于胃病，淋病引起的尿频、尿痛、腰痛、血尿，妇女白带过多等。

【用法用量】嚼服吞服。一次 0.9～3g，一日 1～3 次。

【规格】每丸重 0.3g、0.5g、1g。

【贮藏】密封，置阴凉干燥处。

白热散 Baire San

【处方】

蜀葵花 150g　红花 130g　余甘子(去核)180g　豆蔻 50g

山矾叶 120g　　紫草茸 120g　　圆柏枝膏 150g　　茜草 120g
渣驯膏 50g　　刀豆(制)70g　　小檗皮 150g　　蒺藜(炒)130g
熊胆粉 0.5g

【性状】本品为棕褐色粉末；味苦、酸。

【功能与主治】补胃痛淋。用于胃病，淋病引起的尿频、尿痛、腰痛、血尿，妇女白带过多等。

【用法用量】一次 1～3g，一日 1～3 次。

【规格】每袋(瓶)装 3g、16g、20g、30g。

【贮藏】密封，置阴凉干燥处。

吉杰阿瓦丸　Jijie Awa Wan

【处方】

秦艽花 90g　　巴夏嘎 70g　　水柏枝 80g　　冬葵叶 70g
金露梅枝叶(煅)80g

【性状】本品为棕灰色水丸；气微香，味苦。

【功能与主治】清热解毒，消肿散结。用于乳房胀痛，乳房囊肿及乳腺炎。

【用法用量】一次 2 丸，一日 2 次。

【规格】每丸重 0.3g。

【贮藏】密封，置阴凉干燥处。

当耿阿瓦散　Danggeng Awa San

【处方】

当归 20g　　党参 20g　　小叶莲 5g　　洪连 7g
红花 10g

【性状】本品为浅黄色粉末；气微香，味苦、涩。

【功能与主治】祛风镇痛，调经血。用于妇女血症，下肢关节疼痛，心烦血虚，月经不调等。

【用法用量】用温开水送服。一次 2g，一日 3 次。

【规格】每瓶装 30g。

【贮藏】密封，置阴凉干燥处。

当根杰巴散　Danggen Jieba San

【处方】

当归 395g　鹿茸(制)95g　红参 95g　黄精(制)95g
肉豆蔻 55g　枸杞子 55g　鸡血藤 55g　阿胶 95g

【性状】本品为棕黄色粉末；味甘。

【功能与主治】补血养阴。用于贫血及妇女产后气血两亏所致的头晕眼花，疲乏无力，面色苍白等。

【用法用量】温开水送服。一次 1～2g，一日 1～2 次。

【规格】每袋装 30g。

【贮藏】密封，置阴凉干燥处。

妇炎宁丸　Fuyanning Wan

【处方】

石榴皮 100g　菟丝子 100g　猪胆粉 25g　茯苓 100g
益母草 100g　鸡冠花 100g

【性状】本品为棕黄色至棕红色的水丸；具特异香气，味苦。

【功能与主治】清热燥湿，祛瘀止痛。用于滴虫性阴道炎，子宫内膜炎，宫颈炎，子宫肌瘤，附件炎，盆腔炎及白带等。

【用法用量】嚼服或研碎后温开水送服。一次 1～2 丸，一日 1～3 次。

【规格】每丸重 1g。

【贮藏】密闭，置阴凉干燥处。

妇科总汤丸　Fuke Zong Tangwan

【处方】

紫草茸 100g　宽筋藤 90g　茜草 100g　荜茇 70g
山矾叶 80g　小叶莲 100g　诃子(去核)90g　肉桂 80g
硇砂 70g　水牛角 70g　蒺藜(炒)80g　沙棘膏 90g
喜马拉雅紫茉莉(制)70g

【性状】本品为紫红色水丸；气味香，味微苦、稍辣。

【功能与主治】调经活血，散瘀止痛。用于妇女血症引起的腹部、背部、腰部及下肢部疼痛，月经淋漓，经闭，经血脓样。

【用法用量】打碎水煎服。一次 2～3 丸，一日 2 次。

【规格】每丸重 1g。

【贮藏】密闭，防潮。

* 妇洁搽剂　Fujie Chaji

【处方】

烈香杜鹃精油 5g	猪毛蒿精油 5g	苦参 20g

【性状】本品为白色或淡黄色的混悬液体；具特异香气。

【功能与主治】解毒杀虫，除湿止痒。用于湿热下注所致的白带量多，阴痒；霉菌性阴道炎、霉菌性外阴炎见有上述证候者。

【用法用量】外用，外阴炎：清洁患处，将药液涂擦患处；霉菌性阴道炎：清洁阴道，用喷管将药液适量喷入阴道，一日 3 次。

【规格】每支装 20mL。

【贮藏】密闭，避光。

杰尔琼散　Jie'er Qiong San

【处方】

藏菖蒲 20g	木香 3g	诃子(去核)40g	人工麝香 3g
小檗皮 100g	黄连 100g	黄芩 100g	蒲公英 80g
栀子 80g	车前草 60g	大黄 50g	草乌(制)30g

【性状】本品为黄色粉末；气微香，味苦、涩。

【功能与主治】清热解毒，消炎止痛，固精止血。用于尿道感染，尿急，尿痛，尿频，白浊血尿，滑精，肾腰疼痛，遗精，阴部瘘管等症状。

【用法用量】温开水送服。一次 2g，一日 3 次。

【规格】每瓶装 30g。

【贮藏】密封，置阴凉干燥处。

拉查杰巴散 Lacha Jieba San

【处方】

山羊血 30g	诃子(去核)35g	人工麝香 0.05g	榜嘎 20g
红花 20g	印度獐牙菜 10g	代赭石(制)20g	安息香 25g

【性状】本品为红棕色的粉末；气腥，味苦。

【功能与主治】清热解毒，杀菌。

【用法用量】一次 1～2g，一日 2 次。

【规格】每袋装 2g。

【贮藏】密封，置阴凉干燥处。

乳腺消肿贴膏 Ruxian Xiaozhong Tiegao

本品为由草玉梅、点地梅、秦艽花等药味加工制成的贴膏剂。

【性状】本品为黑色的片状橡胶膏；气特异。

【功能与主治】消肿散瘀。用于乳腺增生引起的肿胀、疼痛。

【用法用量】外用。洗净患处，贴敷。一次 1 贴，每贴 12 小时或遵医嘱。

【规格】每袋 2 贴。

【贮藏】密闭，置阴凉干燥处。

钮梓尼阿散 Niuzi Ni'a San

【处方】

竹沥 40g	诃子(去核)10g	藏菖蒲 10g	木香 10g
草乌(制)10g	熊胆粉 2g	小叶莲 20g	菥蓂子 10g
翼首草 20g	棘豆 10g	枸杞子 20g	蒲公英 20g
川楝子 20g	大黄 20g	小檗皮 20g	天冬(制)60g
迷果芹(制)20g	蒺藜(炒)60g	阿魏 20g	党参 22g
喜马拉雅紫茉莉(制)60g	黄芪 20g	红花 20g	黄精(制)60g

【性状】本品为黄色粉末；气微香，味苦、涩。

【功能与主治】清热解毒，除湿止带。用于阴道炎，慢性盆腔炎，尿路感染，尿痛，尿急，尿频等症状。

【用法用量】温开水送服。一次 2g，一日 3 次。

【规格】每瓶装 30g。

【贮藏】密闭，置阴凉干燥处。

香薷杰巴栓 Xiangru Jieba Shuan

本品为由香薷、夏至草、印度蔊菜等药味加工制成的栓剂。

【性状】本品为褐色的雷型栓剂。

【功能与主治】杀虫止痒。用于阴部瘙痒。

【用法用量】洗净外阴部，将栓剂塞入阴道深部，或在医生指导下用药。每晚 1 粒。

【规格】每粒装 1.4g。

【贮藏】密闭，阴凉处保存。

叟麦顿巴散 Soumai Dunba San

【处方】

草豆蔻 60g	天冬(制)120g	手参(奶制)90g	山沉香 90g
肉豆蔻 90g	黄精(制)150g	丁香 90g	

【性状】本品为棕褐色粉末；气芳香，味辛、甘。

【功能与主治】调经养血，温暖子宫，祛寒止痛。用于心、肾脏“赫依”病，气滞腰痛，小腹冷痛，月经不调，白带过多。

【用法用量】温开水送服。一次 1～2g，一日 1～2 次。

【规格】每袋装 30g。

【贮藏】密闭，置阴凉干燥处。

俄采德孜丸 Ecai Dezi Wan

【处方】

木香 96g	藏菖蒲 72g	人工麝香 5g	芒硝 72g
小叶莲 96g	碱花 8g	诃子(去核)96g	蒺藜(炒)72g

川贝母 56g　　砌硝 40g　　沙棘膏 40g　　紫铆子 72g
喜马拉雅紫茉莉 40g

【性状】本品为黄棕色水丸；气微香，味酸、咸。

【功能与主治】抗炎，调经止痛。用于月经不调、痛经、附件炎、阴道炎、子宫内膜炎及盆腔炎等妇科炎症，可消除子宫肌瘤，黄褐斑，妊娠斑。

【用法用量】一次 8～10 丸，一日 2 次。

【规格】每丸重 0.3g。

【贮藏】密闭，置阴凉干燥处。

格桑花蜜药酒　Gesang Huami Yaojiu

本品为由寒水石、草豆蔻、黑胡椒等药味加工制成的酒剂。

【性状】本品为淡黄色液体；气香，味酸、甜。

【功能与主治】祛风清热，收敛黄水，调经。用于妇女“隆”症引起的内分泌紊乱，月经不调，失眠健忘，腰背发凉及隆性骨热、肾热，黄水窜入关节引起的皮肤瘙痒等。

【用法用量】一次 50～100mL，一日 2 次，早晚服用或遵医嘱。

【规格】每瓶装 480mL。

【贮藏】密闭，置阴凉干燥处。

*舒更胶囊　Shugeng Jiaonang

【处方】

豆蔻 148.5g　　黄精 25.3g　　天冬 25.3g　　肉豆蔻 25.3g
沉香 25.3g　　丁香 25.3g　　手参 25.3g

【性状】本品为硬胶囊，内容物为淡棕黄色的粉末；气香，味辛。

【功能与主治】调和气血，安神。用于妇女更年期综合征引起的烦躁不安，头昏乏力，失眠。

【用法用量】口服，一次 3～4 粒，一日 3 次。

【规格】每粒装 0.3g。

【贮藏】密封。

蒺藜祛风药酒　Jili Qufeng Yaojiu

本品为由蒺藜、小麦、青稞等药味加工制成的酒剂。

【性状】本品为淡黄色液体；气香，味酸、辛。

【功能与主治】祛风除湿，通经活络。用于肾隆，湿痹，风湿性关节炎，肾炎，慢性盆腔炎，月经不调，白带。

【用法用量】一次 20～30mL，一日 3 次，饭后服用或遵医嘱。

【规格】每瓶装 480mL。

【贮藏】密闭，防潮。

嘎尔杂舟巴散　Ga'erza Zhouba San

【处方】

角茴香 50g	荜茇 50g	酸藤果 20g	山柰 50g
小米辣 20g	诃子(去核)20g		

【性状】本品为红褐色粉末；气香，味辛。

【功能与主治】温胃，滋阴。用于妇女白带病。

【用法用量】一次 1g，一日 3 次。

【规格】每瓶装 30g。

【贮藏】密封，置阴凉干燥处。

德孜五谷敷疗散　Dezi Wugu Fuliao San

本品为由小麦、大米、豌豆等药味加工制成的散剂。

【性状】本品为黄绿色粗粉；气香，味辛。

【功能与主治】祛风，安神。用于产后风，“隆”症引起的头晕耳鸣，眩晕，高血压，高血脂等症。

【用法用量】外用。取本品适量用纱布包裹热敷患处或遵医嘱。

【规格】每袋装 10g。

【贮藏】密闭，防潮。

藏糖药酒　Zangtang Yaojiu

本品为由藏红糖、青稞、小麦等药味加工制成的酒剂。

【性状】本品为黄棕色至红棕色液体；气微，有酒精芳香味，味甜。

【功能与主治】活血调经，抗更年期。用于更年期焦虑症及各种妇科疾病。

【用法用量】一次 20～30mL，一日 3 次，饭后服用或遵医嘱。

【规格】每瓶装 480mL。

【贮藏】密闭，防潮。

第十一章

神志病用药

十一味斑蝥丸 Shiyiwei Banmao Wan

【处方】

斑蝥(制)50g	全蝎(制)100g	天冬(制)80g	马钱子(制)30g
沉香 70g	红花 80g	珍珠母(制)40g	藏木香膏 50g
甘草膏 60g	杜鹃花 80g	余甘子(去核)120g	

【性状】本品为棕黑色水丸；味酸、甘、苦。

【功能与主治】开窍，镇惊。用于癫痫，惊痫昏厥等。

【用法用量】嚼碎吞服。一次 3～4 丸，一日 2～3 次或遵医嘱。

【规格】每丸重 0.3g。

【贮藏】密闭，防潮。

十一味斑蝥散 Shiyiwei Banmao San

【处方】

斑蝥(制)50g	全蝎(制)100g	天冬(制)80g	马钱子(制)30g
沉香 70g	红花 80g	珍珠母(制)40g	藏木香膏 50g
甘草膏 60g	杜鹃花 80g	余甘子(去核)120g	

【性状】本品为棕黑色粉末；味甘、苦。

【功能与主治】开窍，镇惊。用于癫痫，惊痫昏厥等。

【用法用量】一次 1g～2g，一日 1～2 次或遵医嘱。

【规格】每瓶装 20g。

【贮藏】密闭，防潮。

*二十五味珍珠丸 Ershiwuwei Zhenzhu Wan

【处方】

珍珠、珍珠母、肉豆蔻、石灰华、红花、草果、丁香、降香、豆蔻、诃子、檀香、余甘子、沉香、肉桂、毛诃子、螃蟹、木香、冬葵果、荜茇、志达萨增、金礞石、体外培育牛黄、香旱芹、西红花、黑种草子、人工麝香、水牛角浓缩粉。

【性状】本品为黄棕带微红色的水丸；气香，味苦、辛。

【功能与主治】安神开窍。用于中风，半身不遂，口眼歪斜，昏迷不醒，神志紊乱，谵语发狂等。

【用法用量】开水泡服。一次 1g，一日 1～2 次。

【规格】每丸重 0.25g。

【贮藏】密封。

九味全蝎丸　Jiuwei Quanxie Wan

【处方】

全蝎(制)50g	木橘 100g	秦艽花 100g	天麻 100g
珍珠(制)100g	渣驯膏 100g	短穗兔耳草 100g	熊胆粉 10g
人工牛黄 15g			

【性状】本品为棕色至棕褐色的水丸；气腥，味咸。

【功能与主治】醒脑开窍，舒筋通络。用于口眼歪斜，半身不遂，健忘症，风湿痹痛。

【用法用量】嚼服或研碎开水送服。一次 3～6 丸，一日 2～3 次。

【规格】每丸重 0.35g。

【贮藏】密封。

仁青洋金日乐丸　Renqing Yangjin Rile Wan

【处方】

诃子(去核)10g	余甘子(去核)10g	荜茇 3g	甘草 10g
油松 10g	香樟 10g	止泻木子 10g	杜鹃花 5g
长生马先蒿 10g	扭盔马先蒿 14g	紫红马先蒿 10g	龙胆花 10g
刺柏 5g	大籽蒿 5g	兔心 0.6g	佐太 1g
蜂蜜 3g	冬虫夏草 2g		

【性状】本品为浅黄色水丸；气微香，味苦、涩。

【功能与主治】醒脑，开窍。用于健忘症等。

【用法用量】一次 2 丸，一日 3 次。

【规格】每丸重 1g。

【贮藏】密封，置阴凉干燥处。

央金罗培丸 Yangjin Luopei Wan

本品为由诃子、余甘子、荜茇等药味加工制成的丸剂。

【性状】本品为红棕色水丸；气微，味苦、涩。

【功能与主治】醒脑开窍。用于健忘症。

【用法用量】嚼碎吞服。一次 3～4 丸，一日 1～2 次或遵医嘱。

【规格】每丸重 0.35g。

【贮藏】密闭，防潮。

* 安神丸 Anshen Wan

【处方】

槟榔 50g	肉豆蔻 12.5g	沉香 40g	香 15g
木香 25g	广枣 20g	山柰 20g	荜茇 15g
黑胡椒 17.5g	紫硇砂 7.5g	铁棒锤 15g	兔心 7.5g
野牛心 7.5g	阿魏 5g	红糖 25g	

【性状】本品为棕色水丸；具蒜臭，味辛。

【功能与主治】养心安神，抑风。用于隆失调引起的风入命脉，神经官能症，神昏谵语，多梦，耳鸣，心悸颤抖，癫狂，哑结。

【用法用量】口服。一次 2～3 丸，一日 2 次。

【规格】每丸重 0.3g。

【贮藏】密闭，置阴凉干燥处。

阿敏额日敦散 Amin Eridun San

【处方】

沉香 60g	檀香 30g	天竺黄 30g	乳香 30g
木棉花 42g	兔心 42g	丁香 15g	草乌叶(制)30g
北沙参 30g	人工牛黄 30g	诃子(去核)30g	黄连 30g
安息香 30g	肉豆蔻 30g	马钱子(制)30g	旋覆花 30g
拳参 30g	木香 30g		

【性状】本品为灰褐色粉末；气香，味辛。

【功能与主治】镇惊，安神，行气。用于心慌气短，心神不安，血气瘀滞，胸肋刺痛。

【用法用量】温开水送服。一次 1.5～3g，一日 1～2 次。

【规格】每袋装 20g。

【贮藏】密封，置阴凉干燥处。

拉美查皎尼日阿丸 Lamei Chajiao Niri'a Wan

【处方】

沉香 40g	广枣 20g	乳香 20g	诃子(去核)80g
丁香 6g	干姜 32g	红花 40g	披针叶黄华 67g
甘松 40g	石灰华 40g	木香 32g	木棉花 20g
藏木香 40g	甘青青兰 40g	苞叶雪莲 6g	肉豆蔻 16g
安息香 20g	藏菖蒲 40g	草乌(制)32g	牦牛心 1g
天麻 60g	牦牛血 0.2g		

【性状】本品为红棕色的粉末；气腥，味苦。

【功能与主治】安神，宁心。用于高血压，口眼歪耶，半身不遂，心动过速，四肢麻木，心脑血管疾病。

【用法用量】温开水送服。一次 2 丸，一日 3 次。

【规格】每丸重 1g。

【贮藏】密封，置阴凉干燥处。

闹日昂杰散 Naori Angjie San

【处方】

红花 15g	姜黄 15g	喜马拉雅紫茉莉(制)24g	手参 24g
槟榔 24g	豆蔻 24g	黄马先蒿 24g	石榴子 30g

【性状】本品为黄色粉末；气微香，味苦、辣。

【功能与主治】清热，醒脑开窍，舒筋通络。用于瘫痪，口眼歪斜，神志不清，肢体强直，四肢麻木等。

【用法用量】温开水送服。一次 2g，一日 3 次。

【规格】每瓶装 30g。

【贮藏】密封，置阴凉干燥处。

＊珍龙醒脑胶囊　Zhenlong Xingnao Jiaonang

【处方】

珍珠 17.3g	天竺黄 2.2g	西红花 8.7g	丁香 9.7g
肉豆蔻 8.7g	豆蔻 8.7g	草果 6.5g	檀香 8.7g
紫檀香 21.6g	沉香 17.3g	诃子 28.1g	毛诃子 17.3g
余甘子 21.6g	木香 21.6g	肉桂 17.3g	荜茇 8.7g
方海 10.8g	金礞石 8.7g	香旱芹 5.4g	人工牛黄 2.2g
人工麝香 2.2g	广枣 6.5g	烈香杜鹃 6.5g	塞北紫堇 13g
铁粉(制)4.3g	冬葵果 17.3g	短穗兔耳草 43.3g	甘草 13g
黑种草子 5.4g			

【性状】本品为硬胶囊，内容物为灰褐色的粉末；气清香，味微酸、甘。

【功能与主治】开窍醒神，清热通络。用于痰瘀阻络所致的中风，语言蹇涩，半身不遂，口眼歪斜。

【用法用量】口服。一次 2 粒，一日 1～2 次。

【规格】每粒装 0.3g。

【贮藏】密封。

萨柰吉曼丸　Sanai Jiman Wan

【处方】

珀嘎 30g	寒水石(制)30g	诃子(去核)30g	大蒜(炭)30g
人工麝香 10g	穆库尔没药 10g	肉豆蔻 10g	

【性状】本品为灰色水丸；味苦、涩。

【功能与主治】安神镇静。用于中风，癫痫等。

【用法用量】嚼碎后蔗糖水口服。一次 3～4 丸，一日 1～2 次或遵医嘱。

【规格】每丸重 0.35g。

【贮藏】密闭，防潮。

滋阿嘎尔姜度丸　Zi'a Ga'er Jiangdu Wan

本品为由寒水石、磁石、滑石等药味加工制成的丸剂。

【性状】本品为棕黄色水丸；气香，味苦、涩。

【功能与主治】醒脑开窍，舒筋通络，调和气血。用于神经炎，外伤造成的筋络损伤、炎症，陈旧热证，精神障碍，半身不遂，口眼歪斜，四肢麻木，肌肉萎缩，筋腱拘挛等。亦可用于治疗癫痫病。

【用法用量】研碎温开水送服或泡服。成人一次 2 丸，15 岁以下小儿一次 1 丸，一日 1～3 次。

【规格】每丸重 1g。

【贮藏】密闭，置干燥处。

第十二章

创伤用药

十二味达夏丸 Shi'erwei Daxia Wan

【处方】

棘豆 50g	网眼瓦韦 30g	双花千里光 30g	蒲公英 30g
萝蒂 30g	人工麝香 7g	短穗兔耳草 30g	熊胆粉 7g
迭裂黄堇 30g	秦皮 30g	藏菖蒲 30g	洪连 30g

【性状】本品为灰色水丸；味苦、涩。

【功能与主治】接骨，愈伤。用于骨折，创伤。

【用法用量】嚼碎吞服。一次 3～4 丸，一日 1～2 次或遵医嘱。

【规格】每丸重 0.35g。

【贮藏】密闭，防潮。

五鹏甘露丸 Wupeng Ganlu Wan

【处方】

朱砂(水飞)30g	藏菖蒲 50g	寒水石(制)200g	安息香 30g
萝蒂 100g	铁棒锤(制)40g	秦皮 100g	木香 80g
诃子(去核)150g	人工麝香 1g		

【性状】本品为朱砂红色水丸；气香，味微苦。

【功能与主治】消炎，接骨。用于骨外伤，骨折，脑震荡，疼痛红肿。

【用法用量】一次 6～8 丸，一日 2 次。

【规格】每丸重 0.25g。

【贮藏】密闭，置阴凉干燥处。

四味秦皮汤散 Siwei Qinpi Tangsan

【处方】

秦皮 200g	龙骨 100g	多刺绿绒蒿 100g	打箭菊 40g

【性状】本品为灰白色粉末；味微苦。

【功能与主治】壮骨，接骨，消炎止痛。用于骨折，骨膜炎，腰椎间盘突出，骨结核，骨质增生，痛风。

【用法用量】水煎服。一次 1 袋，一日 1～2 次。

【规格】每袋装 5g。

【贮藏】密闭，防潮。

沙棘青鹏丸 Shaji Qingpeng Wan

【处方】

沙棘膏 150g	木香 100g	碱花(制)500g	安息香 50g
秦皮 100g	诃子(去核)200g	铁棒锤(制)40g	藏菖蒲 130g
人工麝香 1g			

【性状】本品为棕黑色水丸；味酸、涩。

【功能与主治】消肿止痛。用于跌打损伤，红肿瘀血，憋气，胸背作痛等。

【用法用量】嚼碎吞服。一次 1～2 丸，一日 2～3 次。

【规格】每丸重 0.5g。

【贮藏】密闭，置阴凉干燥处。

沙棘膏丸 Shajigao Wan

【处方】

沙棘膏 300g　　碱花 1000g　　秦皮 160g

【性状】本品为灰黑色水丸；气微，味咸、酸。

【功能与主治】活血化瘀，消炎止痛。用于跌打损伤及其引起的疼痛，亦可用于闭经。

【用法用量】嚼碎吞服。一次 3～5 丸，一日 3 次。

【规格】每丸重 0.3g。

【贮藏】密闭，置阴凉干燥处。

沙棘膏散 Shajigao San

【处方】

沙棘膏 300g　　碱花 1000g　　秦皮 160g

【性状】本品为灰色粉末；气微，味咸、酸。

【功能与主治】活血化淤，消炎止痛。用于跌打损伤引起的疼痛，也可用于闭经。

【用法用量】一次 1 袋，一日 3 次。

【规格】每袋装 1g。

【贮藏】密闭，置阴凉干燥处。

*独一味颗粒 Duyiwei Keli

【处方】

独一味。

【性状】本品为棕色至棕褐色颗粒；味微苦、微甜。

【功能与主治】活血止痛，化瘀止血。用于多种外科手术后的刀口疼痛，出血，外伤骨折，筋骨扭伤，风湿痹痛以及崩漏、痛经、牙龈肿痛、出血。

【用法用量】温开水冲服。一次 1 袋，一日 3 次。7 天为一疗程；或必要时服。

【规格】每袋装 1.2g(相当于饮片 3g)。

【贮藏】密封。

骨伤散 Gushang San

【处方】

秦皮 200g	打箭菊 100g	多刺绿绒蒿 100g	熊胆粉 1g
萝蒂 100g			

【性状】本品为绿棕色粉末；气微，味苦。

【功能与主治】消炎，止痛，接骨。用于骨折，脱肛。

【用法用量】一次 3g，一日 2～3 次或遵医嘱。

【规格】每袋装 3g。

【贮藏】密闭，防潮。

热觉钦莫散 Rejue Qinmo San

【处方】

决明子 54g	龙骨 54g	寒水石(制)54g	渣驯膏 27g
秦皮 27g	银朱(制)27g	珍珠(制)27g	

【性状】本品为紫棕色的粉末；味苦。

【功能与主治】续筋接骨，散瘀消肿。用于治疗骨折。

【用法用量】一次 1g，一日 2 次。

【规格】每袋装 2g。

【贮藏】密闭，置阴凉干燥处。

普那苟汤散 Puna Gou Tangsan

【处方】

川藏香茶菜 200g　人工麝香 5g　穆库尔没药 100g　棘豆 100g
唐松草 100g　臭蚤草 100g　藏茜草 100g　菖蒲 100g
黑冰片 100g

【性状】本品为黑色粗粉；气香，味苦。

【功能与主治】清热解毒。用于刺伤感染等。

【用法用量】水煎服。一次 1 袋，一日 1～2 次。

【规格】每袋装 5g。

【贮藏】密闭，防潮。

翼格香舟觉散 Yigexiang Zhoujue San

【处方】

三七 20g　秦皮 16g　多刺绿绒蒿 12g　打箭菊 12g
垂头菊 12g　禹余粮 16g

【性状】本品为土黄色粉末；气香，味微甘。

【功能与主治】接骨，消炎，止痛。用于骨折，骨髓炎。

【用法用量】温开水送服。一次 1～2g，一日 1～2 次。

【规格】每袋装 30g。

【贮藏】密闭，置干燥处。

第十三章

毒病用药

十七味念保丸 Shiqiwei Nianbao Wan

本品为由渣驯膏、金诃子、黄芪等药味加工制成的丸剂。

【性状】本品为棕灰色水丸；味苦、涩。

【功能与主治】解毒。用于肉食毒、梅毒等和合毒症。

【用法用量】嚼碎吞服。一次 3～4 丸，一日 1～2 次或遵医嘱。

【规格】每丸重 0.25g。

【贮藏】密闭，防潮。

五味拉查胶囊 Wuwei Lacha Jiaonang

【处方】

山羊血 15g	诃子(去核)37g	毛诃子(去核)30g	商陆 22g
黄连 22g	渣驯(制)22g		

【性状】本品为硬胶囊，内容物为褐色粉末；味苦、微涩。

【功能与主治】解毒消炎。用于梅毒症。

【用法用量】一次 3～4 粒，一日 1～2 次或遵医嘱。

【规格】每粒装 0.25g。

【贮藏】密闭，防潮。

*仁青芒觉 Renqing Mangjue

本品系藏族验方。为由毛诃子、蒲桃、西红花、牛黄、麝香、朱砂、马钱子等药味加工制成的丸剂。

【性状】本品为黑褐色的水丸；气香，味苦、甘、涩。

【功能与主治】清热解毒，益肝养胃，明目醒神，愈疮，滋补强身。用于自然毒、食物毒、配制毒等各种中毒症，“培根木布”，消化道溃疡，急慢性胃肠炎，萎缩性胃炎，腹水，麻风病等。

【用法用量】研碎开水送服。一次 1 丸，一日 1 次。

【规格】每丸重 1g。

【贮藏】密封。

仁青协玛散　Renqing Xiema San

【处方】

松石 36g　　珊瑚 23g　　青金石 35g　　珍珠 35g
西红花 4g

【性状】本品为黄色粉末；气微香，味苦、涩。

【功能与主治】清热解毒。用于性病，梅毒等。

【用法用量】一次 2g，一日 3 次。

【规格】每瓶装 30g。

【贮藏】密封，置阴凉干燥处。

羌德德协散　Qiangde Dexie San

【处方】

红花 48g　　印度獐牙菜 80g　　诃子(去核)48g　　蔷薇花 32g
西红花 3.2g

【性状】本品为红棕色粉末；味苦。

【功能与主治】平肝理气，解酒毒。有助于人体快速排出乙醇，起到醒酒和解酒的作用。

【用法用量】一次 1g，一日 2 次。

【规格】每袋装 2g。

【贮藏】密闭，置阴凉干燥处。

哇日御觉散　Wari Yujue San

【处方】

荜茇 30g　　水银(热制)10g　　萝卜 30g　　毛诃子(去核)50g

【性状】本品为淡黄色粉末；气微香，味甘、苦、微酸。

【功能与主治】清热解毒，除疠。用于梅毒等性病。

【用法用量】温开水送服。一次 1g，一日 2 次。

【规格】每袋装 20g。

【贮藏】密闭，置阴凉干燥处。

⁎珍宝解毒胶囊 Zhenbao Jiedu Jiaonang

【处方】

铁灰 17.35g	珊瑚 3.49g	天然牛黄 3.49g	西红花 0.45g
紫檀香 3.49g	岩精膏 6.85g	印度獐牙菜 2.73g	余甘子 8.22g
决明子 2.73g	肉豆蔻 6.62g	方海 6.62g	骨碎补 8.22g
鸭嘴花 3.49g	马钱子(制)8.22g	佐太 9.0g	青金石 3.49g
人工麝香 1.53g	朱砂(水飞)3.49g	檀香 6.62g	延胡索 12.90g
毛诃子 6.62g	止泻木子 2.73g	黄葵子 2.73g	丁香 6.62g
天竺黄 6.62g	商陆 8.22g	宽筋藤 3.65g	芒果核 6.62g
松石 3.49g	珍珠 3.49g	熊胆粉 1.63g	沉香 3.49g
芫菁膏 5.40g	美丽乌头 2.73g	波棱瓜子 2.73g	白云香 2.73g
土木香 6.62g	白豆蔻 8.22g	唐古特乌头 8.22g	海金 6.62g
川木香 3.49g	石韦 2.70g	草果 8.22g	槟榔 6.62g
齿叶铁仔 2.73g	甘草 3.73g	南寒水石 3.49g	蒲桃 6.62g
珍珠母 3.49g	大托叶云实 6.62g	短管兔耳草 2.73g	草莓 2.73g
钩藤 2.73g	草红花 6.62g	姜黄 8.22g	芫荽 2.50g
荜茇 2.73g	安息香 2.73g	扁叶珊瑚盘 6.62g	

【性状】本品为硬胶囊，内容物为淡黄绿色的粉末；气清香，味苦、辛、涩。

【功能与主治】清热解毒，化浊和胃。用于浊毒中阻所致的恶心呕吐，泄泻腹痛，消化性溃疡，食物中毒。

【用法用量】口服，一次 3 粒，一日 2 次，早晚空腹服用。

【规格】每粒装 0.3g。

【贮藏】密封。

⁎解毒胶囊 Jiedu Jiaonang

【处方】

动物宝 4g	蔓菁膏 4g	马钱子(制)1.6g	蚓果芥 30.4g
水柏枝 30.4g	硼砂(制)0.8g	珍珠(制)3.2g	珊瑚 1.6g
青金石(制)1.6g	松石(制)1.6g	铁粉(制)2.4g	响铜(制)0.8g
石花(制)0.8g	岩精膏 4g	肉豆蔻 1.6g	草果 1.6g
天竺黄 1.6g	红花 1.6g	丁香 1.6g	诃子 2.4g

商陆 1.6g	檀香 30.4g	人工麝香 1.6g	紫檀香 27.9g
人工牛黄 2.4g	轮叶棘豆 30.4g	石菖蒲 1.6g	豆蔻 1.6g
翼首草 30.4g	川西小黄菊 30.4g	骨碎补 3.2g	甘松 1.6g
花龙胆 30.4g	扁叶珊瑚盘 30.4g	藓生马先蒿 30.4g	

【性状】本品为硬胶囊，内容物为褐色的粉末；气微，味苦。

【功能与主治】清热解毒，祛腐生肌。用于各种毒症，陈旧热病，某些接触性皮炎等。

【用法用量】口服。一次 3 粒，一日 2 次，早晚空腹服用。

【规格】每粒装 0.3g。

【贮藏】密封。

第十四章

养老益寿用药

手参酥油丸　Shoushen Suyou Wan

【处方】

黄精(制)160g	诃子(去核)175g	余甘子(去核)125g	蒺藜(炒)160g
天冬(制)160g	芒果核 150g	毛诃子(去核)150g	蒲桃 150g
手参 150g	西藏棱子芹 160g	大托叶云实 150g	喜马拉雅紫茉莉(制)160g

【性状】本品为浅棕红色酥油丸；气微香，味甘、酸、咸、涩。

【功能与主治】壮阳益肾，养心安神，强筋骨。用于心悸失眠，脾胃不和，老年虚弱，经络不利，肢体僵直，肾虚，阳痿不举，虚损不足。

【用法用量】一次 1 丸，冬春季每晚服用 1 丸。

【规格】每丸重 9g。

【贮藏】密闭，置阴凉干燥处。

六味黄精酥油丸　Liuwei Huangjing Suyou Wan

【处方】

天冬(生)50g	黄精(制)40g	蒺藜(炒)30g	手参 40g
酥油 25g	藏红糖 25g	喜马拉雅紫茉莉(制)30g	

【性状】本品为灰褐色酥油丸；味涩、甘。

【功能与主治】滋补，壮阳。用于阳痿不举，少精，肾虚。

【用法用量】嚼碎吞服。一次 1 丸，一日 1 次或遵医嘱。

【规格】每丸重 8g。

【贮藏】密闭，防潮。

*巴桑母酥油丸　Basangmu Suyou Wan

【处方】

诃子 175g	毛诃子 150g	余甘子 125g	黄精 160g
天冬 160g	西藏棱子芹 160g	蒺藜 160g	喜马拉雅紫茉莉 160g

【性状】本品为浅棕红色酥油丸，气微香，味甘、酸、咸、涩。

【功能与主治】益肾，养心安神，强筋骨。用于心悸失眠，脾胃不和，老年虚弱，经络不利，肢体僵直。

【用法用量】口服。一次 1 丸，冬春季每晚服用 1 丸。

【规格】每丸重 9g。

【贮藏】密闭，置阴凉干燥处。

药浴滋养颗粒　Yaoyu Ziyang Keli

本品为由刺柏、烈香杜鹃、麻黄等药味加工制成的颗粒剂。

【性状】本品为黄棕色颗粒；气微，味酸、甜、微辣。

【功能与主治】滋阴补肾，祛风安神，调节免疫。用于内分泌紊乱引起的心烦气躁，肤色暗淡，神志恍惚，失眠健忘，体质虚弱，肾火衰败等。

【用法用量】外用。取本品适量倒入温水中，搅匀后将患处泡于药液当中，泡后对适用部位进行按摩效果更佳。

【规格】每袋装 10g。

【贮藏】密闭，置阴凉干燥处。

祛隆酥油滋补丸　Qulong Suyou Zibu Wan

本品为由铁棒锤、诃子、石灰华等药味加工制成的丸剂。

【性状】本品为灰色酥油丸；气香，味苦、微甜。

【功能与主治】祛隆滋补。用于头昏眼花、体质虚弱等。

【用法用量】嚼碎吞服。一次 1 丸，一日 1 次或遵医嘱。

【规格】每丸重 4.5g。

【贮藏】密闭，防潮。

德孜居松散　Dezi Jusong San

【处方】

沉香 200g	广枣 140g	诃子(去核)400g	珀嘎 100g
寒水石(制)400g	藏木香 300g	肉豆蔻 80g	天竺黄 200g

木香 160g　　木棉花 120g　　甘青青兰 360g　　檀香 200g
巴夏嘎 200g

【性状】本品为棕色粉末；气香，味涩、微酸。

【功能与主治】定眩，制酸。适用于“培根”病、“隆”病合并引起的头晕、反酸。

【用法用量】一次 1～2g，一日 2 次。

【规格】每袋装 2g。

【贮藏】密闭，置阴凉干燥处。